脳卒中看護
ケアマニュアル

編集
伊藤文代 国立循環器病研究センター看護部長

医学監修
峰松一夫 国立循環器病研究センター副院長

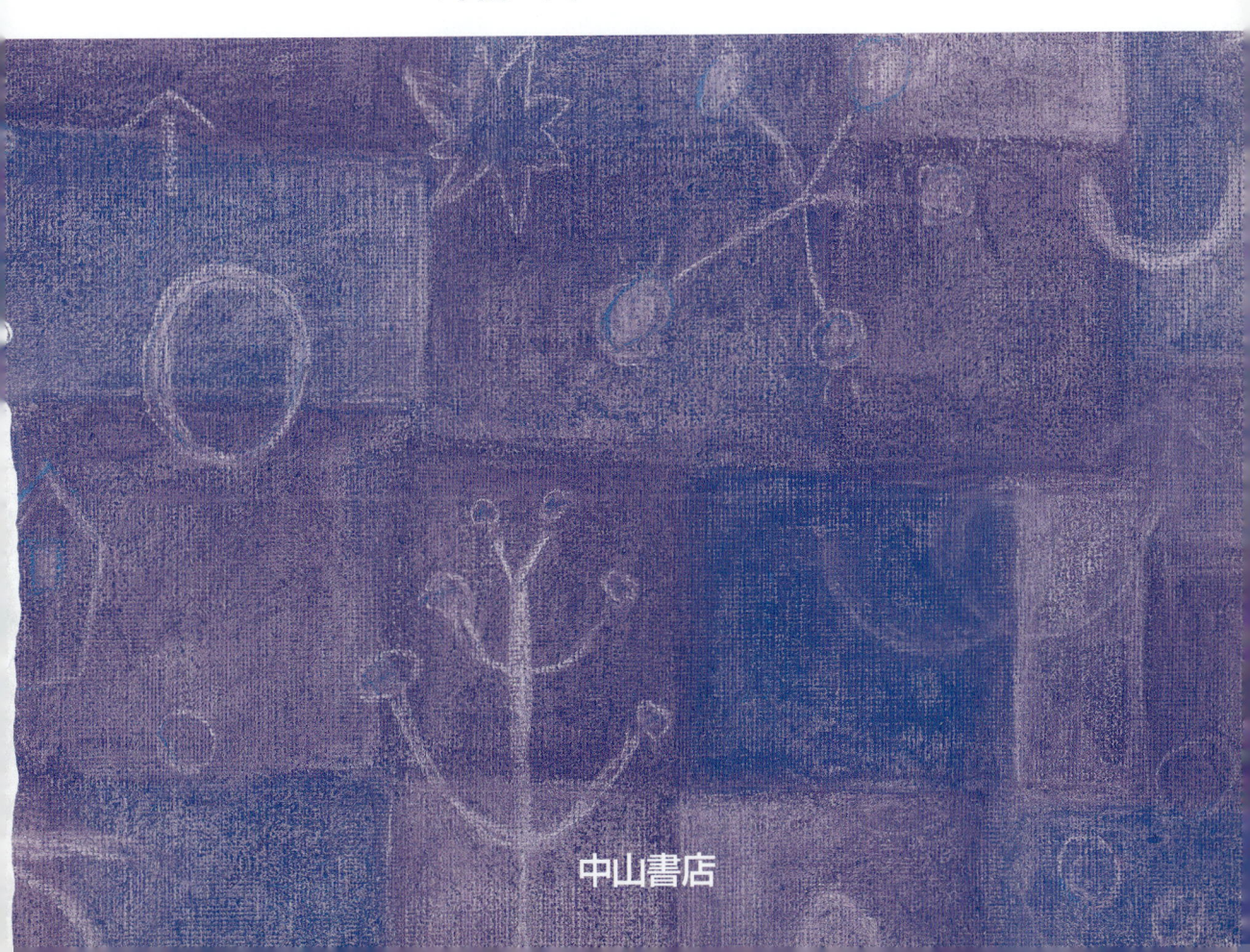

中山書店

執筆者一覧

●編集
伊藤　文代　国立循環器病研究センター看護部長

●医学監修
峰松　一夫　国立循環器病研究センター副院長

●執筆者（執筆順）
国立循環器病研究センター看護部
竹田　知江
坂口　妙子
那須　幸美
竹末のり子
山口理恵子
藤本　愛
永見　紀子
大岩　麻紀[*]
髙瀬　朋美
久保田知佳
山下　雅晴
中村美由紀
福井　智子
岡本　佳子
竹脇　奈々
菱田　千珠

[*]現国立病院機構金沢医療センター

序

　中山書店から『脳卒中看護ケアマニュアル』が刊行されることになり，小生は医学監修を担当させていただいた．本マニュアルは，中山書店から2009年に刊行された『循環器看護ケアマニュアル』の姉妹本である．こちらは大変な好評を博し，2013年に第2版が刊行された．ただし，対象疾患は心臓病と大血管疾患に限られていた．

　1977年に創立された国立循環器病研究センター（以下，国循）は，脳卒中を含む循環器病の究明と制圧を「理念」に掲げてきた．すなわち脳卒中は，心臓病・大血管疾患と並ぶ国循の主要なターゲット，国民の強敵の一つなのである．そのため，創立翌年の1978年には，国内初の脳卒中集中治療室（stroke care unit：SCU）が開棟し，翌79年に脳外科系集中治療室（neurosurgical care unit：NCU）が分離独立した．世界に類を見ないSCU・NCU体制を軸とし，脳血管・神経内科と脳神経外科，脳血管リハビリテーション科からなる統合的脳卒中診療が始まった．1979年5月に国循レジデント生活を始めた小生は，国循の歴史と自らの脳卒中医人生とがほぼ完全に重なっている．

　現在，超急性期血栓溶解療法の実施を主目的とした一次脳卒中センター（primary stroke center：PSC），これに外科治療，血管内治療等の大戦力を加えた総合脳卒中センター（comprehensive stroke center：CSC）の整備が，欧米を中心に進められている．国循の脳卒中診療体制は，創立当初よりCSCの条件を満たしており，その先駆性，革新性には驚くばかりである．

　こうしたなか，中山書店から本書が刊行されることは喜ばしい．国循には，日本看護協会の「脳卒中リハビリテーション看護認定看護師」の有資格者が数名活躍中である．従来からの「国循専門看護師制度（cerebral and cardiovascular expert nurse：CVEN）」とあわせ，傑出した脳卒中専門看護戦力を有している．他施設からの専門研修者も多い．その看護部が総力を挙げて執筆，編集した本書は，内容も極めて充実している．看護テキストとしてはもちろん，医師，薬剤師，リハビリテーションスタッフ等が手にしても，満足度の高いレベルに仕上がっている．

　脳卒中は死亡率こそ第4位に低下したが，要介護の原因としてはなお第一を占めている．要する医療・介護費用も突出している．超高齢社会の進行に伴い，高齢患者のさらなる増加が予想されている．国循脳血管部門で実践されている脳卒中専門看護が，本書を通じて国内に普及し，脳卒中との壮絶な闘いに，最後は勝利をもたらすことを信じてやまない．

　　　2015年10月

　　　　　　　　　　　　　　　国立循環器病研究センター　副院長　　峰松　一夫

はじめに

　国立循環器病研究センター（以下，国循）は，1977年7月，がんに次ぐ死因の循環器病の克服を目的に厚生省（現厚生労働省）直轄のナショナルセンターとして日本で2番目に開設，2010年4月には独立行政法人に移行し，5年後の2015年4月に国立研究開発法人に改められました．設立以来国循は，脳と心臓をトータルに扱う国立高度専門医療研究センターとして，心臓血管部門と脳血管部門のプロフェッショナルの集団が連携して，超急性期の最先端の医療を実践しています．

　本書は，2009年に発刊された心臓血管系領域の『循環器看護ケアマニュアル』の姉妹本として，「脳」領域に焦点を当て，脳卒中関連5学会の総力を挙げて作成された「脳卒中治療ガイドライン2015」を基本におき，脳卒中の基礎知識，標準看護計画（観察項目，ケア項目，指導項目）を整理したものであります．本書の特徴は，長い文書を避け，イラストや図・表をたくさん使用し，TOPICS，ここが重要，Columnなどの表示をふんだんに工夫し，治療や看護の内容をわかりやすくしてあるところです．また，構成立てを，救急搬送時の看護，疾患別看護，治療別看護，症状別看護，脳卒中患者を支える看護，脳死患者の看護とすることで，より実践で活用しやすいようにしております．

　本書は，国循の専門看護師である脳CVEN（cerebral and cardiovascular expert nurse），脳卒中リハビリテーション看護認定看護師をはじめとした国循のエキスパートナースたちが，これまでの集大成としてまとめた財産でもありますが，全国の脳卒中医療に携わる看護師の皆さんにとっての実践の手引きとしてお役に立てば幸いです．

　最後に，本書の執筆・監修にご尽力いただきました峰松副院長をはじめとした脳部門の諸先生方に感謝申し上げます．

2015年10月

国立循環器病研究センター看護部長　伊藤　文代

CONTENTS

執筆者一覧──ii
序文──iii
はじめに──iv

1章 脳卒中の基礎知識
1 脳の解剖 ……………………………………………………………… 2
2 脳の生理 ……………………………………………………………… 11
3 脳卒中患者に必要な検査 …………………………………………… 16
4 脳卒中患者の観察に必要なフィジカルアセスメント …………… 31

2章 救急搬入時の看護
1 神経救急蘇生（ISLS）と救急搬入時の看護 ……………………… 42

3章 疾患別看護
1 一過性脳虚血発作（TIA） …………………………………………… 48
　COLUMN TIA の定義── 49
　COLUMN ABCD^2 スコアによる脳梗塞リスクの評価── 57
2 脳梗塞 ………………………………………………………………… 58
3 脳出血 ………………………………………………………………… 75
4 くも膜下出血（SAH） ………………………………………………… 84
5 脳卒中を起こしうる疾患
　• 脳動脈瘤── 95
　治療 TOPICS 未破裂脳動脈瘤が発見された場合の対応── 101
　• 脳動静脈奇形（AVM）── 104
　• 硬膜動静脈瘻（dural-AVF）── 111
　• もやもや病── 118
6 水頭症 ………………………………………………………………… 124

4章 治療別看護

1 rt-PA 静注療法 132
　治療TOPICS rt-PA（アルテプラーゼ）静注療法の施設基準 ——— 135
2 脳血管内治療 139
　• 急性期再開通療法 ——— 143
　• 頸動脈ステント留置術（CAS）——— 147
　• 血管内塞栓術 ——— 150
3 開頭術 157
　• クリッピング・トラッピング術 ——— 162
　• 血腫除去術 ——— 170
　• ドレナージ術 ——— 174
　• 頸動脈内膜剥離術（CEA）——— 179
　• バイパス術 ——— 187
　　COLUMN バイパス術適応のエビデンスとなった臨床試験 ——— 189
　　治療TOPICS 脳血流検査とバイパス術 ——— 190
　• シャント術 ——— 195
4 特殊な治療
　• 脳動静脈奇形（AVM）に対するガンマナイフ治療 ——— 200

5章 症状別看護

1 意識障害 208
2 頭蓋内圧亢進 218
　治療TOPICS 外減圧術 ——— 224
3 運動麻痺（構音障害を含む）......... 228
　COLUMN 顔面神経の運動麻痺 ——— 235
　COLUMN 障害受容と援助 ——— 238
4 視野障害 242
5 嚥下障害 247
6 高次脳機能障害 259
7 痙攣 270
　COLUMN 痙攣とてんかんは同じではない ——— 272

6章 脳卒中患者を支える看護

1　患者教育・指導 …………………………………………………………… 280
2　家族看護 …………………………………………………………………… 286
3　地域や社会資源との連携と調整 ………………………………………… 289
4　脳血管リハビリテーション ……………………………………………… 295

7章 脳死患者の看護

1　臓器・組織提供と看護 …………………………………………………… 308

付録●英略語一覧 ……………………………………………………………… 318

索引 …………………………………………………………………………………… 323

1章 脳卒中の基礎知識

1 脳の解剖

脳は大きく分けて，大脳，小脳，脳幹から構成されている．

大脳

　大脳は，正中の大脳縦裂により，左右の半球に分かれている．両半球は脳梁という厚い白質の橋によって連絡されている（図1，2）．

　大脳半球の表面は，多数の曲がりくねったしわ（脳溝）と高まり（脳回）によって覆われている．脳溝のうち特に深く大きいものは，シルビウス裂（外側溝），中心溝，頭頂後頭溝で，これらによって大脳半球の表面は前頭葉，頭頂葉，後頭葉，側頭葉に分けられる．シルビウス裂は深く切れ込んで，大脳の深部に島とよばれる隠

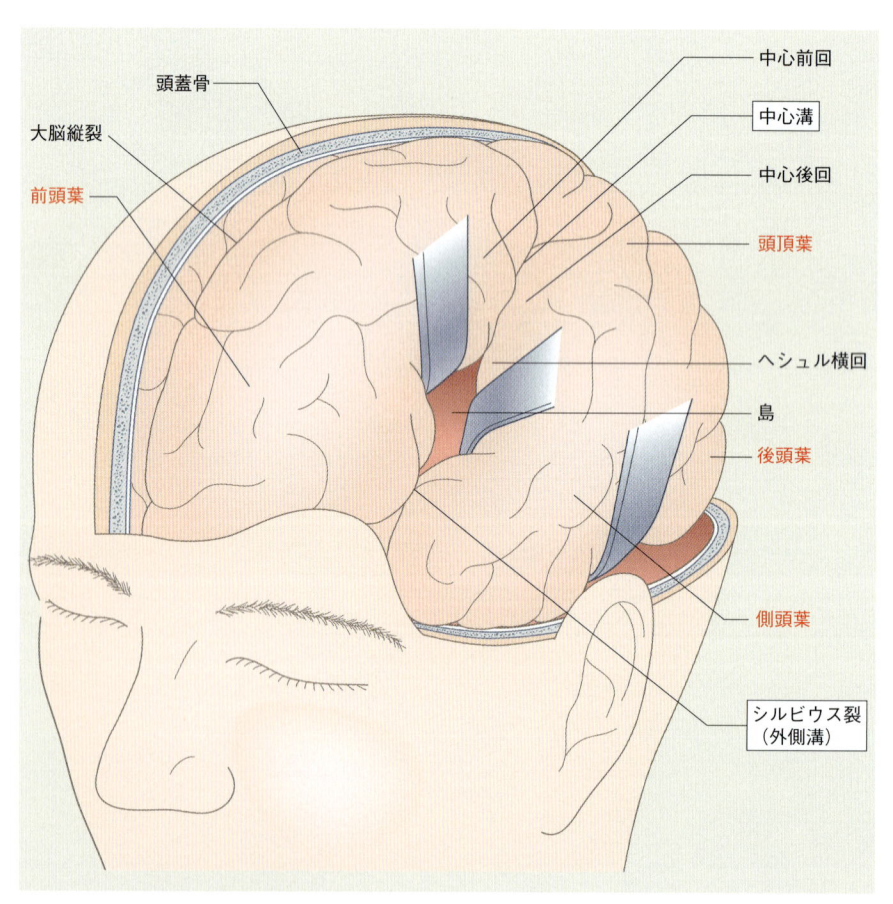

図1　大脳半球外側面の構造

れた大脳表面をつくっており，中大脳動脈が走行している．また，中心溝の前方の脳回が中心前回，後方が中心後回で，それぞれ運動，知覚の中枢と考えられている．

　大脳表面は，灰白質とよばれる神経細胞の集団からなる大脳皮質に覆われ，その下層は神経線維とグリア細胞という支持組織で構成される白質でできている．白質のなかにも大小の灰白質があり，大脳基底核と視床がある．大脳基底核には被殻，淡蒼球，尾状核があり，被殻と淡蒼球をまとめてレンズ核，尾状核と被殻をまとめて線条体とよぶ（図3）．

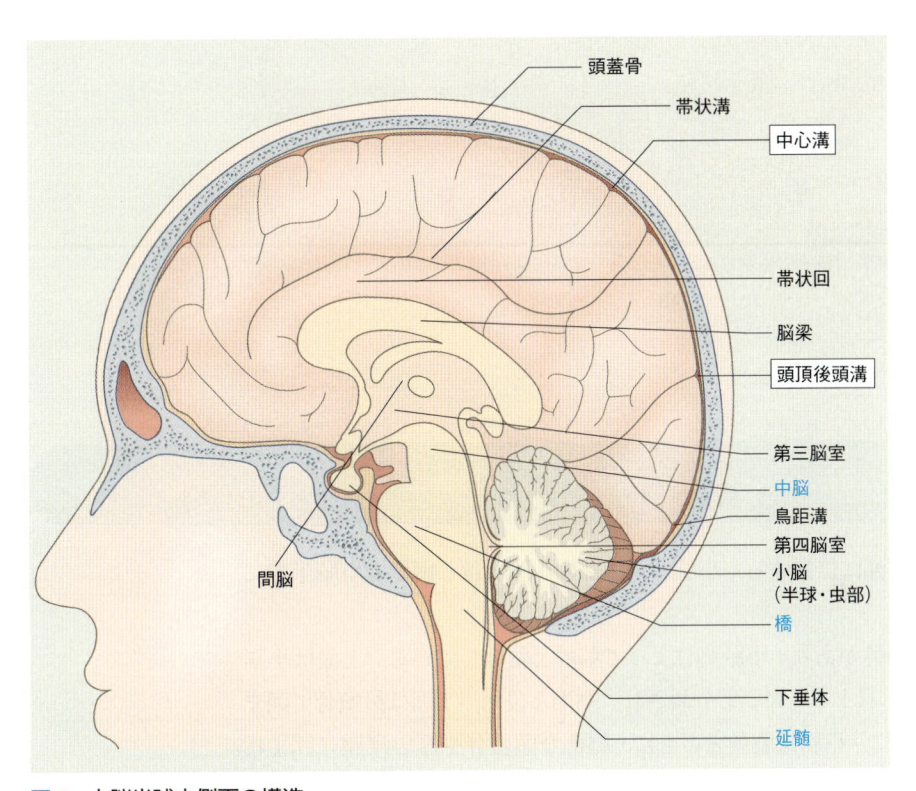

図2　大脳半球内側面の構造

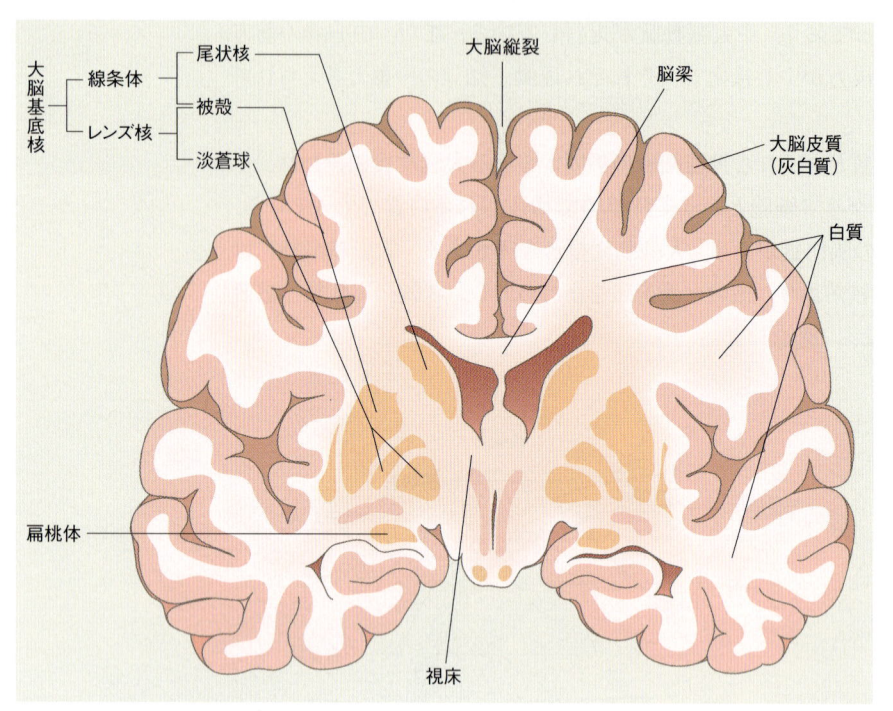

図3 大脳の内部構造

小脳

　小脳は大脳の後下部に位置する．小脳は正中部の小脳虫部と両側の小脳半球に区別される（図2）．

　小脳の前面には脳幹があり，小脳脚によって脳幹と結合している．上面は小脳テント（硬膜のひだ）によって大脳と分離され，側面と後面，下面は後頭骨で囲まれている．このように，小脳は脳幹とともに，堅固な頭蓋骨や厚い硬膜に囲まれた後頭蓋窩（テント下腔）とよばれる狭いスペースのなかにある．そのため，小脳に出血や腫瘍などの病変が発生すると頭蓋窩の圧は急激に上昇し，脳幹へのダメージや脳ヘルニアが生じやすい．

脳幹

　中脳，橋，延髄という部分から構成される．脳幹部は両側大脳半球に挟まれるような形で，間脳から連続して中脳に移行し，橋，延髄に至り，脊髄に連なっている．

　脳神経の神経線維の中継所である脳神経核が脳幹に集中しており，全ての求心性神経線維と遠心性神経線維が集合している．

脳の血管

脳の動脈系

　脳は左右の内頸動脈系と椎骨脳底動脈系から血液を受ける（図4）．

　内頸動脈系は，大脳の大部分を灌流する血管系である．内頸動脈は総頸動脈から外頸動脈と分かれたのち，頸動脈管を通って頭蓋底を貫き，海綿静脈洞を通って脳の下面に現れる．内頸動脈の主要な枝（皮質枝）は，前大脳動脈と中大脳動脈で，大脳半球の前頭葉，側頭葉，頭頂葉を支配する．椎骨動脈は鎖骨下動脈から分枝し，第6頸椎以上の頸椎の横突起を貫いて上行し，大後頭孔を通って頭蓋

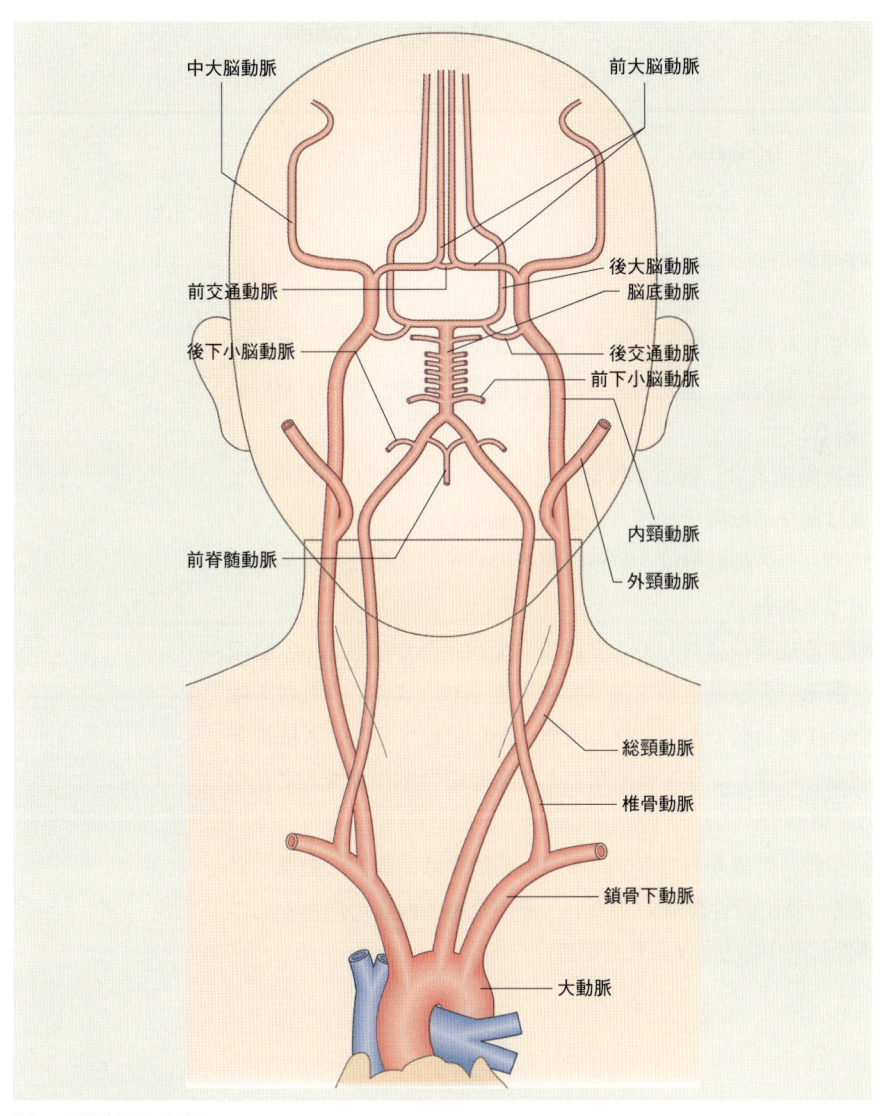

図4　脳動脈の走行

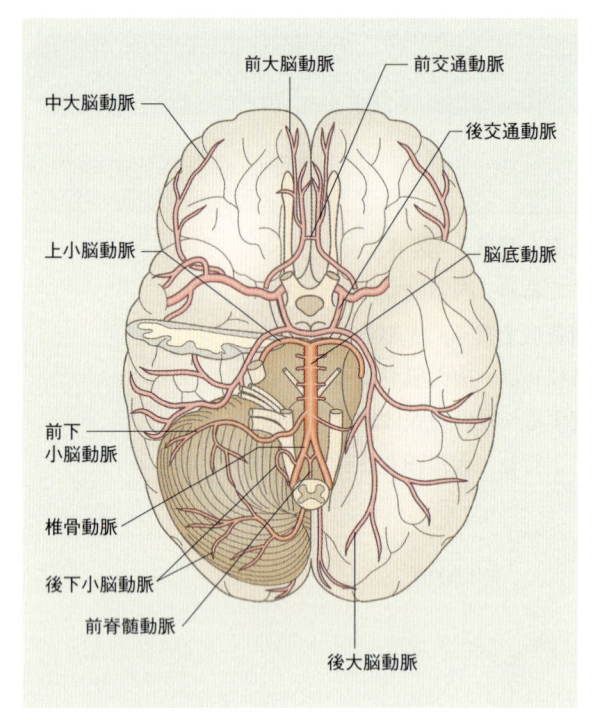

図5 椎骨脳底動脈系
（森田明夫ほか編：脳卒中看護ポケットナビ．中山書店；2009．p.10より抜粋）

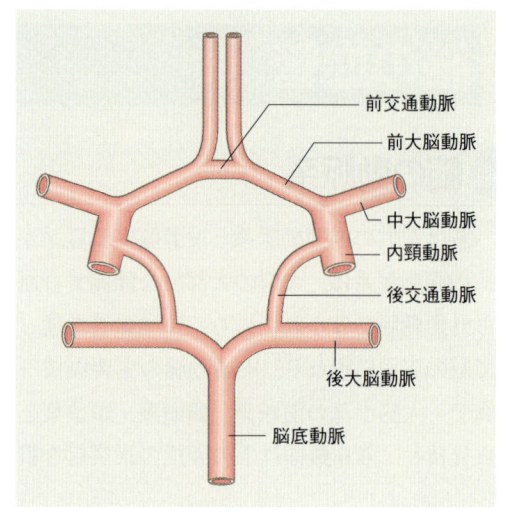

図6 ウィリス動脈輪

内に入り，左右合わせて1本の脳底動脈となる．椎骨脳底動脈系では，後下小脳動脈，前下小脳動脈，上小脳動脈，後大脳動脈が主な枝で，延髄，橋，小脳，後頭葉などを支配する（図5）．

内頸動脈系と椎骨脳底動脈系は，脳底で後交通動脈によって結ばれている．また，左右の前大脳動脈は前交通動脈で結ばれ，脳底で動脈輪を形成している（ウィリス動脈輪；図6）．ウィリス動脈輪は，いわば血行のバイパスの役割を果たすが，動脈瘤の好発部位でもある．

脳表面に沿って走行する皮質枝に対して，皮質枝や交通動脈から起こって脳深部に入り，脳幹深部，視床，大脳基底核を養う動脈を穿通枝とよぶ．これは，他の血管と吻合をもたない終末動脈である．中大脳動脈から分枝するレンズ核線条体動脈は，被殻，内包などに達し，ラクナ梗塞および高血圧性脳出血を起こしやすい動脈である．

動脈は一般に内膜，中膜，外膜からできているが，脳動脈は他臓器の動脈と異なり，中膜や外膜が薄く，特に弾性線維が少ない．そのため，血管の内外からの損傷によって破綻をきたしやすいと考えられている．

脳の静脈系（図7）

　脳の静脈は動脈とまったく違った経路をとることが特徴である．動脈が脳底から進入するのに対し，静脈は主として脳の表面を走行する．そして頭蓋骨の内面で，硬膜の両葉の間に発達した硬膜静脈洞とよばれる太い静脈に注ぐ．

　具体的には，表在性（脳表部）静脈は，大部分が頭蓋円蓋部の正中にある上矢状静脈洞に流れ込み，後頭部の静脈洞交会という静脈系の合流部で，左右の横静脈洞に分かれる．その後S状静脈洞を経て，頸静脈孔を貫き内頸静脈となって頸部を下行する．深部静脈系も大部分が直静脈洞に集まり，静脈洞交会から同様の経路をたどる．

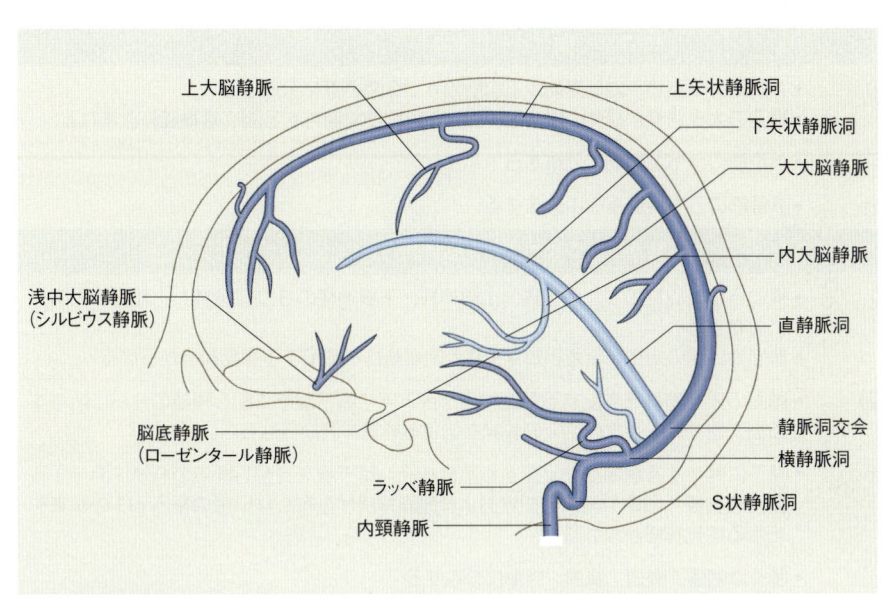

図7　脳の静脈系
（森田明夫ほか編：脳卒中看護ポケットナビ．中山書店；2009．p.10 より一部改変）

脳神経

　脳神経とは，脳に出入りする末梢神経のことをいう．第Ⅰ脳神経から第XII脳神経まで，左右12対ある（**表1**）．

表1　脳神経の種類とはたらき

特殊感覚器系をつかさどる脳神経	
嗅神経（第Ⅰ脳神経）	・嗅覚を伝える
視神経（第Ⅱ脳神経）	・視覚を伝える
内耳神経（第VIII脳神経）	・聴覚および平衡覚を伝える
眼球運動に関与する脳神経	
動眼神経（第Ⅲ脳神経）	・上直筋，下直筋，内側直筋，下斜筋の4つの外眼筋に分布する ・瞳孔の大きさや水晶体の厚さを調節する内眼筋に関与する副交感神経も含まれる
滑車神経（第Ⅳ脳神経）	・外眼筋のうち上斜筋に分布する
外転神経（第Ⅵ脳神経）	・外眼筋のうち外側直筋に分布する
各器官を支配するその他の脳神経	
三叉神経（第Ⅴ脳神経）	・橋から起こったのち，眼神経，上顎神経，下顎神経の3つに分枝し，顔面の大部分に分布する ・顔面や口腔の知覚を伝える知覚神経と咀嚼筋群を支配する運動神経からなる
顔面神経（第VII脳神経）	・顔面の表情筋群を支配する運動神経，舌下腺や顎下腺を支配し唾液の分泌に関与する副交感神経，舌の前2/3の味覚を伝える感覚神経からなる
舌咽神経（第IX脳神経）	・嚥下に関与する咽頭筋を支配する運動神経，耳下腺を支配し唾液の分泌に関与する副交感神経，咽頭や喉頭の知覚および顔面神経が分布しない舌の後ろ1/3の味覚を伝える感覚神経からなる
迷走神経（第Ⅹ脳神経）	・多くは咽頭，喉頭，胸部，腹部に分布する ・消化器や心臓の活動に関与する副交感神経，内臓からの知覚を伝える感覚神経からなる
副神経（第XI脳神経）	・大後頭孔から頭蓋を出て，同側の胸鎖乳突筋と僧帽筋を支配する神経
舌下神経（第XII脳神経）	・舌の運動を支配する運動神経

脳脊髄膜

脳と脊髄は豆腐のように柔らかい組織であり，これが堅固な頭蓋骨と脊椎に容れられている．機械的な保護のため，脳と脊髄は三重の結合組織の膜（脳脊髄膜）と，その間を満たす液体（脳脊髄液）によって包まれている．

脳脊髄膜は，外側から順に硬膜，くも膜，軟膜からなる．特に硬膜は強靱で，脳全体をすみずみまで包んでいる．頭蓋骨と硬膜はしっかりくっついており，特に縫合線の内面ではこの癒着が顕著である．くも膜と軟膜の間にはくも膜下腔とよばれる脳脊髄液に満たされた液体層があり，脳を守るクッションの役割がある．

脳室および脳脊髄液(図8)

脳室は脳実質のなかにある空室である．脳室系は，左右の大脳実質内にある1対のアーチ状の側脳室，次いでこの左右の側脳室をモンロー孔という室間孔でつ

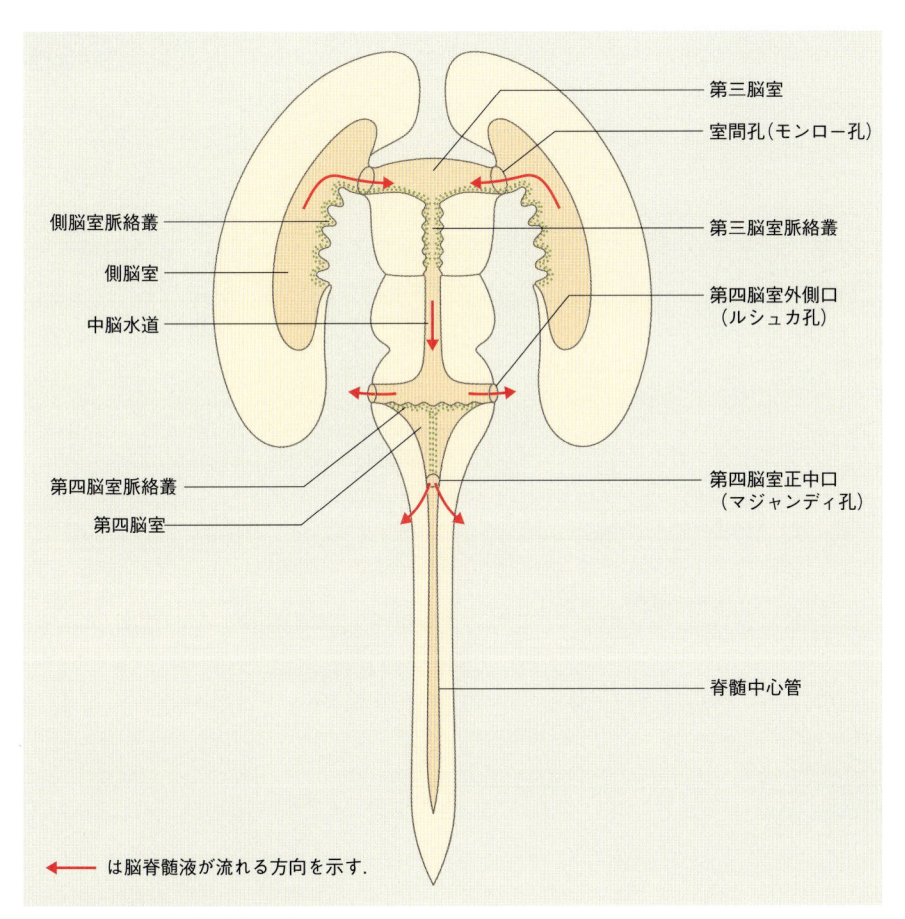

図8 脳室系と脳脊髄液の流れ
（塩田浩平編：わかりやすい人体の構造と機能．中山書店；2013．p.274 より一部改変）

ないで正中部にある第三脳室，さらにここから中脳水道でつながって橋，延髄，小脳に挟まれた部分にあるテントのような形の第四脳室からなっている．各脳室のなかには脈絡叢とよばれる毛細血管の絡まった塊があり，髄液の産生部となっている．

　髄液は，側脳室→モンロー孔→第三脳室→中脳水道→第四脳室から，左右小脳橋角部に開口したルシュカ孔と，左右の小脳背側正中部のマジャンディ孔からくも膜下腔に流出する．くも膜下腔に流出した髄液は脳表と脊髄に分かれ，脊髄の背側を下行した髄液は末端まで至る．その後，腹側を上昇して脳表の髄液とともに頭頂部に集まり，くも膜顆粒より上矢状静脈洞に吸収される．

● 参考文献
1）藤田恒夫：入門人体解剖学．改訂第5版．南江堂；2012．
2）馬場元毅：JNNブックス　絵でみる脳と神経—しくみと障害のメカニズム．第3版．医学書院；2009．

2 脳の生理

　脳全体の重量は体重のわずか数％にすぎないが，脳を流れる血液の量は身体全体の20％で，酸素消費は20〜25％にも及ぶ．したがって，脳の血行を遮断すると，わずか1〜2分で意識がなくなり，痙攣や昏睡に陥る．血行の遮断が数分以上にもなれば脳実質の不可逆的障害を引き起こす．

大脳

　大脳のはたらきは，運動機能の発動と，あらゆる知覚情報の収集・分析とに分けられる．

大脳皮質の機能局在（図1）

　大脳皮質とは，大脳半球の表面の灰白質の部分をいう．大脳皮質では諸領域に，ある決まった脳機能が対応していることがわかっている．このような機能の配置を大脳皮質における機能局在という．それらの主なものは以下のとおりである．

運動野[*1]

　全身の骨格筋に随意運動の指令を発する領域．中心前回と大脳縦裂に面した半球内側面にまたがる部分がその役割を担っている．

感覚野[*1]

　触覚や温度覚など，全身の皮膚感覚の刺激が到達する領域．中心後回にある．

[*1] 運動野も感覚野も，大脳半球の反対側の半身に対応している．随意運動の伝導路も感覚の伝導路も，延髄において左右のものが交叉しているためである．

視覚野

　視覚伝導路の終点で，後頭葉の鳥距溝の周囲にある．後大脳動脈の閉塞によって，この部位が障害を受けると，眼に異常がなくても，対側の視野が半分欠損する．

聴覚野

　側頭葉外側溝に面する部分にある．

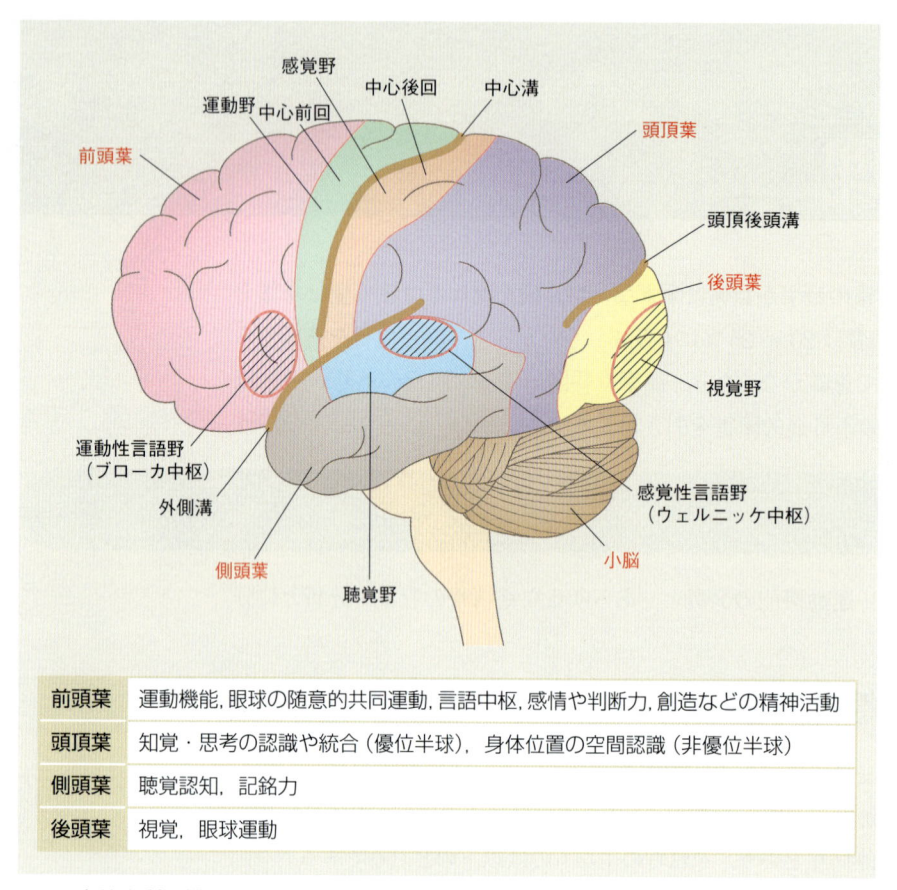

図中ラベル: 感覚野, 中心後回, 中心溝, 運動野, 中心前回, 頭頂葉, 前頭葉, 頭頂後頭溝, 後頭葉, 視覚野, 運動性言語野（ブローカ中枢）, 外側溝, 感覚性言語野（ウェルニッケ中枢）, 側頭葉, 聴覚野, 小脳

前頭葉	運動機能，眼球の随意的共同運動，言語中枢，感情や判断力，創造などの精神活動
頭頂葉	知覚・思考の認識や統合（優位半球），身体位置の空間認識（非優位半球）
側頭葉	聴覚認知，記銘力
後頭葉	視覚，眼球運動

図1　大脳皮質の機能局在（左大脳半球側面）

言語中枢

　言語知覚および言語運動を支配していると考えられる領域で，優位半球にある．聞いた声や書かれた文字を言語として理解するのにはたらく感覚性言語野（ウェルニッケ中枢）は側頭葉にあり，発語筋の運動の制御にはたらく運動性言語野（ブローカ中枢）は前頭葉外側面の下部にある．

小脳

　小脳では，筋緊張・平衡機能・協調運動・姿勢反射の総合的な調整を行うとともに，随意運動の調整を行う．すなわち，小脳はたえず姿勢に関与する筋肉に信号を送ることによって筋肉への余計な刺激を抑制し，運動を円滑に行えるようにしている．小脳の障害では，運動失調，筋緊張低下，眼振などがみられる．

脳幹

脳幹には嗅神経と視神経を除く全ての脳神経の核が集まっているだけではなく，生命維持に必要な基本的な中枢機能が存在している．

自律神経中枢

- **呼吸中枢**：呼息ならびに吸息の中枢が延髄網様体にあり，橋に上位の呼吸調節中枢がある．
- **心臓中枢**：心臓抑制中枢と心臓促進中枢があり，これらによって心拍数が調節されている．
- **血管運動中枢**：橋から延髄にわたる網様体にあり，末梢血管を収縮させて血圧を上昇させる．
- **消化に関する中枢**：消化管運動および消化液分泌はこの部位で統合されている．唾液分泌，嚥下，嘔吐などの反射中枢がある．
- **発汗中枢**：脊髄の発汗中枢に対する二次中枢がある．
- **排尿中枢**：仙髄の排尿中枢に対して，橋に促進野があり，中脳に抑制野がある．

脳幹網様体

神経核と神経軸索が入り混じって網状になった複雑な組織で，脳幹全域にわたって広く存在している．網様体は運動の調節や，生命の維持のための神経性調節をつかさどるばかりでなく，さまざまな知覚情報を受けるとともに，この知覚情報が大脳皮質感覚野で認識されやすくするために，大脳皮質に特殊な指令を送り出している．この仕組みとはたらきを上行性網様体賦活系という．上行性網様体賦活系は，大脳での知覚情報の認識を向上させるとともに，意識の保持とそのレベルの調節という重要なはたらきを担っている．脳幹網様体が障害を受けると，痛みや音などの知覚刺激が伝わりにくくなり，覚醒することができなくなって意識障害が生じる．

脳循環

血液脳関門

毛細血管の内壁を構成する内皮細胞にある機構で，血液に混じって脳に入ってくる物質を制限して，有害物質から脳を守る仕組みである．脳内の毛細血管の膜透過性は他の組織と異なり，イオンに対する透過性が非常に低い反面，水，酸素，二酸化炭素などに対する透過性が非常に高い．これにより，脳内の神経細胞を取り囲む環境は常に一定に保たれている．

脳血流量の保持機構（自動調節能）

　脳血流は，脳灌流圧と脳血管抵抗によって調整される．脳灌流圧とは，血液が脳内を一定の方向に流れるための圧差のことであるが，一般には脳の動静脈間の血圧差をさす．通常，静脈灌流圧はきわめて低く無視できるため，脳灌流圧は平均動脈血圧と一致する．脳血流量と脳灌流圧，脳血管抵抗の関係は次の式で表される．

$$脳血流量 = 脳灌流圧（= 平均動脈血圧）／脳血管抵抗$$

　つまり，脳血流量は血圧が上昇すれば増加し，下降すれば減少する．一方，脳血管抵抗が高まれば減少し，低下すれば増加する．血圧は常に一定ではなく，健常人でも20～30 mmHgの日内変動がある．しかし，脳血流量は，生理的な変動範囲内（60～160 mmHg）であれば，血圧に左右されることなく，かなりの余裕をもって一定の範囲内で必要な量に保たれている．これを脳血流自動調節能という（図2）．これは，動脈壁に分布する自律神経のはたらきで営まれ，脳血管抵抗の変化によって調整されている．この生理的範囲を超えた場合，例えば平均動脈血圧が160 mmHg以上になると脳血管がその血圧に負けて拡張し，脳血流は著しく増加する．逆に平均動脈血圧が60 mmHg以下になると，急激に脳血流量が減少してしまう．このように血流量の変動が自動調節能という調節機構でコントロールされている一方，血管抵抗は以下のような調節機構によりコントロールされている．

　脳血管を収縮・拡張させて血管抵抗の調整をするのは，動脈血中の二酸化炭素分圧，酸素分圧，pHなどによる．すなわち，二酸化炭素分圧の上昇，酸素分圧

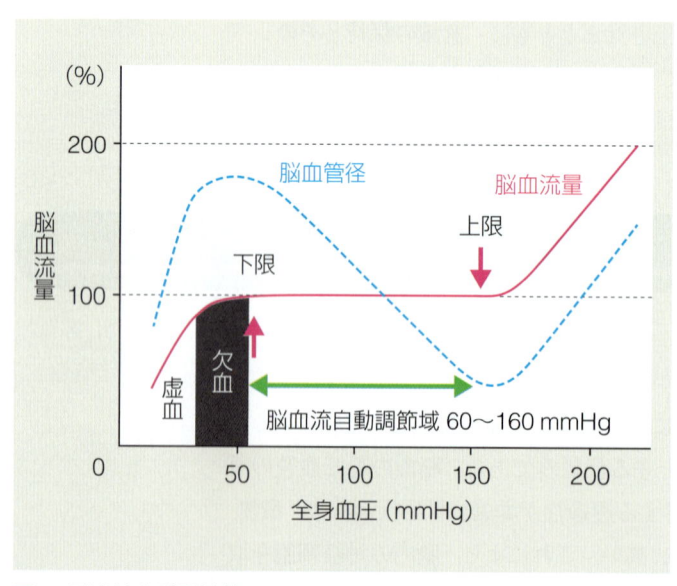

図2　脳血流自動調節能

表1　腰椎穿刺時の髄液の正常値（成人）

色調	水様透明	比重	1.005〜1.009	髄液圧	10〜180 mmH$_2$O
細胞数	0〜5個/mm^2，認められる細胞はリンパ球（T-cell）が大部分であり多核白血球を含まない 細胞数が200/mm^{2}を超えると肉眼的に白濁する					
蛋白質	15〜45 mg/dL，200 mg/dLを超えると黄色調を呈する					

の減少，pHの低下によって脳血管は拡張して脳血流量は増加する．これと逆の変化が生じると，脳血管は収縮して脳血流量も減少する．酸素分圧の低下が脳血管を拡張させ，脳血流量を増加させるのは，低酸素状態から脳を保護するための重要な反応である．

脳脊髄液循環

　成人の髄液は脳室の脈絡叢から1日約500 mL産生されている．髄液の容量は約100〜150 mLであり，1日約3〜4回入れ替わっていることになる．

　脳脊髄液の最も重要な役割は，脳の保護である．脳組織は髄液のなかに浮かんでいるようになっているので，重さの影響をあまり受けない．その結果，頭部外傷などによる外力が脳に直接伝わりにくくなり，脳を保護するはたらきをしている．そのほか，脳の温度などの状態を一定にする，神経細胞から出た代謝産物などを排出する，などのはたらきをもっている．

　成人の髄液の正常値を**表1**に示す．

●参考文献
1）藤田恒夫：入門人体解剖学．改訂第5版．南江堂；2012．
2）馬場元毅：JNNブックス　絵でみる脳と神経—しくみと障害のメカニズム．第3版．医学書院；2009．

1章 脳卒中の基礎知識

3 脳卒中患者に必要な検査

画像検査

CT（computed tomography；コンピュータ断層撮影）

組織のX線の吸収率の違いをコンピュータで処理し計測したもので，体内の断層画像の撮影が可能である．

目的

- 脳梗塞の部位・範囲，脳浮腫の程度，周囲組織への圧排の程度，出血性梗塞の有無・程度を評価する．
- 脳出血における血腫の部位・大きさ，脳室への穿破を評価する．

所見（図1，2）

- **脳梗塞**
- 低吸収域（low density area：LDA）→黒く見える．
- 発症6時間以内の超急性期では通常，低吸収域として現れない．しかし，脳塞栓症では梗塞範囲が広く，早期CT所見（early CT signs）として異常所見が出現することも多い．
- 脳梗塞の早期CT所見（early CT signs）とは，脳実質の変化と血管の異常所見を併せていう．皮質・髄質の境界（皮髄境界）不鮮明化，シルビウス裂の狭小化，脳溝の狭小化・消失，島皮質の不鮮明化，X線吸収値のわずかな低下，レンズ核の不鮮明化，hyperdense MCA（middle cerebral artery）sign（中大脳動脈内の血栓）がみられる．
- 脳塞栓症のうち，特に心原性脳塞栓症では閉塞血管の再開通により発症数日～2週間以内に出血性梗塞を起こしやすい．CTでは低吸収域のなかに出血部分である高吸収域が混在し，点状出血から広範な出血までさまざまな像を示す．

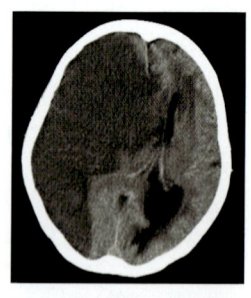

図1 脳梗塞のCT像

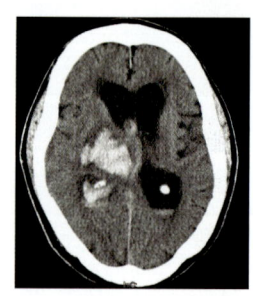

図2 脳出血のCT像

超急性期	発症直後 ・LDA は検出されない ・early CT signs がみられることがある 発症 24 時間後 ・梗塞巣は LDA を呈する	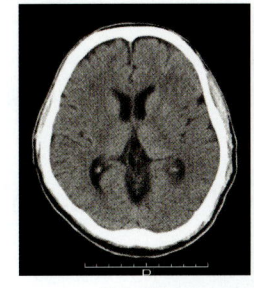 発症直後 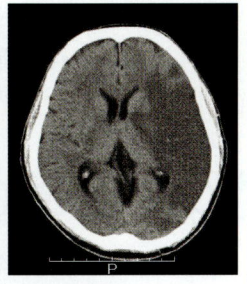　　　発症 24 時間後
～1 週間以内	・LDA の鮮明化 ・境界不明瞭，周囲に浮腫を伴い，LDA は実際の梗塞巣より広範囲 ・脳浮腫による圧排所見を伴うことが多い ・midline shift を呈する	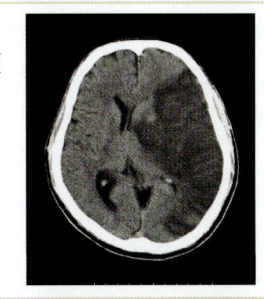 発症 3 日目
1～2 週間後	・圧排所見の改善 ・梗塞巣内に出血性変化を認めることがある	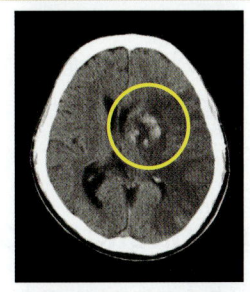 発症 7 日目
2～4 週間後	・midline shift の改善 ・梗塞巣内部の出血性変化のほかに LDA の一時的不鮮明化（新生血管の増生，肉芽組織の形成が行われ，急性期でみられた LDA 部分に霞がかかったように一部見える fogging effect）を呈する	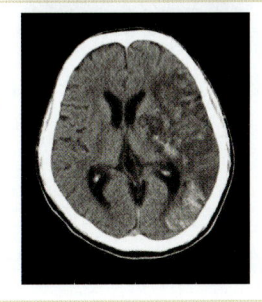 発症 20 日目

●脳出血

● 高吸収域（high density area：HDA）→白く見える．

超急性期～急性期	・血腫は CT 上，境界鮮明な高吸収域として現れ，周囲には低吸収域がみられる ・血腫は発症後～6 時間ごろまでに増大する可能性がある ・脳浮腫は発症 3 日～1 週間で最も強くなる	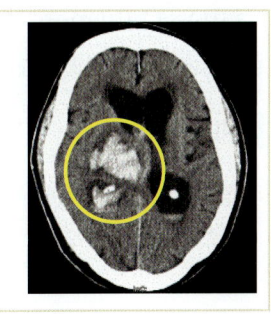

1～2週目	・徐々に血腫は吸収される
3～4週目	・ほぼ等吸収域となる ・その後，次第に境界明瞭な低吸収域となる

CT血管造影（CT angiography：CTA）(図3)

　CTAとは，対象血管を含む三次元的なデータ（体積データ）を収集し，コンピュータで後処理を行い，血管の情報を抽出し表示したものである．
　低侵襲，短時間で施行でき，MRIの禁忌例でも撮影が可能という利点があるが，造影剤を使用すること，頭蓋底の骨除去や動静脈の分離に工夫が必要であることが欠点である．

目的

● 脳血管・病変の立体構造や，石灰化，静脈・骨・頭蓋外血管を描出し評価する．

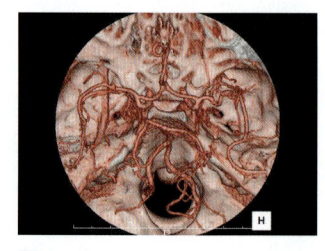

図3　CTA

ここが重要
▶ 頭部の金属類を全てはずす（義歯，ヘアピンなど）．
▶ 造影剤使用時はアレルギー症状，副作用症状に注意する．

MRI（magnetic resonance imaging；磁気共鳴断層撮影）(図4)

　MRIは，人体を強力な磁場のなかに置き，共鳴電波信号を検出し体内の断層画像を撮像するものである．骨のアーチファクトの影響がないこと，放射線被曝がないこと，などの利点がある．

目的

● CTと比べて空間分解能に優れているため，CTで見つけることができなかった小さな梗塞巣や脳腫瘍を診断する．

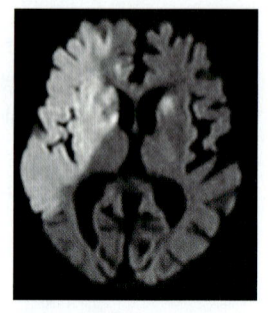

図4　MRI

MRA（magnetic resonance angiography；磁気共鳴血管撮影）(図5)

　MRAはMRIのデータをコンピュータで処理し，血管だけを映し出すものである．非侵襲的な検査で造影剤は不要である．

目的

● 径3mm以上の動脈瘤や主幹動脈の狭窄病変のスクリーニング，経過観察に有用である．

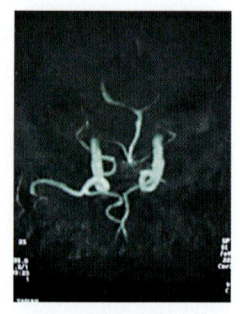

図5　MRA画像

> **ここが重要！**
> ▶金属類の持ち込みは禁忌のため，検査前に必ず確認を行う．
> - 体内金属：心臓ペースメーカ[*1]，植込み型除細動器（ICD，CRT-D）[*1]，人工内耳，脳動脈瘤クリップ，人工骨頭など．
> - 体外金属：MRI非対応ストレッチャー，MRI非対応車椅子，酸素ボンベ，点滴台，ME機器（シリンジポンプ，輸液ポンプ，心電図モニターなど），義歯，腕時計，安全ピン，補聴器，ネックレス，指輪，カイロ，湿布・ニトログリセリン（ニトロダーム®）などの貼付剤，マスカラなど．
> ▶閉所恐怖症の場合は注意する．

[*1] 一部，MRIが対応できるものもある．

脳血管造影（angiography）

脳血管造影は，CTAやMRAなどの画像診断で十分な血管評価が不可能な場合に行われる．頸動脈造影（carotid angiography：CAG）と椎骨動脈造影（vertebral angiography：VAG）があり，各動脈を直接穿刺する方法もあるが，大腿動脈などを穿刺し，カテーテルを遠隔操作する方法（セルディンガー法）が一般的である．

目的

- 動脈内にカテーテルを挿入し，造影剤注入後，X線連続撮影をすることで，動脈の閉塞や狭窄，解離や血管奇形などの血管病変を評価する．

適応

●脳卒中急性期
- くも膜下出血（破裂および未破裂動脈瘤の有無や部位，性状の評価），血管内治療による再開通療法を考慮する場合や，原因不明の脳出血，脳動脈解離など．
- 脳梗塞の治療開始後も症状の進行があり，さらに詳しい血管病変の評価が必要な場合．

●脳卒中急性期以外
- 予防治療の決定において，病型診断や血管閉塞部位の診断が非常に重要である．他の画像検査での評価が不十分な場合や，原因不明の脳出血・静脈洞血栓症，脳血管に対しての術前および術後評価と経過観察が必要な場合．

合併症

- 動脈穿刺・造影剤の使用があるため，侵襲的な検査であるといえる．本検査による主な合併症を以下に示す．
  - 動脈穿刺操作によるもの：穿刺部血腫形成，穿刺部の動静脈瘻．
  - 造影剤によるもの：過敏症，腎障害，アレルギーショック．

- カテーテル操作によるもの：血管内剥離，塞栓形成による脳塞栓症．
- その他：出血傾向（特に抗凝固療法中の場合は注意する）．

> **ここが重要！**
> ▶検査前：医師の指示に基づいて，スムーズに準備を行い，患者・家族の不安の軽減に努める．
> ▶検査中：検査がスムーズに進むように援助し，患者の全身状態や神経徴候の変化に注意しながら観察を行う．
> ▶検査後：治療による合併症の出現に注意し，観察しながら安静度に合わせた日常生活援助を行う．

超音波検査

　超音波は人間の正常可聴音域（16〜2,000 Hz）より高い周波数の音で，密度の異なる媒質が接する場合に，その境界面で一部が反射してエコーが発生する特質をもつ．それを利用して臓器や血流の状態，病変の局在などを評価するのが，超音波検査である．
　非侵襲的な検査であること，手技が容易であること，ベッドサイドで検査可能なこと，リアルタイムで施行可能なこと，などの利点がある．

頸部血管超音波（頸部エコー）

目的

- 動脈硬化の評価．
- 総頸動脈，内頸動脈，外頸動脈，椎骨動脈の狭窄や閉塞の診断．
- 動脈解離の診断．

病態・所見

- **動脈硬化性病変**
- アテローム性動脈硬化は，動脈の内側に粥腫の隆起（プラーク）が発生する状態であり，進行すれば動脈の狭窄や閉塞をきたす．内膜中膜複合体厚（IMT）は加齢とともに増加するが，1.1 mm 以上の場合を動脈硬化病変（プラーク）と定義している．IMT は最内層の高輝度部分とその外層の低輝度部分のことで，最外層の高輝度部分は外膜にあたる．
- プラークの性状については，エコー輝度，均一性，表面性状，可動性を評価する．

エコー輝度

- 低輝度（echolucent）プラーク：血腫，脂質が多い．

- 等輝度(echogenic)プラーク：線維性病変が多い.
- 高輝度(calcified)プラーク：石灰化(後方に音響陰影の出現)が多い.

均一性
- 不安定プラークでは輝度が不均一(複数の輝度が存在)な場合が多い.

表面性状
- 平滑(smooth),壁不整(irregular),潰瘍(ulcer)に分類される.壁不整は2.0 mm 未満の陥凹病変,潰瘍は 2.0 mm 以上の陥凹病変である.潰瘍病変はプラークの破綻によりその内容物が末梢に流れた病態である.

可動性
- プラークに浮遊血栓が付着した状態,プラークの一部が崩壊しつつある状態,プラークの一部が軟かい状態で,拍動により可動性を有するものは,脳梗塞の塞栓源になる可能性があり,注意を要する.

● **狭窄・閉塞**(図6)
- 動脈硬化が進行すると,頸動脈および頭蓋内動脈に狭窄や閉塞を生じる.
- 内頸動脈狭窄部位の収縮期血流速度を計測し,最大収縮期血流速度が 200 cm/秒以上の場合は,NASCET 法による 70 % 以上の高度狭窄と診断する.
- 左右の総頸動脈の拡張末期血流速度比が 1.4 以上の場合,血流速度の遅い側の内頸動脈の高度狭窄もしくは閉塞の可能性がある.
- 総頸動脈において拡張末期血流速度が 0 cm/秒の場合,内頸動脈塞栓性閉塞を強く疑う.

● **動脈解離**
- 動脈解離とは,動脈の内膜,中膜,外膜の3層構造のいずれかの層の間で2層にはがれ,2腔となる状態である.はがれた側の血管腔(偽腔)側に血栓が形成されやすく,動脈が狭窄または閉塞することがある.
- 総頸動脈解離を認めた場合,胸部大動脈解離の検索を行う.

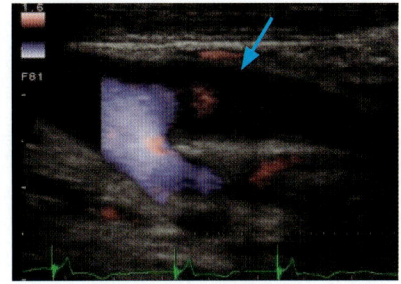

図6 頸部血管超音波画像
カラードプラー法では,狭窄部分にモザイク状の信号を呈する.上図では,矢印部にモザイク状の血流を認める.

> **ミニ知識** 大動脈解離に合併した急性期脳梗塞の場合,rt-PA 投与は禁忌となる.

経口腔頸部血管超音波

　経直腸用探触子を経口腔的に挿入し，頸動脈を評価する．頭蓋外内頸動脈遠位端の描出が可能である．

目的

- 動脈解離や動脈硬化性病変などの経時的な変化をモニターする．

経頭蓋ドプラー（transcranial doppler：TCD）

　TCDは，側頭骨の薄い部分や大後頭孔を通して超音波を入射し，頭蓋内主要血管の血流速度をリアルタイムに計測する方法である．

> **気をつけよう！**
> ◎TCDは盲目的検査であり角度補正ができないため，得られる血流速度は絶対値ではない．
> ◎高齢者，女性，アジア人は，骨の超音波透過性が低く，TCDが困難な場合がある．

目的

- 脳血管の狭窄・閉塞の診断．
- 脳血管に流入する微小栓子（MES）の検索[*2]．
- 奇異性脳塞栓症[*3]の発症に関与する右左シャント疾患（卵円孔開存〈PFO〉，心房中隔欠損症〈ASD〉，肺動静脈瘻〈PAVF〉）の検索．
- くも膜下出血後の血管攣縮の診断．

[*2] MESの検索：側頭骨窓（両側中大脳動脈）から行い，30〜60分間モニタリングする．脳血管内に栓子が流入すると，血流波形上にMESが出現する．
[*3] 奇異性脳塞栓症：若年性脳梗塞，原因不明の脳梗塞の原因として重要である．

> **ミニ知識** 近年，急性期脳梗塞例を対象とした経静脈的線溶療法に，TCDを用いた超音波照射を併用すると線溶効果が増強することが報告され，TCDの応用が期待されている．

経頭蓋カラードプラー法（transcranical color flow imaging：TC-CFI）

　TC-CFIは，経頭蓋的にカラードプラー法を用いて頭蓋内の血管を描出する方法である．TCDと比較し，TC-CFIは脳血管の解剖学的位置関係を同定することが容易であり，主に脳主幹動脈狭窄および閉塞病変の評価に用いられている．

目的

- 基本的にはTCDと同様の目的で用いる．
- 頸動脈内膜剝離術後における過灌流症候群の評価．

経胸壁心エコー（transthoracic echocardiography：TTE）

TTEは，脳梗塞における塞栓源検索に不可欠な検査である．

目的

- 心腔内異常構造物の検出（血栓，腫瘍，疣贅など）．
- 心疾患スクリーニング（弁膜症，心筋症など）．
- 壁運動異常，心機能の評価．

適応

心原性脳塞栓症，塞栓性の機序が考えられる脳梗塞・一過性脳虚血発作，原因不明の脳梗塞・一過性脳虚血発作である．心室内血栓や心室瘤は経食道心エコーのほうが検出しやすい．

経食道心エコー（transesophageal echocardiography：TEE）

TEEは，食道が心臓の後面に接し走行していることから超音波の減衰が少なく，分解能の高い良好な画像が得られる．盲目的に食道にエコー探触子を挿入するため，検査前に食道・胃疾患と肝疾患（食道静脈瘤）の有無を確認しておく．また，嚥下障害がある場合，誤嚥をきたす可能性に配慮する．

目的

- 心腔内異常構造物の検出（血栓，腫瘍，疣贅など）．
- 右左シャントの検出（PFO，ASD，PAVF）．
- 大動脈複合粥腫病変の同定．

病態・所見

- **血栓**
- TEEは左房内血栓の描出に優れている．左心耳内血栓は左心耳充満および駆出速度のピーク速度が20 cm/秒以下のときに形成されやすい．
- **右左シャント**
- 静脈で形成された血栓は，通常右心系を経由し肺動脈に達し肺塞栓をきたす．ただ，PFO，ASD，PAVFなどの右左シャントがあると，シャントを介して血栓が左心系に流入し，脳や四肢に動脈塞栓をきたす（奇異性脳塞栓症）．
- PFOではバルサルバ負荷解除後に，左房内にmicro-bubblesが確認できる．PAVFではバルサルバ負荷なしで左房内にmicro-bubblesが確認できる．
- **大動脈複合粥腫病変**
- 大動脈弓部の厚さ4.0 mm以上のプラークや潰瘍形成，可動性病変などを大動脈複合粥腫病変とよび，脳への塞栓源となる．

> **ここが重要！**
> ▶ 食道からエコー探触子を挿入するため，一般的に検査4時間前から絶飲食である．患者に説明し，確実に検査が受けられるようにする．
> ▶ 検査後は2時間絶飲食である．咽頭麻酔を使用しているため，唾液や痰もできるだけ飲み込まず喀出してもらうよう説明する．絶飲食解除後も検査中に使用した鎮静薬や局所麻酔薬からの覚醒状況を確認してから飲食を再開する．最初の飲水時は誤嚥がないか看護師が確認する．

下肢静脈エコー

下肢静脈エコーは，大腿静脈観察時は仰臥位，下腿静脈観察時は腹臥位または立膝位で行う．血栓の存在を間接的に疑う方法として，ミルキング[*4]や呼吸性変動[*5]による静脈還流の観察も重要である．

[*4] ミルキング（milking）：末梢側を圧迫し静脈血流を促す方法．静脈血流の変化が乏しい場合，圧迫部位から探触子観察部位の間に血栓の存在が疑われる．すでに血栓が確認されている場合は血栓が右心系に流入されるのを防ぐため，ミルキングは避けるべきである．

[*5] 呼吸性変動：吸気時に血流速度が低下し，呼気時に血流速度が増加する．血流変化が乏しい場合は，中枢側に血栓の存在が疑われ，腸骨静脈の観察が必要になる．

目的

- 奇異性脳塞栓症，肺塞栓症の塞栓源となる深部静脈血栓の検出．
- 深部静脈血栓の診断（探触子により静脈を圧迫し虚脱の有無を確認する）．血栓があれば，圧迫しても静脈が圧排されず，カラードプラー法で血流欠損を認める．

RI（ラジオアイソトープ）検査

　RI検査とは，特定の放射性医薬品を体内に投与し，ガンマカメラを用いてその体内分布を画像として得る検査法である．病変の局所診断や治療効果の判定に用いられる．
　シングルフォトン断層法（SPECT）とポジトロン断層法（PET）に分けられる．

SPECT（single photon emission computed tomography）

目的

- 急性期脳虚血の重症度判定（CTで梗塞巣が現れない超急性期でも，虚血病変をとらえることができる）．
- 脳血管障害における血流低下（虚血）域の範囲と程度の評価．
- てんかん焦点の同定，障害部位の範囲と評価．
- 認知症のうち，アルツハイマー型認知症と脳血管性認知症との鑑別．

病態・所見

- **一過性脳虚血発作**
- CTやMRIで小梗塞を認めるのみであっても，主幹動脈に高度狭窄や閉塞が存在し，広範囲にわたって脳血流量が低下している場合がある．虚血性脳血管障害では，器質的検査では大きな異常がなくても，局所脳血流量や血管病変の評価を行う必要がある．
- 脳血管拡張作用のあるアセタゾラミド（ダイアモックス®）などを投与する前後で局所の脳血流量を比較し，どの程度脳循環予備能が残されているかを評価することが可能である．
- 通常の安静時脳血流検査では大きな異常がみられない場合でも，潜在的な機能障害が明瞭にとらえられることがある．
- 血行再建術（頸動脈内膜剥離術〈CEA〉，バイパス術）の適応決定や効果判定にも用いられる．
- **脳梗塞超急性期**
- 超急性期から脳血流低下領域を抽出することが可能である．
- 塞栓性機序による虚血では，通常は側副血行が発達しにくいために，血管閉塞により高度な虚血をきたすことが多い．
- **脳梗塞急性期**[*6]
- 梗塞巣周辺は，血流不足のために機能不全に陥るが，可逆性はまだ保たれているペナンブラとよばれる領域が存在する．さらに，その周辺には，機能・代謝は比較的保たれているが，すでに脳循環の予備能が失われた領域が存在する．

特に，アテローム血栓性脳梗塞においてこのような領域が広範囲にみられることがある．
- 脳梗塞では病巣から離れた部分の代謝と血流が低下することがある．

[*6] 脳梗塞急性期（一般的には発症 1 か月以内）は，血管拡張作用に基づく脳内盗血現象により症状が悪化するおそれがあるため，アセタゾラミド負荷は行わない．

- **脳梗塞亜急性期**
- 代謝が低下しているにもかかわらず血流の増加が確認される時期がある．再開通，血管運動麻痺，血管透過性亢進，血管新生などによって起こる現象であり，贅沢灌流とよばれる．
- **てんかん**
- てんかん発作時にはてんかん焦点の代謝と血流は増加し，発作間欠期には低下する．てんかん発作中もしくは発作（直）後に血流を評価すると，しばしばてんかん焦点と思われる部位の血流増加を認める．

> **ここが重要！**
> ▶ 検査前
> - 所要時間は通常 30 〜 40 分と長いため，排尿をすませておく．
> - 検査中はアイマスクをするので，あらかじめ患者に説明する．
>
> ▶ 検査後
> - 水分を補給し，薬剤の排出を促す．
> - 紙おむつ使用患者の場合，ラジオアイソトープ含有の排泄物のため医療廃棄物として処理する．
> - アセタゾラミド負荷検査後に，頭痛やのぼせ感などの気分不良の出現や，まれに神経徴候の悪化を示す場合があるため，神経徴候の出現の有無を観察する．また，利尿作用があるため，排泄の援助を行う．

PET（positron emission tomography）図7

SPECT に比べて定量性に優れ，SPECT では困難な脳組織の酸素やグルコース代謝の評価が可能である．

目的

- 脳血流量，脳血液量，脳循環予備能，脳酸素摂取率，脳酸素消費量の測定・評価．
- 脳梗塞，脳出血，くも膜下出血，脳動静脈奇形，もやもや病，認知症，腫瘍などによって引き起こされる循環障害や組織障害の範囲と重症度の評価．

図7 PET 画像
上段：血流，下段：代謝．血流，代謝ともに低下がみられ，左中大脳動脈領域の急性梗塞がみられる．

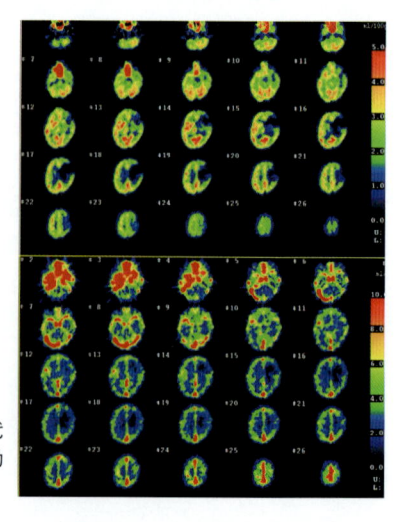

病態・所見

- **塞栓性脳梗塞**
- 心原性もしくは壁在血栓性塞栓による血管閉塞が生じると発症直後から閉塞血管末梢領域の血流量は著明に低下することが多い．
- イオンポンプ障害の虚血閾値以下の脳血流量になると脳梗塞に発展する．
- **血栓性脳梗塞**
- アテローム血栓性脳梗塞は長期間を経て動脈の狭窄が進行し閉塞に至る．閉塞血管の末梢領域では安静時脳血流量の低下，脳血液量の上昇，循環予備能の低下，酸素摂取率の上昇がみられることがある．
- **脳出血**
- 一般に出血巣の脳血流と代謝は発症後著しく低下する．
- 穿通動脈領域の脳出血では，同側大脳皮質や対側小脳半球に遠隔効果による広範囲な血流低下を認めることがある．
- **くも膜下出血**
- 攣縮期には，脳血流量の低下，酸素摂取率の亢進がみられることがある．
- **脳動静脈奇形**
- 抵抗の低い異常血管塊（ナイダス）への血流が増加するため，周囲の正常脳組織では血流量が低下することがある．ナイダス部の脳血流量は著しく増加する．
- **もやもや病**
- 血管閉塞域の末梢は血流低下，血管反応性低下，血管拡張，酸素摂取率の亢進がみられる．

ここが重要

▶ 検査前
- 所要時間は通常60〜100分と長いため，排尿をすませておく．
- 検査の種類によっては，絶食が必要である．また，アイマスク，耳栓，酸素マスクを装着し，頭部が動かないように顎を固定し，動脈ラインを確保する可能性もあることを事前に説明する．

▶ 検査後
- 検査時間が長く身体的・心理的苦痛が強い検査なので，疲労感の有無など観察を行う．
- 動脈ラインを確保した場合は検査室で止血するが，帰室後の再出血の有無に注意しながら観察する．

生理機能検査

脳波（electroencephalogram：EEG）

　脳が示す電気活動の時々刻々の変化を頭皮上の電極から導出し，記録したものを脳波とよぶ．脳波の微小な活動を，脳波計によって大きく増幅して，ペンにより一定の速度で流れる紙の上に記録する．

適応

- 意識障害．
- 発作性の意識障害の鑑別（てんかんなど）．
- 頭部外傷や脳血管障害などの中枢神経系の異常．
- 膿瘍や髄膜炎などの軽い意識障害．
- 薬物の急性・慢性中毒．
- 脳死の判定．

方法

　広く行われている条件・方法を下記に示す．これらの検査は，静かな暗い部屋でベッドに臥床し，電極を頭皮に装着して行う．検査により多少環境が変更される．
- 安静覚醒閉眼時：閉眼・覚醒の状態で行う．

> **ミニ知識**　安静覚醒閉眼時の脳波が，正常範囲内または境界領域内である場合に，より明らかに異常性を確認する際，患者にある種の刺激を加えることによって異常な所見が明らかになることがある．このことを脳波の賦活という．

- **過呼吸賦活法**：閉眼したまま20～25回/分程度の割合で3～4分間連続して強制的に過呼吸を行わせる．特にてんかんの診断に有効である．
- **光（閃光）刺激賦活法**：強い光を閉眼した患者の眼前（15～30 cm）で点滅させる方法．点滅の範囲は1～30 Hzで10秒間刺激する．光刺激中に発作が誘発されることがあるため，患者の状態に注意が必要である．
- **睡眠賦活法**：睡眠初期の脳波を記録する．てんかんの異常脳波は睡眠初期に出現する場合が多く，それをとらえるために行う．自然睡眠が望ましいが，検査の場では，薬物による誘発睡眠が行われる．

> **ここが重要**
> ▶ 脳波検査は検査時間が長くかかるため，患者には十分に説明を行い，排尿をすませるなどして，検査が中断されないようにする．
> ▶ 脳波の検査内容によっては，発作が出現することもある．症状の出現に注意して観察を行い，対応について医師の指示を確認する．

その他

腰椎穿刺

　腰椎穿刺とは，腰椎骨間から腰椎くも膜下腔にスパイナル針を穿刺し，髄液圧の測定や髄液の採取を行う手技である．髄液腔への薬剤投与，髄液の排除など治療の手段になることもある．

目的

- 腰椎くも膜下腔から髄液を採取し，くも膜下出血，髄膜炎など中枢神経感染症の診断を行う．また，髄液の悪性腫瘍の腫瘍マーカーなどの測定や細胞診検査もできる．髄膜炎や悪性腫瘍の髄腔内播種に対する治療として，抗がん剤などの薬剤を直接くも膜下腔に注入するために腰椎穿刺を行うこともある．
- 頭蓋内圧を測定する一つの方法でもある．頭蓋内圧が高い場合には，減圧を目的とし髄液の排除を行うこともある．

方法

- 患者の体位を調整する（図8）．
  ①患者をベッドの端に寄せ，側臥位をとってもらう．
  ②両膝を腹部につくよう深く曲げ，両手で抱え込むようにしてもらう（背中をエビのように前屈させ，腰部脊椎を後方に突出する）．
  ③穿刺時は，介助者は患者の前面に立ち，膝・首を支えて腰椎骨間腔を広くする．
  ④ヤコビー線（左右腸骨稜の頂点を結ぶ線）により，第3または4腰椎骨間腔の見当をつけ，患者の肩と骨盤がベッドに垂直になるよう介助する．その際，力んだりせず，静かに呼吸するように説明する（咳をしたり，腹部に力を入れると髄液圧が高くなる）．

所見

- 髄液の基準値を表1に示す．採取した髄液が血性かキサントクロミー（黄色調）であれば，くも膜下出血の可能性がある．

> **ここが重要**
> - 検査の刺激により嘔吐する可能性がある．誤嚥を防ぐために食直後の検査は避ける．
> - 初圧，終圧の値の確認および採取した髄液の量，性状，色調を観察する．
> - 検査後，低髄液圧による頭痛，嘔吐などを避けるため，1時間ほどは臥床安静にする（安静時間については主治医に確認する）．

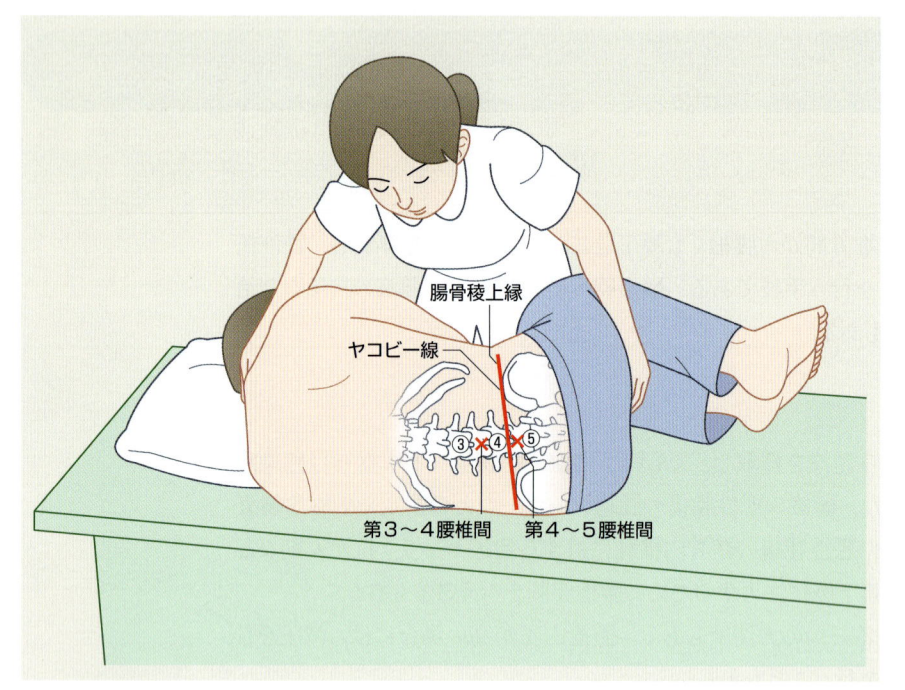

図8 腰椎穿刺
×が穿刺部位.

表1 髄液の基準値

圧	70〜180 mmH$_2$O
色調	無色透明
細胞数	5/mm^{3}以下
クロール（Cl）	118〜130 Eq/dL
蛋白	15〜45 mg/dL
糖	50〜80 mg/dL（同時血糖の60〜80％）

● 参考文献
1）国立循環器病センターSCU看護部編著：SCU看護マニュアル．メディカ出版；2000．
2）峰松一夫ほか監，国立循環器病センター看護部編：標準脳血管障害ケアマニュアル．日総研；2003．
3）峰松一夫監，豊田一則ほか編：SCUルールブック―脳卒中ケアユニットルールブック．第2版．中外医学社；2010．
4）福沢 等：ポケット臨床脳波．日本医事新報社；2005．

4 脳卒中患者の観察に必要なフィジカルアセスメント

　脳卒中の疑いがある患者が搬入されてきたら，まず患者の状態を把握する（図1）．
　入室時の患者の意識障害の程度や眼位，バイタルサインや発見時の状況により，患者の重症度が予測できる．そのため搬入後は，適切な評価スケールを用いて正しい方法で評価し，患者の神経徴候の増悪がないかを，注意深く観察していく必要がある．

意識レベルの評価

　意識障害[1]の深さは，臨床的には，呼びかけ，命令，疼痛，音，光など種々の刺激を与え，その反応で評価する．一般に意識障害が深ければ閉眼しているが，眼裂狭小の程度は意識混濁の深さとある程度対応する．また，意識障害のある患

[1]「意識障害」の項：p.208 参照．

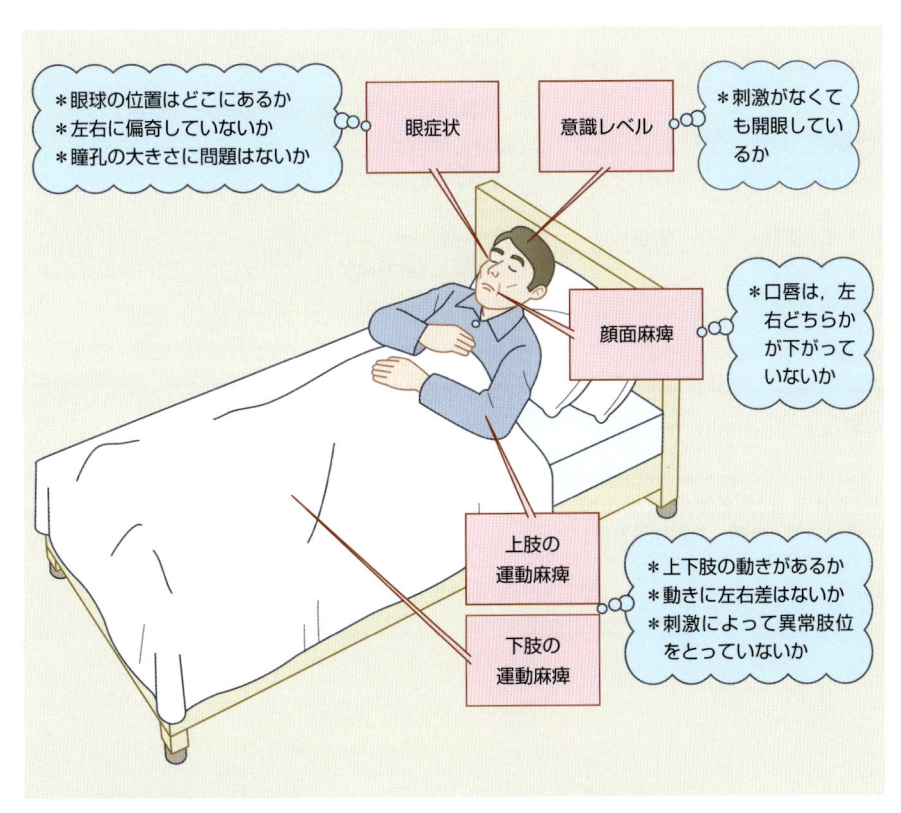

図1　患者搬入時の確認項目

- 眼症状
  * 眼球の位置はどこにあるか
  * 左右に偏奇していないか
  * 瞳孔の大きさに問題はないか
- 意識レベル
  * 刺激がなくても開眼しているか
- 顔面麻痺
  * 口唇は，左右どちらかが下がっていないか
- 上肢の運動麻痺
- 下肢の運動麻痺
  * 上下肢の動きがあるか
  * 動きに左右差はないか
  * 刺激によって異常肢位をとっていないか

者に対して刺激を与えて覚醒させ，その後開眼している時間の長さも意識障害の深さを知る指標となる．

評価には，ジャパン・コーマ・スケール（表1），グラスゴー・コーマ・スケール（表2）を用いる．

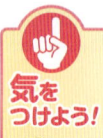

> **気をつけよう！**
> ◎現場では，JCSの評価の際に，開眼していない患者に対して，思わず，声をかけながら，体を揺さぶっているのに，II-10と評価しているのを見かける．評価スケールを正しく理解し，正しい方法で評価することが重要である．

表1 ジャパン・コーマ・スケール（JCS）

I．刺激しないでも，覚醒している状態（1桁で表現）	
1	だいたい意識清明だが，いまひとつはっきりしない
2	見当識障害（時，場所，人）がある
3	自分の名前，生年月日が言えない

II．刺激すると覚醒し，刺激をやめると眠り込む状態（2桁で表現）	
10	普通の呼びかけで容易に開眼する
20	大きな声または身体を揺さぶることにより開眼する
30	痛み刺激を加えつつ呼びかけを繰り返すと，かろうじて開眼する

III．刺激しても覚醒しない状態（3桁で表現）	
100	痛み刺激に対し，払いのけるような動作をする
200	痛み刺激で少し手足を動かしたり，顔をしかめたりする
300	痛み刺激にまったく反応しない

R：不穏状態（restlessness）
I：失禁（incontinence）
A：無動性無言症，失外套状態（akinetic mutism, apallic state）

評価を記録する際には，I-1または1，II-10または10，III-100または100とする．さらに不穏状態，失禁，無動性無言症，失外套状態があるときは，それぞれR，I，Aを付記する．

表2 グラスゴー・コーマ・スケール（GCS）

1．開眼（eye opening：E）	
自発的に開眼	4
呼びかけにより開眼	3
痛み刺激により開眼	2
なし	1

2．最良言語反応（best verbal response：V）	
見当識あり	5
混乱した会話	4
不適当な発語	3
理解不明の音声	2
なし	1

3．最良運動反応（best motor response：M）	
命令に応じて可	6
疼痛部を動かす	5
逃避反応	4
異常な屈曲	3
伸展反応（除脳姿勢）	2
なし	1

C：物理的に開眼不能
D：舌や咽頭の障害による発語障害
T：挿管や気管切開

正常では，E，V，Mの合計が15点，深昏睡では3点となる．

眼症状の評価

瞳孔の大きさ，瞳孔不同

瞳孔の大きさや瞳孔不同の有無は，脳卒中患者の病状や重症度を知るうえで重要な観察ポイントである．文献によって多少の違いはあるが，正常は2.5〜4 mm，縮瞳は2 mm以下，散瞳は5 mm以上，瞳孔不同は0.5 mm以上の左右差とされている（図2）．

対光反射

一方の瞳孔に光を当てて，瞳孔が収縮するか確認する（直接反射）．また，光を当てていない側も連動して収縮するか確認する（間接反射）．脳卒中患者で，頭蓋内圧が上昇し，動眼神経が障害されると，対光反射は消失する．

眼球の位置

眼球の位置は，正常では正中位に位置しているが，脳卒中の病巣によっては特徴的な眼球位置をとる．大脳の障害で両眼球とも病巣をにらむような眼球位置を呈したり，視床出血では両眼球ともに下方をにらむような眼球位置を呈す（図3）．

眼球運動の障害

- **意識障害がなく，従命可能な場合**

看護師は，自分の指先を目で追ってもらうように患者に説明してから，左右上下に指を動かし，患者の眼球が制限なく動いているかを確認する．

- **意識障害があり，従命困難な場合**

看護師は，患者の左右から声をかけ，患者が注意を向けるようにしたうえで，追視があるかを確認する．

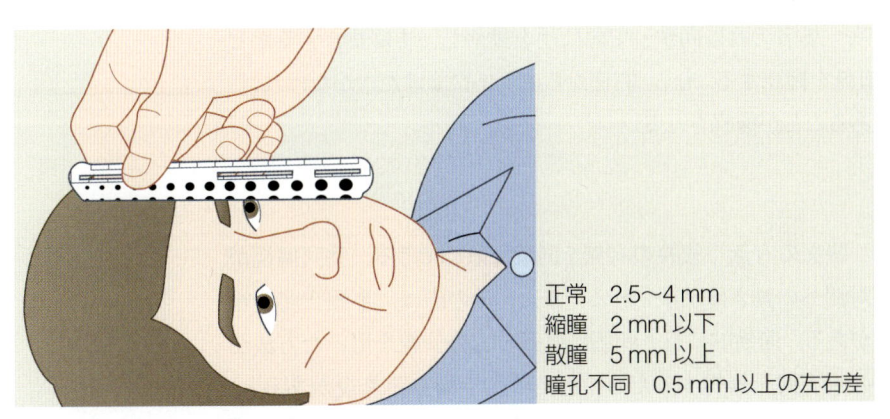

図2 瞳孔の大きさや瞳孔不同の評価

正常　2.5〜4 mm
縮瞳　2 mm以下
散瞳　5 mm以上
瞳孔不同　0.5 mm以上の左右差

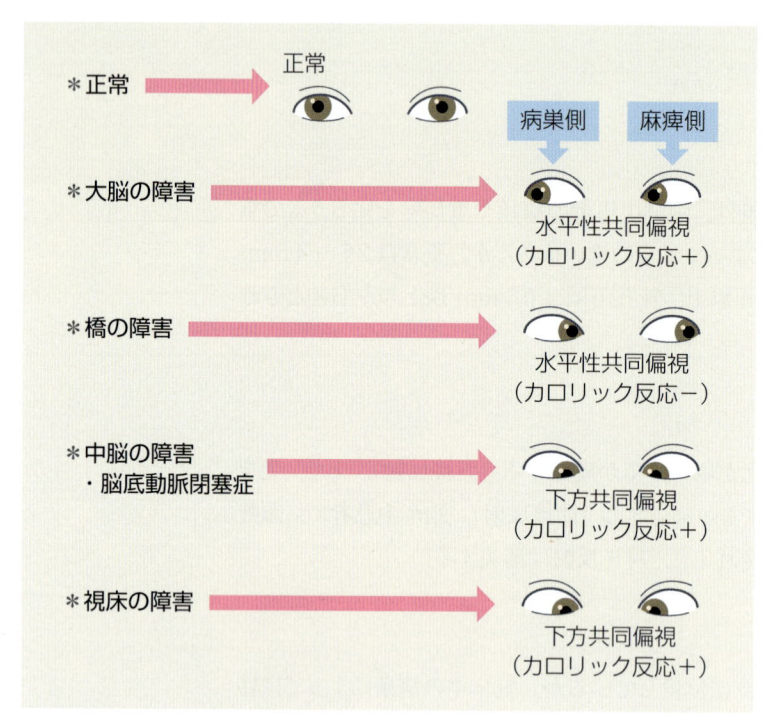

図3 眼球の位置（共同偏視の有無）

視野障害

● **意識障害がなく，従命可能な場合：対座試験**

　患者と向き合い，患者と看護師の間隔が 80 cm になるようにする．患者に，一方の眼を軽く手で覆ってもらう．見えるほうの眼で看護師の相対する眼に注目するよう患者に指示する．次いで，看護師は両手を前側方に自分の視野いっぱいに広げる．このとき，示指をほぼ垂直に立てるようにする．指の位置はちょうど患者と看護師の中央にあるようにする．次に指を動かし，左右どちらが動いたかを指摘してもらう．

● **意識障害があり，従命困難な場合**

　左右のいずれかから，患者の目に向かって急に手を動かし，まばたきするかどうかによって半盲の有無を確認する．もし，右側からの反応にまばたきがなければ，右側の視野に障害があることが推察される．

その他

　眼球運動の観察時，眼振の有無や複視の有無を同時に確認できる．共同偏視があれば，注視側の反対側への動きは制限される．また，その際は，半側空間無視の症状を認める場合がある．簡易的に行う評価に直線の二等分線を用いた方法がある．病巣と反対側の視空間を無視するため，例えば左半側空間無視があると，患者は二等分線の正中ではなく，線の右寄りをさす（図4）．

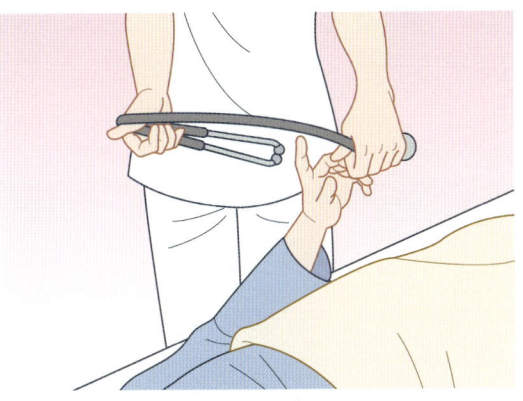

図4 半側空間無視の評価（線分二等分検査）

また，眼球を動かす神経が集まっている脳幹の障害では，さまざまな眼球運動制限がみられることがある．

運動麻痺の評価

上肢

● バレー（Barré）試験（図5）
　手のひらを上にして両腕を前方に水平挙上したまま閉眼してもらい，そのままの位置を保つように命ずる．麻痺側は回内し，次第に落下する．

● 腕落下試験（図6）
　患者の両側の上肢を垂直に持ち上げて急に離すと，麻痺側上肢は抵抗なく急速に落下するが，健側では筋に緊張があり，顔面などを避けてゆっくり落下する．

● 第5指徴候（図7）
　指同士をくっつけるようにしてまっすぐ出してもらうと，麻痺側の第5指が離れる．軽微な麻痺を観察するには有用な方法である．

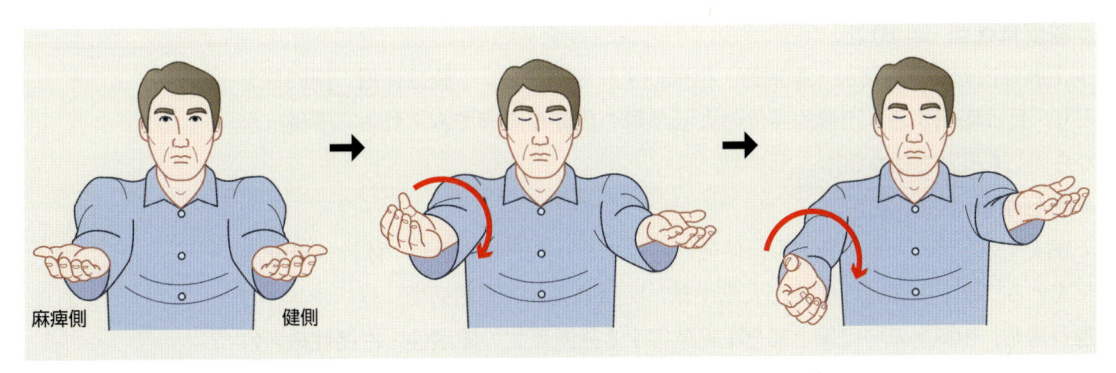

図5 バレー試験

図6　腕落下試験

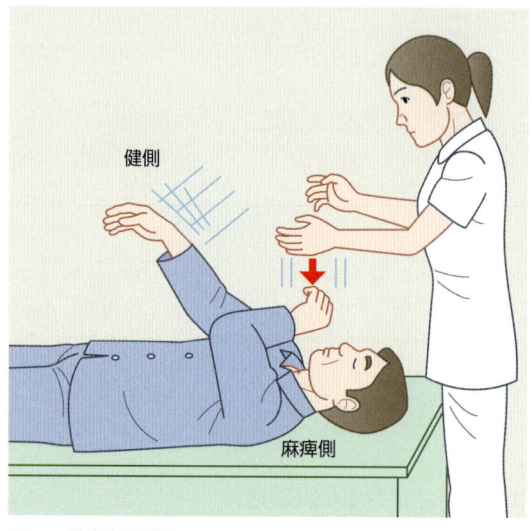

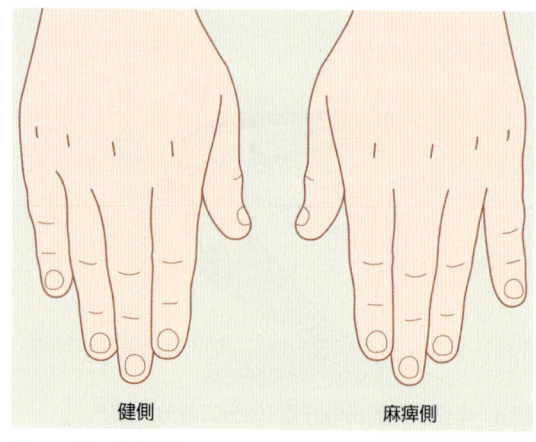

図7　第5指徴候

下肢

- **ミンガッツィーニ（Mingazzini）試験**（図8）

仰臥位で両側下肢を挙上し閉眼してもらい，股・膝関節をほぼ90°屈曲させて空中に保持してもらう．麻痺側は自然に落下する．

- **下腿落下試験**（図9）

看護師が，患者の両膝の下に腕を入れて支え，患者に下肢を屈曲してもらい，一側ずつ下腿を持ち上げて離し，下腿を落下させる．麻痺側の下肢は急速に落ちる．

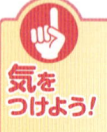

> **気をつけよう！**
> ◎rt-PAの際に上下肢の麻痺を評価するときは，NIHSSを用いる．バレー試験，ミンガッツィーニ試験では，両上下肢の挙上で閉眼する必要があるが，NIHSSでは，上下肢ともに片側挙上で閉眼する必要はない．

異常肢位

- **除皮質硬直**（図10左）

上肢は内転し，肘関節・手関節・指はいずれも屈曲し，下肢は伸展・回内位をとり，足は底屈する．比較的高位の大脳半球の広範な障害でみられる．予後はかならずしも不良ではない．

- **除脳硬直**（図10右）

歯をくいしばり，上下肢ともに伸展回内位をとり，足を底屈し，体幹は過伸展位をとる．脳卒中患者の病巣が大脳半球，間脳の大きい両側病変，脳ヘルニアの進行過程，中脳あるいは橋上部を圧迫障害する後頭蓋窩の破壊性・占拠性病変によりみられる．予後が悪いことを示す．

図8 ミンガッツィーニ試験

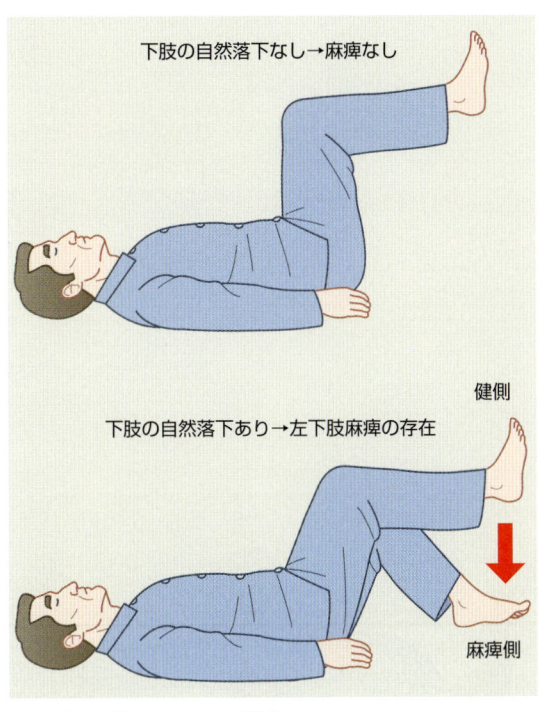

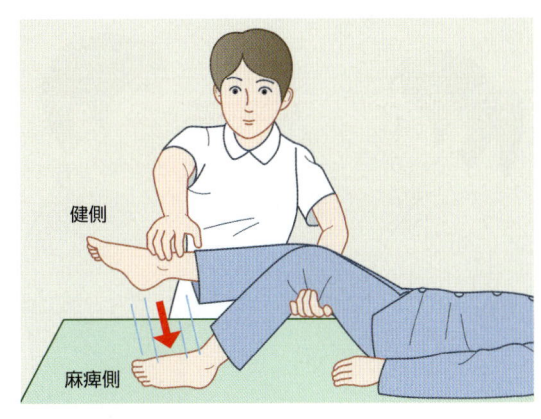

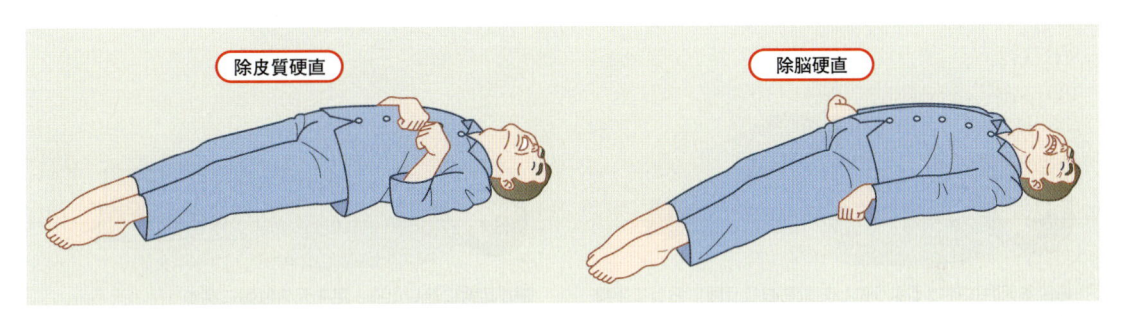

図9 下腿落下試験

図10 異常肢位
除皮質硬直，除脳硬直はいずれも刺激なく自然にみられることがあるが，疼痛刺激や気管吸引などの刺激で誘発されることが多い．

運動失調の評価

　運動失調とは，随意運動がうまくできず，運動の方向と程度がコントロールできない状態である．筋力低下や麻痺はないのに，うまく物をつかむことができないなどの症状である．脳卒中の患者では，小脳が障害された場合にみられる．

上肢

● 指－鼻－指試験（図11）
　患者の示指で患者自身の鼻先と看護師の指先とを交互に触るように説明する．看護師の指先は，患者の示指の先端が肘を伸ばしてちょうどくらいのところに置き，1回ごとに指の位置を移動させる．また，「もっと速く」などと言って速度を変

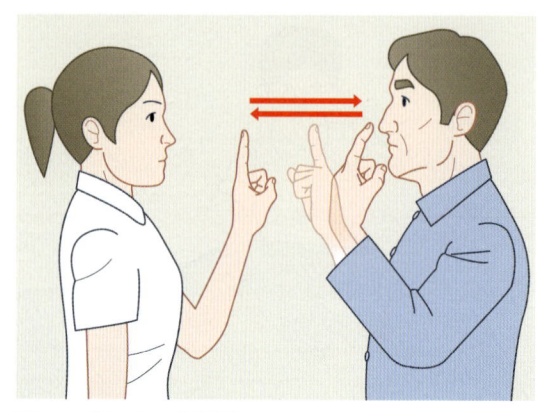

図11　指-鼻-指試験

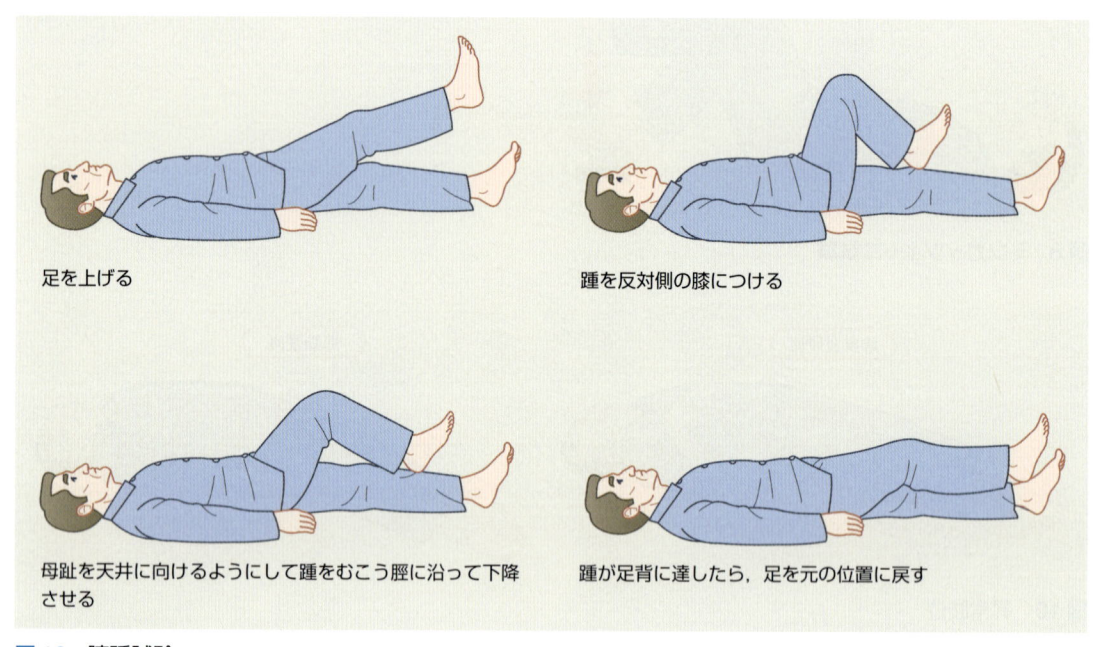

図12　膝踵試験
足を上げる
踵を反対側の膝につける
母趾を天井に向けるようにして踵をむこう脛に沿って下降させる
踵が足背に達したら，足を元の位置に戻す

えるように指示し，これに応じられるかを観察する．障害があれば，鼻先に正確にたどりつかず，振戦の出現などがみられる．

● 手回内・回外試験

　手のひらを上に向けて上肢を前方にゆったり挙上してもらい，できるだけ続けて回内・回外してもらう．障害があると，正常よりも遅く不規則になる．

下肢

● 膝踵試験（図12）

　足を上げてもらい，踵を反対側の膝につけ，母趾を天井に向けるようにして踵をむこう脛に沿って下降してもらう．踵が足背に達したら，足を元の位置に戻す．障害があれば，踵はうまく膝に乗らず，むこう脛に沿って真っすぐに円滑に動かせない．

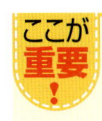

> **ここが重要!**
> ▶小脳の障害により運動失調が生じる．小脳の障害では，安静度の拡大に伴い歩行した際に，体幹の失調症状がないか，坐位のバランスや，歩行が大きくふらついていないか，十分注意し観察する必要がある．

言語機能の評価

言語障害には，構音障害と失語がある．まず，意識レベルを確認する際に発語があるのか，看護師の説明を理解できるかを観察する．発語があっても，感覚性失語であれば，看護師の説明を理解できていないことも多く，不穏様の行動を認める場合があるため，安全を確保しつつ，検査がスムーズに進むよう援助する必要がある．

構音障害

口唇，舌，咽頭，喉頭の麻痺によるもので，発話器官そのものの障害である．意味不明の言葉を話しているように聞こえる場合であっても，看護師の説明に理解を示すことが多い．

失語

発話器官の障害ではなく，発語や言語を理解する脳の機能が障害されている．発語がなかったり，看護師の説明に対して理解が困難な場合もある．右利きの患者が右麻痺を呈している場合は，失語の症状を疑い観察する必要がある．

National Institute of Health Stroke Scale（NIHSS）(図13)

脳卒中の重症度を客観的に表現するには，脳卒中評価スケールが有用であり，最も一般的に用いられているのがNIHSSである．意識レベルと運動麻痺に重点がおかれている．

意識，視野，眼球運動，顔面神経麻痺，四肢筋力，失調，知覚，言語などの15項目からなり，各項目の素点を合計すると0〜42（最重症は40）となる．rt-PA療法におけるNIHSSの活用は予後予測に役立つとされている．また，NIHSSは，簡便で系統化された診察方法であり，短時間で患者の神経学的重症度を点数化でき，再現性にもすぐれている．このため，患者の症候に関する多職種間での共通認識が可能となる．

●参考文献
1）厚東篤生ほか：脳卒中ビジュアルテキスト．第3版．医学書院；2008.
2）田崎義昭ほか：ベッドサイドの神経の診かた．第15版．南山堂；1997.

	患者名　　　　　　評価日時　　　　　　評価者
1a．意識水準	□0：完全覚醒　　□1：簡単な刺激で覚醒 □2：繰り返し刺激，強い刺激で覚醒　　□3：完全に無反応
1b．意識障害－質問 （今月の月名および年齢）	□0：両方正解　　□1：片方正解　　□2：両方不正解
1c．意識障害－従命 （開閉眼，「手を握る・開く」）	□0：両方可能　　□1：片方可能　　□2：両方不可能
2．最良の注視	□0：正常　　□1：部分的注視視野　　□2：完全注視麻痺
3．視野	□0：視野欠損なし　　□1：部分的半盲 □2：完全半盲　　□3：両側性半盲
4．顔面麻痺	□0：正常　　　　　　□1：軽度の麻痺 □2：部分的麻痺　　□3：完全麻痺
5．上肢の運動（右） ＊仰臥位のときは45度右上肢 　□9：切断，関節癒合	□0：90度＊を10秒間保持可能（下垂なし） □1：90度＊を保持できるが，10秒以内に下垂 □2：90度＊の挙上または保持ができない □3：重力に抗して動かない □4：まったく動きがみられない
上肢の運動（左） ＊仰臥位のときは45度左上肢 　□9：切断，関節癒合	□0：90度＊を10秒間保持可能（下垂なし） □1：90度＊を保持できるが，10秒以内に下垂 □2：90度＊の挙上または保持ができない □3：重力に抗して動かない □4：まったく動きがみられない
6．下肢の運動（右） 　□9：切断，関節癒合	□0：30度を5秒間保持できる（下垂なし） □1：30度を保持できるが，5秒以内に下垂 □2：重力に抗して動きがみられる □3：重力に抗して動かない □4：まったく動きがみられない
下肢の運動（左） 　□9：切断，関節癒合	□0：30度を5秒間保持できる（下垂なし） □1：30度を保持できるが，5秒以内に下垂 □2：重力に抗して動きがみられる □3：重力に抗して動かない □4：まったく動きがみられない
7．運動失調 　□9：切断，関節癒合	□0：なし　　□1：1肢　　□2：2肢
8．感覚	□0：障害なし　　□1：軽度から中等度　　□2：重度から完全感覚脱失
9．最良の言語	□0：失語なし　　□1：軽度から中等度 □2：重度の失語　　□3：無言，全失語
10．構音障害 　□9：挿管または身体的障壁	□0：正常　　□1：軽度から中等度　　□2：重度
11．消去現象と注意障害	□0：異常なし □1：視覚，触覚，聴覚，視空間，または自己身体に対する不注意，あるいは 　　　1つの感覚様式で2点同時刺激に対する消去現象 □2：重度の半側不注意あるいは2つ以上の感覚様式に対する半側不注意

図13 National Institute of Health Stroke Scale（NIHSS）

（http://melt.umin.ac.jp/nihss/nihssj-set.pdf より一部抜粋）

2章 救急搬入時の看護

1 神経救急蘇生（ISLS）と救急搬入時の看護

ISLS：immediate stroke life support

初期診療における全身管理

　脳卒中患者の病態は，病巣によってさまざまな症状を呈す．重症例では呼吸や循環動態が不安定になり，全身管理が優先される場合がある．バイタルサイン，一般身体所見，神経所見などの観察と並行して，検査処置がスムーズに進むよう援助していく必要がある．

　なお，ISLS コースは，神経蘇生の一環として，脳卒中の専門医だけではなく，脳卒中の初期診療に携わる救急医，各科医師，診療所の医師，看護師，救急隊員，コメディカルなど，多職種を対象とし，職種に応じた脳卒中初期診療の理解と修得を目的として設定されている[1]．

初期診療における全身管理・観察の流れ：神経蘇生のユニバーサルアルゴリズム

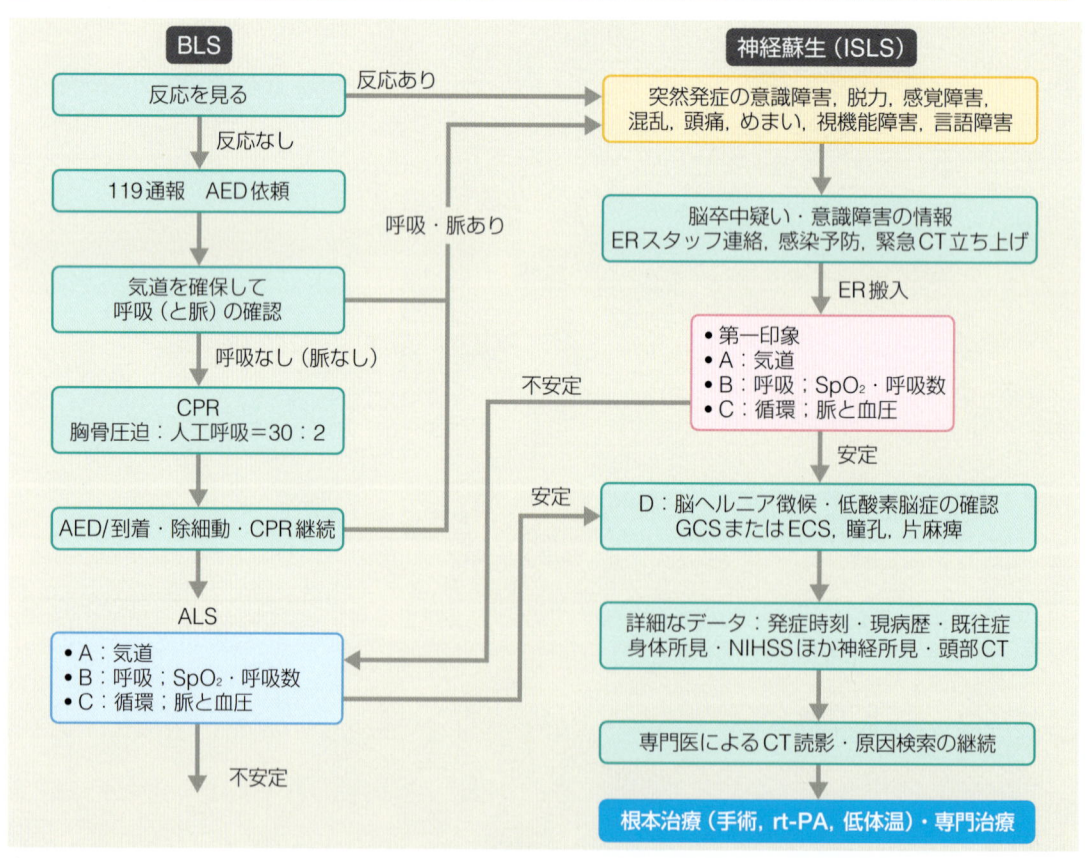

BLS

- 反応を見る → 反応あり →
- 反応なし ↓
- 119通報　AED依頼
- 気道を確保して呼吸（と脈）の確認 — 呼吸・脈あり →
- 呼吸なし（脈なし）↓
- CPR　胸骨圧迫：人工呼吸＝30：2
- AED/到着・除細動・CPR継続
- ALS
  - A：気道
  - B：呼吸；SpO$_2$・呼吸数
  - C：循環；脈と血圧
- 不安定

神経蘇生（ISLS）

- 突然発症の意識障害，脱力，感覚障害，混乱，頭痛，めまい，視機能障害，言語障害
- 脳卒中疑い・意識障害の情報　ERスタッフ連絡，感染予防，緊急CT立ち上げ
- ER搬入
- 第一印象
  - A：気道
  - B：呼吸；SpO$_2$・呼吸数
  - C：循環；脈と血圧
- 不安定／安定
- D：脳ヘルニア徴候・低酸素脳症の確認　GCSまたはECS，瞳孔，片麻痺
- 詳細なデータ：発症時刻・現病歴・既往症　身体所見・NIHSSほか神経所見・頭部CT
- 専門医によるCT読影・原因検索の継続
- 根本治療（手術，rt-PA，低体温）・専門治療

（日本救急医学会ほか監：ISLSガイドブック2013—脳卒中初期診療のために．へるす出版；2013．p.21 より）

BLS：一次救命処置，AED：自動体外式除細動器，CPR：心肺蘇生法，ALS：二次救命処置，ER：救急処置室，GCS：グラスゴー・コーマ・スケール，ECS：Emergency Coma Scale，NIHSS：National Institute of Health Stroke Scale

脳卒中疑い患者の搬入時のアルゴリズムと看護

　発症時間が明確で，早期に脳梗塞と診断されれば，治療への移行がスムーズとなり，患者の症状の改善が期待できる．また，くも膜下出血など重症化しやすい疾患については，判断や処置によって予後が左右される場合もあるため，医師と連携して処置を進めていく必要がある．

　脳卒中の急性期に麻痺が軽微でも，意識障害や高次脳機能障害などにより，現状を認識できず，不穏様の行動がみられる場合も多い．そのため，患者の安全を確保しながら，検査・処置が進められるようにする．

脳卒中初期診療アルゴリズム

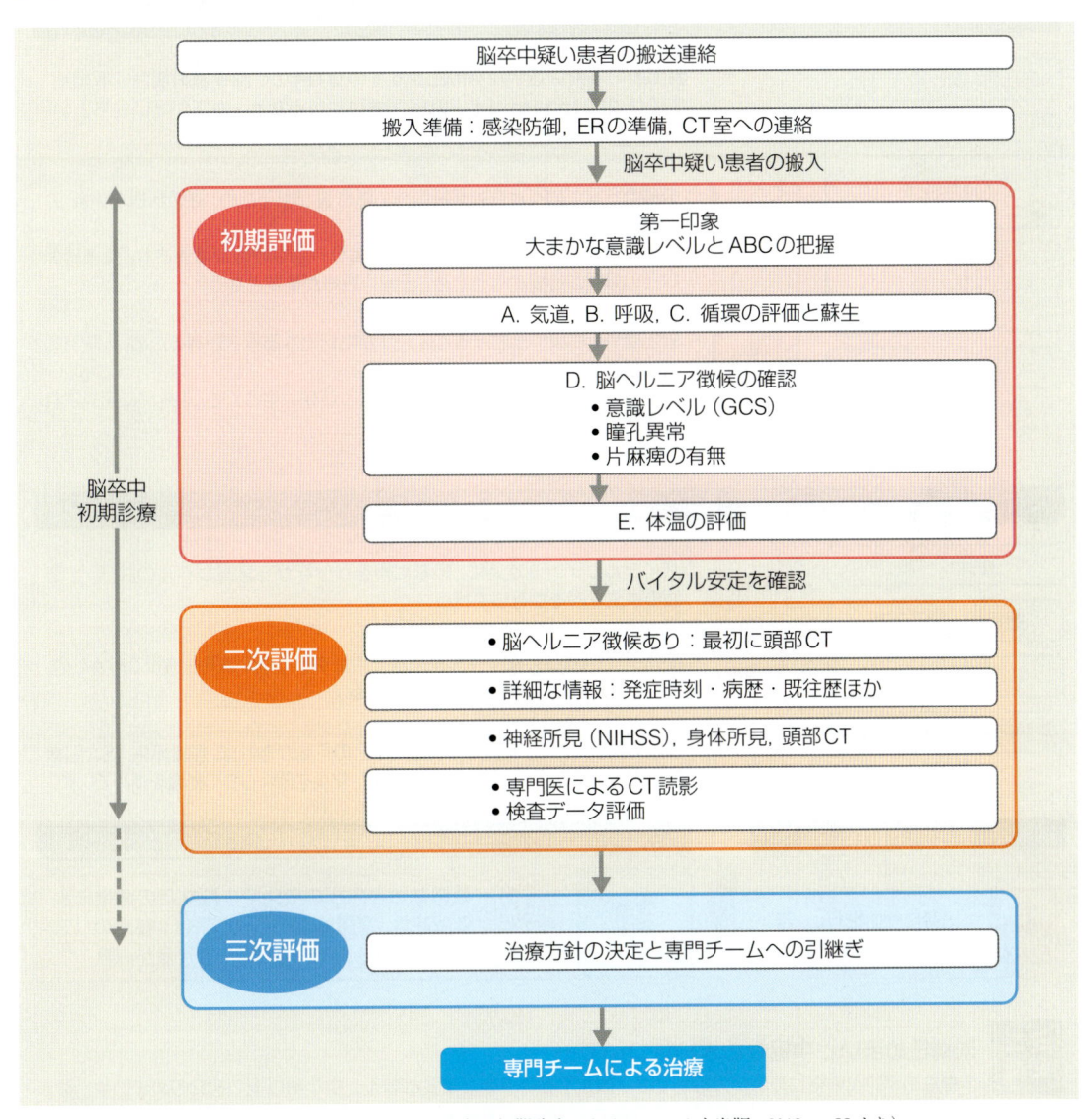

```
脳卒中疑い患者の搬送連絡
          ↓
搬入準備：感染防御，ERの準備，CT室への連絡
          ↓
    脳卒中疑い患者の搬入

【初期評価】
  第一印象
  大まかな意識レベルとABCの把握
          ↓
  A. 気道, B. 呼吸, C. 循環の評価と蘇生
          ↓
  D. 脳ヘルニア徴候の確認
    ・意識レベル（GCS）
    ・瞳孔異常
    ・片麻痺の有無
          ↓
  E. 体温の評価
          ↓
    バイタル安定を確認

【二次評価】
  ・脳ヘルニア徴候あり：最初に頭部CT
  ・詳細な情報：発症時刻・病歴・既往歴ほか
  ・神経所見（NIHSS），身体所見，頭部CT
  ・専門医によるCT読影
  ・検査データ評価

【三次評価】
  治療方針の決定と専門チームへの引継ぎ
          ↓
  専門チームによる治療
```

（日本救急医学会ほか監：ISLSガイドブック2013—脳卒中初期診療のために．へるす出版；2013．p.22より）

脳卒中患者搬入直後の看護

①発見時の状況と病歴の聴取

- 自覚症状・病歴
- 発症時の時刻・発見状況

看護のPOINT
◎ 発症時間が明確であれば，rt-PAなどの治療への移行も考慮し，介助する．

注意
発症時刻＝発見時刻ではない．何時まで症状がなかったかを確認する．

- 意識障害・言語障害がなければ，発症時の状況
- 病歴
- リスクファクター
- 内服薬

- 心疾患の既往

看護のPOINT
◎ 心原性脳塞栓症については，心疾患の既往が関係する場合も多い．

②バイタルサインのチェック

- 血圧値，血圧の左右差

注意
脳出血の場合は速やかな降圧がすすめられるが，脳梗塞の場合は収縮期血圧が220 mmHg以上で降圧が検討されるため，血圧が高いからといって，すぐに降圧を図らないようにする．

- 呼吸状態
  - SpO₂値
  - 舌根沈下
  - 呼吸様式

看護のPOINT
◎ 低酸素状態が続くと脳神経細胞への悪影響が出るため，呼吸状態を評価し，酸素投与などを行う．
◎ 意識障害が重度であれば舌根沈下により有効な呼吸が障害され，気道確保などの処置が必要となるため，患者の観察が重要となる．

- 12誘導心電図
  - 不整脈
  - ST変化
- 体温

看護のPOINT
◎ 脳出血やくも膜下出血患者では，STが陰転化する場合があるため，入院時の確認が必要である．
◎ 入院前は心房細動などを指摘されたことがない場合でも，入院時に発見されることも多いため，確認が必要である．

③神経徴候の観察

- 意識レベル
- 眼症状・瞳孔不同
- 上下肢の麻痺
- 言語による説明の理解度

看護のPOINT
◎ バイタルサイン測定時に，患者に声をかけながら意識レベルの評価，上下肢の挙上などを並行して行う．

看護のPOINT
◎ 瞳孔不同や眼位は，脳卒中の重症度を判定するための重要な情報であるため，並行して短時間で観察できるようにする．

看護のPOINT
◎ 現状の説明に対し，安静が守れないなどの行動があれば，意識障害，高次脳機能障害が考えられる．検査などの際には，安全を確保しつつ処置を進めていく．

④ルート確保

看護のPOINT
◎ 同時に採血を行い，苦痛の軽減に努める．

⑤随伴症状の観察

- 頭痛
- 嘔吐

注意
急激な頭蓋内圧の変化や小脳などの病巣による嘔吐は，意識障害があれば誤嚥や窒息のリスクが高くなるため，搬送時には注意が必要．

ミニ知識　末梢性めまいと中枢性めまいについて

末梢性めまいと中枢性めまいの鑑別では，眼振や神経徴候が重要となる．中年期以後の初発のめまいや，めまいのほか，聴覚異常，複視，失調などの症状は椎骨脳底動脈系の虚血症状による場合がある．椎骨脳底動脈系の脳梗塞は致死的となる場合もあり，注意が必要である．

脳卒中患者のCT検査から診断までのフローチャート

　現在，脳梗塞の治療としてrt-PAや血管内治療がすすめられており，検査の第一選択としてMRIを施行することは一般的になってきているが，ここでは，「脳卒中治療ガイドライン」でふれられている，4疾患（脳梗塞，一過性脳虚血〈TIA〉，くも膜下出血，脳内出血）のCT検査から診断までの簡単な流れについて記載する．

　脳卒中が疑われる患者が搬入された場合，発症時間によっては，できるだけ早く治療を開始できるよう，援助することが重要である．病態を予測することで，バイタルサインや神経徴候の観察項目の重要性も多少変わってくるため，各疾患に重要な観察を行いながら，援助を行う必要がある．

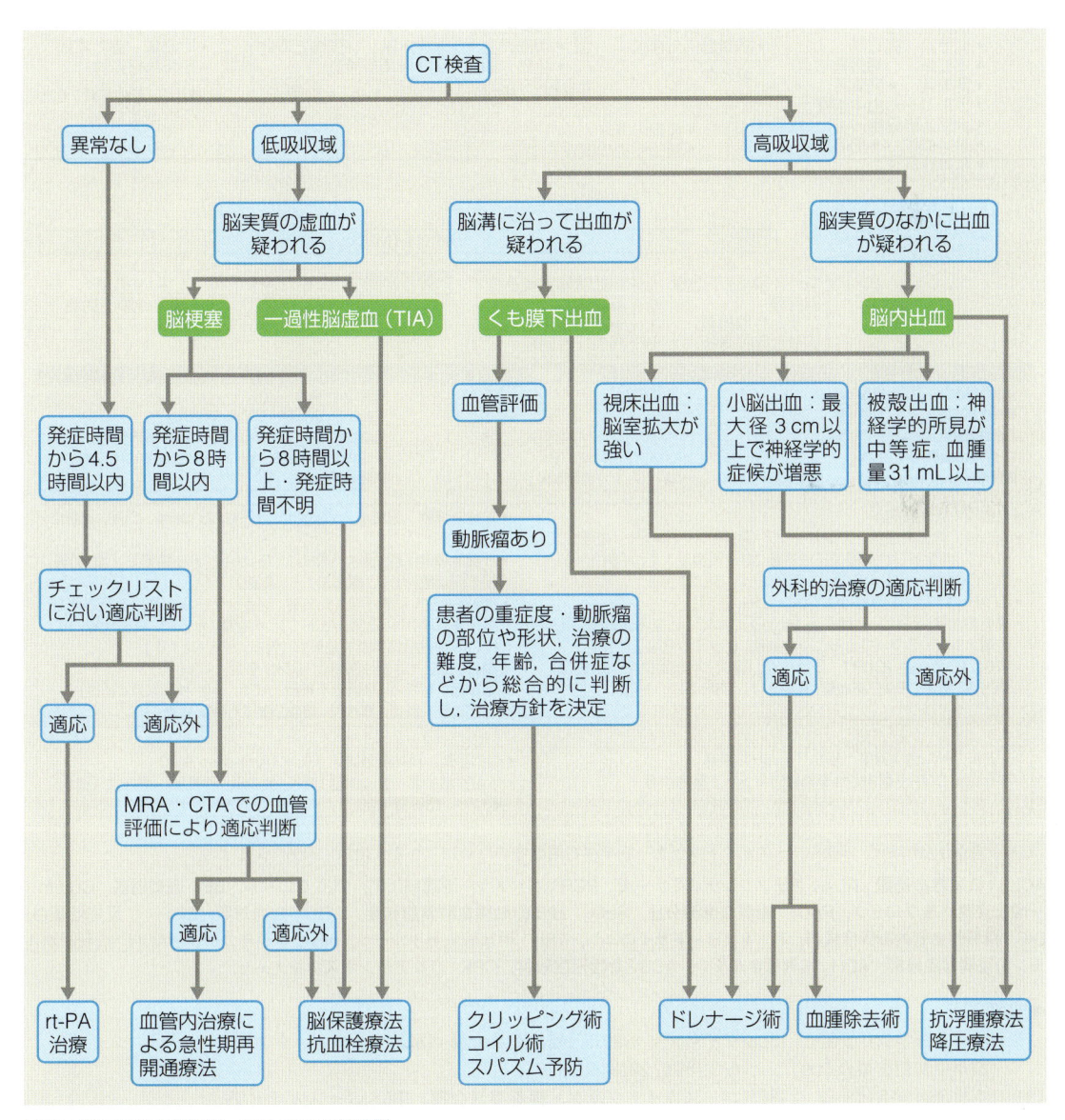

```
CT検査
├─ 異常なし
├─ 低吸収域
│   └─ 脳実質の虚血が疑われる
│       ├─ 脳梗塞
│       │   ├─ 発症時間から4.5時間以内 → チェックリストに沿い適応判断
│       │   │   ├─ 適応 → rt-PA治療
│       │   │   └─ 適応外
│       │   ├─ 発症時間から8時間以内
│       │   └─ 発症時間から8時間以上・発症時間不明
│       │       └─ MRA・CTAでの血管評価により適応判断
│       │           ├─ 適応 → 血管内治療による急性期再開通療法
│       │           └─ 適応外 → 脳保護療法 抗血栓療法
│       └─ 一過性脳虚血（TIA）
└─ 高吸収域
    ├─ 脳溝に沿って出血が疑われる
    │   └─ くも膜下出血
    │       └─ 血管評価 → 動脈瘤あり
    │           └─ 患者の重症度・動脈瘤の部位や形状，治療の難度，年齢，合併症などから総合的に判断し，治療方針を決定
    │               → クリッピング術 コイル術 スパズム予防
    └─ 脳実質のなかに出血が疑われる
        └─ 脳内出血
            ├─ 視床出血：脳室拡大が強い → ドレナージ術
            ├─ 小脳出血：最大径3cm以上で神経学的症候が増悪
            │   └─ 外科的治療の適応判断
            │       ├─ 適応 → 血腫除去術
            │       └─ 適応外
            └─ 被殻出血：神経学的所見が中等症，血腫量31mL以上
                → 抗浮腫療法 降圧療法
```

MRA：磁気共鳴血管撮影，CTA：CT血管造影．

脳卒中における鑑別診断の進め方

脳卒中患者は意識障害をもつ場合も多く，救急で搬入された場合，ほかの疾患との鑑別も重要である．

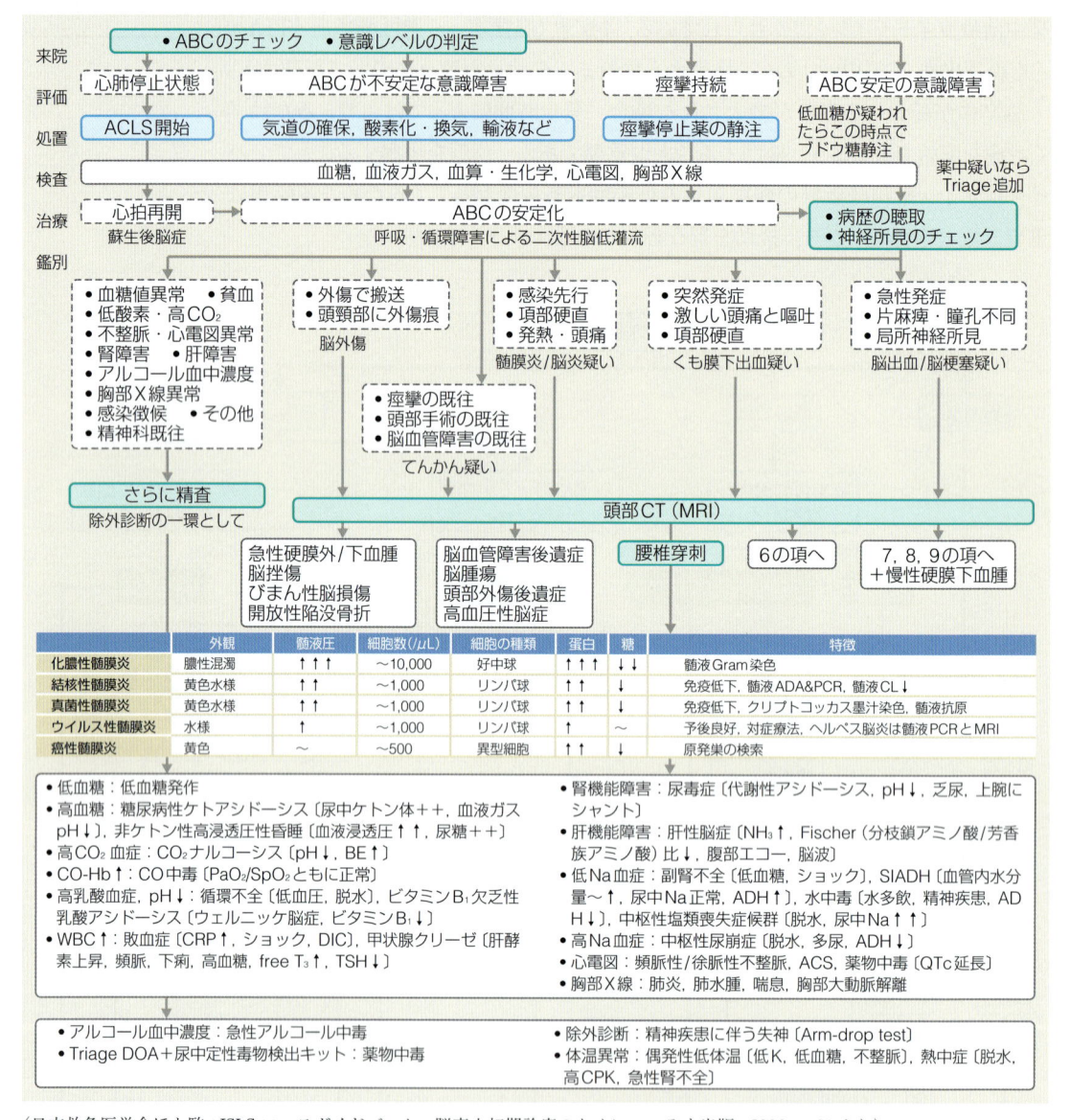

来院
- ABCのチェック
- 意識レベルの判定

評価
- 心肺停止状態
- ABCが不安定な意識障害
- 痙攣持続
- ABC安定の意識障害

処置
- ACLS開始
- 気道の確保，酸素化・換気，輸液など
- 痙攣停止薬の静注
- 低血糖が疑われたらこの時点でブドウ糖静注

検査
- 血糖，血液ガス，血算・生化学，心電図，胸部X線
- 薬中疑いならTriage追加

治療
- 心拍再開 → 蘇生後脳症
- ABCの安定化（呼吸・循環障害による二次性脳低灌流）
- 病歴の聴取
- 神経所見のチェック

鑑別

- 血糖値異常・貧血
- 低酸素・高CO₂
- 不整脈・心電図異常
- 腎障害・肝障害
- アルコール血中濃度
- 胸部X線異常
- 感染徴候・その他
- 精神科既往

→ さらに精査（除外診断の一環として）

- 外傷で搬送
- 頭頚部に外傷痕

→ 脳外傷
→ 急性硬膜外/下血腫，脳挫傷，びまん性脳損傷，開放性陥没骨折

- 感染先行
- 項部硬直
- 発熱・頭痛

→ 髄膜炎/脳炎疑い

- 痙攣の既往
- 頭部手術の既往
- 脳血管障害の既往

→ てんかん疑い

- 突然発症
- 激しい頭痛と嘔吐
- 項部硬直

→ くも膜下出血疑い

- 急性発症
- 片麻痺・瞳孔不同
- 局所神経所見

→ 脳出血/脳梗塞疑い

→ 頭部CT（MRI）
→ 脳血管障害後遺症，脳腫瘍，頭部外傷後遺症，高血圧性脳症
→ 腰椎穿刺
→ 6の項へ
→ 7, 8, 9の項へ ＋慢性硬膜下血腫

	外観	髄液圧	細胞数(/μL)	細胞の種類	蛋白	糖	特徴
化膿性髄膜炎	膿性混濁	↑↑↑	~10,000	好中球	↑↑↑	↓↓	髄液Gram染色
結核性髄膜炎	黄色水様	↑↑↑	~1,000	リンパ球	↑↑	↓	免疫低下，髄液ADA&PCR，髄液CL↓
真菌性髄膜炎	黄色水様	↑↑	~1,000	リンパ球	↑↑	↓	免疫低下，クリプトコッカス墨汁染色，髄液抗原
ウイルス性髄膜炎	水様	↑	~1,000	リンパ球	↑	~	予後良好，対症療法，ヘルペス脳炎は髄液PCRとMRI
癌性髄膜炎	黄色	~	~500	異型細胞	↑↑	↓	原発巣の検索

- 低血糖：低血糖発作
- 高血糖：糖尿病性ケトアシドーシス〔尿中ケトン体＋＋，血液ガスpH↓〕，非ケトン性高浸透圧性昏睡〔血液浸透圧↑↑，尿糖＋＋〕
- 高CO₂血症：CO₂ナルコーシス〔pH↓，BE↑〕
- CO-Hb↑：CO中毒〔PaO₂/SpO₂ともに正常〕
- 高乳酸血症，pH↓：循環不全〔低血圧，脱水〕，ビタミンB₁欠乏性乳酸アシドーシス〔ウェルニッケ脳症，ビタミンB₁↓〕
- WBC↑：敗血症〔CRP↑，ショック，DIC〕，甲状腺クリーゼ〔肝酵素上昇，頻脈，下痢，高血糖，free T₃↑，TSH↓〕

- アルコール血中濃度：急性アルコール中毒
- Triage DOA＋尿中定性毒物検出キット：薬物中毒

- 腎機能障害：尿毒症〔代謝性アシドーシス，pH↓，乏尿，上腕にシャント〕
- 肝機能障害：肝性脳症〔NH₃↑，Fischer（分枝鎖アミノ酸/芳香族アミノ酸）比↓，腹部エコー，脳波〕
- 低Na血症：副腎不全〔低血糖，ショック〕，SIADH〔血管内水分量~↑，尿中Na正常，ADH↑〕，水中毒〔多飲，精神疾患，ADH↓〕，中枢性塩類喪失症候群〔脱水，尿中Na↑↑〕
- 高Na血症：中枢性尿崩症〔脱水，多尿，ADH↓〕
- 心電図：頻脈性/徐脈性不整脈，ACS，薬物中毒〔QTc延長〕
- 胸部X線：肺炎，肺水腫，喘息，胸部大動脈解離

- 除外診断：精神疾患に伴う失神〔Arm-drop test〕
- 体温異常：偶発性低体温〔低K，低血糖，不整脈〕，熱中症〔脱水，高CPK，急性腎不全〕

（日本救急医学会ほか監：ISLSコースガイドブック―脳卒中初期診療のために．へるす出版；2006．p.31 より）

ACLS：二次救命処置，ADA：アデノシンデアミナーゼ，PCR：ポリメラーゼ連鎖反応，CL：クロール，BE：過剰塩基，CO-Hb：一酸化炭素ヘモグロビン，PaO₂：動脈血酸素分圧，SpO₂：経皮的動脈血酸素飽和度，WBC：白血球数，CRP：C反応性蛋白，DIC：播種性血管内凝固症候群，T₃：トリヨードサイロニン，TSH：甲状腺刺激ホルモン，NH₃：アンモニア，SIADH：抗利尿ホルモン分泌異常症候群，ADH：抗利尿ホルモン，ACS：急性冠症候群，CPK：クレアチンホスホキナーゼ．

文献

1) 日本救急医学会ほか監，「ISLSガイドブック2013」編集委員会編：ISLSガイドブック2013―脳卒中初期診療のために．へるす出版；2013．p.18.
2) 日本救急医学会ほか監，「ISLSコースガイドブック」編集委員会編：ISLSコースガイドブック―脳卒中初期診療のために．へるす出版；2006．

3章

疾患別看護

一過性脳虚血発作（TIA）

TIA: transient ischemic attack

病態関連図

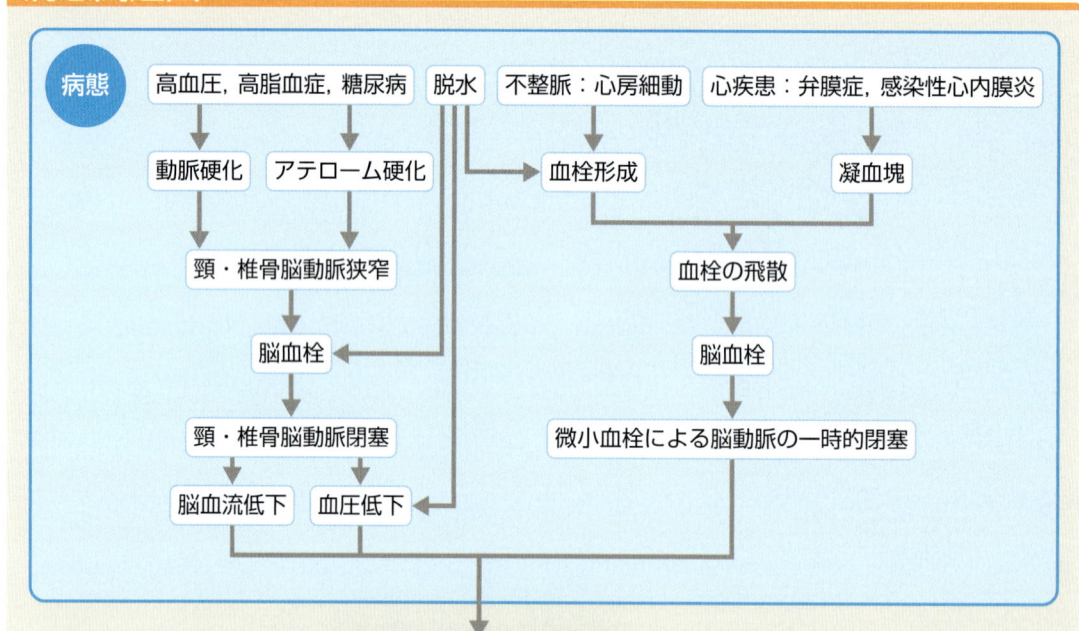

病態

- 高血圧, 高脂血症, 糖尿病 → 動脈硬化／アテローム硬化 → 頸・椎骨脳動脈狭窄 → 脳血栓 → 頸・椎骨脳動脈閉塞 → 脳血流低下／血圧低下
- 脱水 → 血栓形成
- 不整脈：心房細動 → 血栓形成
- 心疾患：弁膜症, 感染性心内膜炎 → 凝血塊
- 血栓形成／凝血塊 → 血栓の飛散 → 脳血栓 → 微小血栓による脳動脈の一時的閉塞

→ **一過性脳虚血発作（TIA）**

症状

頸動脈領域
- 単眼性視力障害（一過性黒内障）
- 対側の脱力
- 感覚異常
- 失語

椎骨脳底動脈領域
- 脳幹, 小脳または大脳半球後部の機能障害による症状
- 両眼の視野障害
- 半盲
- 複視
- 運動失調
- めまい

神経脱落症状
- 意識障害
- 運動麻痺
- 視野障害
- 言語障害
- 嚥下障害　など

随伴症状
- 頭痛
- 悪心
- 嘔吐
- めまい

治療・看護

内科的治療
- リスクファクター管理
- 抗血小板療法
- 抗凝固療法
- 安静療法

外科的治療
- 頸動脈内膜剥離術（CEA）
- 頸動脈ステント留置術（CAS）

- 発作時の対処・報告
- 確実な薬剤投与
- 安静度に合わせた日常生活援助
- 水分管理（飲水励行）
- 危険防止
- 精神的サポート

病態生理

一過性脳虚血発作（TIA）の発症機序は脳梗塞とおおむね同じであるが，症候が一過性で終わるTIAと持続する脳梗塞では発生機序によって頻度が多少異なると考えられている．TOAST分類に準じてTIAを分類した過去の報告によると各病型の頻度は，アテローム血栓性8〜23%，心原性15〜31%，ラクナ18〜31%，その他の原因2〜6%，原因不明17〜43%と報告されている[1]．

鑑別疾患として，前兆のある片頭痛，てんかん発作，一過性全健忘，メニエール症候群，血圧低下に伴う失神，過換気症候群，低血糖などがある．

アテローム血栓性TIA

アテローム血栓性TIAは，頸部や頭蓋内の主幹動脈のアテローム硬化（動脈硬化）性病変を基盤として生じるTIAである．動脈原性塞栓や血行力学性機序により発症し，従来TIAの病態の中心と考えられてきた．動脈原性塞栓では，内頸動脈起始部や頭蓋内主幹動脈などに形成されたアテローム硬化性病変に由来する血栓が遊離して，微小塞栓子として末梢の血管を一時的に閉塞することによりTIAを発症する．血行力学性機序では，アテローム硬化による高度狭窄または閉塞があり，何らかの原因でその動脈の灌流領域の灌流圧が低下した場合にTIAを発症する．一般的には起立時，排尿・排便時，運動時，食後など，末梢血管が拡張し血圧が低下しやすい状況での発症が多い．

代表的な症候として，内頸動脈高度狭窄または閉塞がある際にみられるlimb-shakingがある．limb-shakingとは「一側の上肢や下肢（主に上肢）の短時間で粗雑な不規則に震える不随意運動」で，急に立ち上がったりしたときに病変の対側上下肢に出現する．一見すると，てんかん発作と間違われることがある．症状は5分以内に消失することがほとんどである．

COLUMN

TIAの定義

TIAは従来は，「24時間以内に完全に消失する虚血による一過性の局所神経症状」とされていた．しかし，MRI拡散強調画像など脳画像の進歩により，症状の持続時間が24時間以内であっても，多くのTIAに急性期虚血病巣がみられることから，2009年の米国脳卒中協会（ASA）の声明では，「局所の脳，脊髄，網膜の虚血により生じる一過性の神経機能障害で，画像上，梗塞巣を伴っていないもの」と定義され，具体的な症状持続時間の区切りはなくなっている．

心原性TIA

　心原性TIAは，脳梗塞と同様，心房細動，人工弁，心筋症，急性心筋梗塞などの心疾患を背景に，心臓内に形成された血栓が脳血管へ塞栓症を起こすことにより発症する．TIA症状として，失語，失行，同名半盲，無視などの皮質症状や意識障害を呈する例が多い．心房細動は心原性TIAの原因として最も頻度が高い．

ラクナTIA

　ラクナTIAは，ラクナ梗塞の責任血管である穿通枝のlipohyalinosis（リポヒアリノーシス，脂肪硝子変形）やmicroatheroma（マイクロアテローム，微小粥腫）が原因となって生じると考えられる．顔面，上肢，下肢のうち2つ以上を含む半身の運動障害あるいは感覚障害を呈する．失語，失行，同名半盲，無視などの皮質症状や意識障害は認めない．画像にて穿通枝領域に虚血病巣を認める場合には確定診断となるが，TIAでは虚血病巣を認めない例も多く，TIAの症状としてラクナ症候群を呈し，主幹動脈の狭窄性病変や塞栓源心疾患を認めない場合も暫定的にラクナTIAと診断される．

その他の原因によるTIA，原因不明のTIA

　脳梗塞と同様に大動脈プラークからの塞栓，動脈解離，もやもや病，血液凝固異常などがTIAの原因となりうる．また，主幹動脈が物理的に圧迫され血流が遮断されることによりTIAを発症する場合がある．TIAの場合，精査を行っても原因が特定されない症例も少なくない．

> **ここが重要！** ▶TIAは脳梗塞の前駆症状である可能性が高い．患者自身が病気を軽視する傾向があるため注意深く観察していく必要がある．TIAの段階で治療を行えば，本格的な脳梗塞をある程度予防することができるため，予防のための介入やリスクファクター管理が重要である．

検査・診断

頭部CT	・脳の実質や病変の形をみて，脳梗塞の有無を確認する ・画像所見上，責任病変がないことが多い
頭部MRI	・CTと同じ．画像所見上，責任病変がないことが多い
MRA	・脳血管の狭窄や閉塞などの確認を行う ・主幹動脈に狭窄を認める（血行力学性）ことがある ・微細な血管の評価は困難であることがある ・狭窄や閉塞に関しては偽陽性の場合もある

頸部エコー	・頸部頸動脈のプラークや狭窄症病変の確認，内腔の形，血流速度から動脈硬化の評価，塞栓源の状態をみる ・狭窄部位の血流速度は亢進していることが多い
脳血管造影	・脳血管系の病変を診断する．狭窄や側副血行路の確認を行う ・頸動脈の動脈硬化性変化（狭窄，潰瘍形成など）がみられる
脳血流検査 （PET，SPECT）	・脳実質の血流や脳循環，脳代謝を評価する ・主幹動脈の閉塞性病変を有する症例などの脳循環の評価に有用である
24時間血圧モニター	・血圧の日内変動を評価する
心電図 ホルター心電図 心エコー	・不整脈や器質的な心疾患の評価を行う：心房細動，人工弁，拡張型心筋症，急性心筋梗塞など ・心房細動は心原性脳塞栓症の多くを占める
経食道心エコー	・塞栓源の精査を行う ・心腔内異常物の検出：血栓（特に左房内血栓），腫瘍，疣贅 ・右左シャントの検出：卵円孔開存（PFO），肺動静脈瘻 ・大動脈複合粥腫病変の同定 ・奇異性脳塞栓症の診断には右左シャントの確認が必須．右左シャントとして，卵円孔開存が注目されている **看護のPOINT** ◎検査後2時間の絶飲食となる．また，誤嚥がないことを確認してから経口摂取を開始する．
下肢血管エコー	・深部静脈血栓症の有無，部位，程度を評価する

治療

内科的治療

リスクファクターの管理

・高血圧症，心疾患，糖尿病，高脂血症，喫煙，飲酒，肥満，ストレスなどのリスクファクターがあると脳梗塞に移行する危険性がある．原因となる疾患がある場合のTIAでは，まず基礎疾患の治療を行い，二次的予防を行う

抗血小板療法

・新たな血栓形成を予防する目的で，血小板凝集抑制作用を有する薬剤が使用される
「脳卒中治療ガイドライン2015」における推奨
・急性期（発症48時間以内）の再発防止：アスピリン160～300 mg/日の投与（グレードA）
・非心原性脳梗塞の再発予防：抗血小板療法（グレードA）
　・アスピリン75～150 mg/日（グレードA）
　・クロピドグレル75 mg/日（グレードA）
　・シロスタゾール200 mg/日（グレードA）
　・チクロピジン200 mg/日（グレードB）

抗凝固療法

- 心房細動，人工弁，拡張型心筋症，急性心筋梗塞，卵円孔開存，心内血栓，肺動静脈瘻などをもつ場合は，心原性 TIA を起こしやすいため，早期に抗凝固療法を開始する
- 新規経口抗凝固薬（NOAC）：ダビガトラン（プラザキサ®），リバーロキサバン（イグザレルト®），アピキサバン（エリキュース®），エドキサバン（リクシアナ®）

「脳卒中治療ガイドライン 2015」における推奨

《急性期抗凝固療法》

- 発症 48 時間以内で病変最大径が 1.5 cm を超すような脳梗塞（心原性脳塞栓症を除く）には，選択的トロンビン阻害薬のアルガトロバンが推奨される（グレード B）
- 発症 48 時間以内の脳梗塞ではヘパリンを使用することを考慮してもよい（グレード C1）
- 脳梗塞急性期に低分子ヘパリン（保険適用外），ヘパリノイド（保険適用外）は使用することを考慮してもよい（グレード C1）

《再発予防のための抗凝固療法》

- 非弁膜症性心房細動（NVAF）のある脳梗塞または TIA 患者の再発予防には，ダビガトラン，リバーロキサバン，アピキサバン，エドキサバンないしワルファリンによる抗凝固療法が勧められる（グレード B）．頭蓋内出血を含め重篤な出血合併症は，ワルファリンに比較して，ダビガトラン，リバーロキサバン，アピキサバン，エドキサバンで明らかに少ないので，これらの薬剤の選択を考慮することを推奨する（グレード B）
- ダビガトラン，リバーロキサバン，アピキサバン，エドキサバンのいずれかによる抗凝固療法時は，腎機能，年齢，体重を考慮し，各薬剤の選択と用量調節を行うよう推奨する（グレード B）
- ワルファリン療法時は，INR を 2.0～3.0 に維持するよう強く推奨する（グレード A）．70 歳以上の NVAF のある脳梗塞または TIA 患者では，INR 1.6～2.6 を推奨する（グレード B）．出血性合併症は，INR 2.6 を超えると急増する（グレード B）
- リウマチ性心臓病，拡張型心筋症などの器質的心疾患を有する症例には，ワルファリンが第一選択薬であり，INR 2.0～3.0 に維持するよう強く推奨する（グレード A）
- 機械人工弁をもつ患者では，ワルファリンが第一選択薬であり，INR 2.0～3.0 以下にならないようコントロールすることが強く推奨される（グレード A）．本患者では，ダビガトランは効果がなく，他の非ビタミン K 阻害経口抗凝固薬（NOAC）はエビデンスがないため，使用しないよう推奨する（グレード D）
- ワルファリン，NOAC の治療開始の時期に関しては，脳梗塞発症後 2 週間以内が一つの目安となる．しかし大梗塞例や血圧コントロール不良例，出血傾向例など，投与開始を遅らせざるを得ない場合もある（グレード C1）
- 出血時の対処が容易な処置，小手術（抜歯，白内障手術など）の施行時は，ダビガトラン，リバーロキサバン，アピキサバン，エドキサバンあるいは至適治療域に INR をコントロールしたワルファリンの内服続行が望ましい．出血高危険度の消化管内視鏡治療や大手術の場合は，ワルファリン，NOAC は中止し，ヘパリンに置換することを考慮する（グレード C1）

安静療法

- 血行力学性に生じた場合は，補液を行い循環血液量を増やし，安静臥床などで血圧低下を防ぐ
- 発作を繰り返さないために急激な頭部挙上を避ける
- 症状や血圧に注意しながら安静度拡大を図る

外科的治療

- 内頸動脈高度狭窄に対しては外科的に，頸動脈内膜剝離術（CEA）[1]と頸動脈ステント留置術（CAS）[2]がある

「脳卒中治療ガイドライン2015」における推奨
- 高度狭窄の場合は，抗血小板療法を含む最良の内科的治療に加えて，手術および周術期管理に熟達した術者と施設においてCEAを行うことを強く推奨する（グレードA）
- 中等度狭窄の場合は，抗血小板療法を含む最良の内科的治療に加えて，手術および周術期管理に熟達した術者と施設においてCEAを行うことを強く推奨する（グレードB）
- CEA適応症例ではあるが，CEAハイリスク症例の場合は，経皮的血管形成術とCASを行うことを推奨する（グレードB）

（日本脳卒中学会　脳卒中ガイドライン委員会編：脳卒中治療ガイドライン2015．協和企画；2015．p.58, 64, 101, 115, 127, 131／峰松一夫総監，伊藤文代編：新版 国循SCU・NCU看護マニュアル．メディカ出版；2014．p.3-16, 92-99, 139-142を参考に作成）

[1]「頸動脈内膜剝離術（CEA）」の項：p.179参照．
[2]「頸動脈ステント留置術（CAS）」の項：p.147参照．

一過性脳虚血発作（TIA）患者の看護

標準看護計画

　TIAは一時的症状であり見逃されやすいが脳梗塞へ進展する前駆症状としてとらえ，自覚症状や神経徴候の観察を行い，異常の早期発見をすることが重要となる．

　頸動脈領域であれば，単眼性視力障害（一過性黒内障），対側の脱力または感覚異常，失語が，椎骨脳底動脈領域であれば，脳幹，小脳または大脳半球後部の機能障害による症状，両眼の視野障害，半盲，複視，運動失調，めまいなどが現れる．

観察項目

主観的項目	
神経徴候，随伴症状	一過性の神経徴候（客観的項目参照），随伴症状（頭痛，悪心・嘔吐，めまい）
バイタルサイン	動悸，息切れ，四肢冷感，発熱
水分出納バランス	輸液量，飲水量

客観的項目	
神経徴候	意識レベル（ジャパン・コーマ・スケール〈JCS〉評価，オリエンテーション・日常会話の理解度），瞳孔（大きさ，左右差，対光反射），眼症状（眼球の位置・運動制限，眼振，複視，視野欠損），運動麻痺（バレー徴候，ドロッピングテスト，刺激に対する反応による評価），構音障害（しゃべりにくさ，聞き取りにくさ，舌偏位），嚥下障害（嗄声・失声，咀嚼困難），失認（運動性失認，左右失認，空間失認，病態失認，身体失認），失語（運動性失語，感覚性失語，全失語），ギャッチアップ（頭部挙上）時の変動，痙攣，不随意運動
バイタルサイン	血圧，呼吸（パターン，数，深さ，呼吸音，呼吸困難，胸郭の動き，酸素飽和度，痰の性状・量），心拍（数，リズム，不整脈），熱型
水分出納バランス	尿量，発熱，脱水，血液データ
皮膚・粘膜の状態	顔色，チアノーゼ，四肢冷感，冷感
発作	発作の誘発因子と前駆症状（血圧低下，低酸素，過換気），発作出現時の状況（持続時間，回数）
検査データ	CT，脳血管造影，MRI，核医学（RI）検査，頸部エコー，心エコー，心電図，動脈血液ガス，血液検査，細菌検査など
リスクファクターとなる基礎疾患	高血圧症，心疾患，糖尿病，高脂血症，喫煙など

ケア項目

発作出現時の対処・報告	・発作出現時は速やかに観察し医師に報告する．医師の指示のもと対処する
確実な薬剤投与・ルート管理	・正確に与薬する ・点滴漏れや刺入部の炎症に対する対処
安静療法	・安静度に合わせた日常生活援助（清潔，排泄，食事，更衣など）
水分管理	・水分摂取を促す
危険防止	・転倒・転落，誤嚥，ルート類の自己抜去の防止 ・不穏に対する対処
精神的サポート	・検査や処置について理解できるように説明する ・安静に対する苦痛を軽減する ・医師との連携を図り，適時報告する ・医療者の言動統一

患者指導項目

ナースコールの指導：症状出現時は看護師に報告するよう説明する
安静度や内服の必要性，発作時の対処について説明する
検査・処置について説明する
生活習慣について情報収集するとともに改善点を指導する
症状出現時の早期緊急受診について説明する

看護の実際：急性期～回復期

- 自覚症状や神経症状に注意し，再発作や脳梗塞予防のための生活指導を実施する．TIAは脳梗塞の前ぶれであることを患者に理解してもらい，早期から生活指導を行う必要がある．

観察のポイント

TIAは一時的な症状であり見逃されやすいが，脳梗塞の前駆症状としてとらえ，自覚症状や神経徴候の観察を行う．

ケアのポイント

安静度に合わせた日常生活援助

清潔・排泄援助	・安静度や症状に合わせて援助する
食事援助	・状態や症状に合わせて食事のセッティングや環境を調整し，援助する
水分管理	・脱水予防として水分摂取励行：経口で補給できないときは医師に相談し，輸液量を考慮する ・発熱時は冷罨法や解熱薬で早期に解熱を図る ・水分出納バランスがマイナスにならないよう注意する
内服管理	・確実に内服できるように患者の状態に合わせて与薬方法を検討する ・自己管理ができる状態であれば，薬剤師と連携し自己管理を支援する
環境整備	・安静度に合わせた環境整備 ・ナースコールの位置確認，異常時の早期報告の指導 ・安静度拡大時の転倒・転落予防

確実な治療

確実な薬剤投与	・指示に沿った薬剤投与の準備
安静療法	・脳循環を維持するため，症状や血圧変動に注意しながら医師の指示のもと安静度拡大を図る

精神的サポート

疾患の受容への支援	・TIAは脳梗塞へ進展する前駆症状であること，その病態や治療計画などについて説明を行い，安静や検査，治療の必要性の理解を促す ・疑問や不安を傾聴する
早期の指導的介入	・TIAの要因や機序などを説明する ・患者の生活習慣について情報収集しながら予防策について説明し，再発や脳梗塞発症への不安の軽減を図る
近親者への支援	・再発や脳梗塞予防に向けた日常生活上での留意点を近親者にも理解できるよう説明し，支援を行う

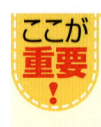

> **ここが重要!** ▶症状出現時の観察や血圧変動に注意しながら医師の指示に従い，安静度の拡大を図る．

看護の実際：退院に向けての生活指導

- 発作の機序や要因に応じた二次的予防が重要となる．そのため，動脈硬化のリスクファクターである基礎疾患の生活指導が必要となる．
- 定期受診や異常時の早期緊急受診の必要性を説明する．

血圧管理	・パンフレットなどを用いて，疾患や血圧管理の重要性，正しい血圧測定の方法などについて説明する ・入浴や排泄など血圧変動をきたしやすい日常生活動作に注意を促す
内服管理	・指示された用法・用量を確実に内服することを説明する ・患者の生活パターンや年齢に合わせ，飲み忘れや自己中断がないよう服薬指導する ・出血傾向が続く場合は自己判断で中止せず，受診して医師の指示に従うように指導する
水分管理	・生活のなかで水分摂取を定期的に行うように，その必要性を説明する ・感染による発熱時は脱水をきたさないように，特に注意が必要であることを説明する ・水分制限がある患者は，医師の指示の範囲で水分摂取するよう指導する
リスクファクターとなる生活習慣の改善	・リスクファクターに応じた食事療法（塩分制限，カロリー制限，動物性脂肪分制限など）や運動療法（散歩などの有酸素運動や日常生活のなかに運動を取り入れる），生活管理行動（血圧測定，体重測定，自己モニタリングなど）の指導を行う
嗜好品の調整	・禁煙指導：禁煙外来の活用を勧める ・飲酒：多量の飲酒は脱水をまねくため適量を守るよう指導する（1日平均1合未満）
ストレス回避	・不規則な生活やストレスは過食や深酒の原因となり，睡眠不足や疲労は抵抗力低下の要因となること，それらが血圧上昇の要因となることを説明する ・家庭や職場，地域社会で役割をもち交流を図ることを勧める
受診方法	・内服調整や定期的な検査の必要性を説明し，定期受診を怠らないように指導する ・TIAの症状について指導を行い，症状が消失した場合でも必ず早期受診するように指導する ・脳梗塞症状，神経徴候があった場合は安静にして早期緊急受診するように指導する

COLUMN

ABCD² スコアによる脳梗塞リスクの評価

　一過性脳虚血発作（TIA）と診断すれば，可及的速やかに発症機序を評価し，脳梗塞発症予防のための治療を直ちに開始するよう強く勧められる（グレードA）．TIA後の脳梗塞発症の危険度予測と治療方針決定には，ABCD²スコア（表1）をはじめとした予測スコアの使用が勧められる（グレードB）．

　発症48時間以内でABCD²スコア4点以上は，速やかな病態評価と治療が必要であるとされている（グレードC）[1]．

表1　ABCD²スコアによる脳梗塞リスクの評価

年齢（Age）	60歳以上＝1点
血圧（Blood pressure）	収縮期血圧140mmHg以上または拡張期血圧90mmHg以上＝1点
臨床症状（Clinical features）	片側の運動麻痺＝2点 麻痺を伴わない言語障害＝1点
持続時間（Duration）	60分以上＝2点 10〜59分＝1点
糖尿病（Diabetes）	糖尿病＝1点

（日本脳卒中学会　脳卒中ガイドライン委員会編：脳卒中治療ガイドライン2015. 協和企画；2015. p.82より抜粋）

● 文献
1) 日本脳卒中学会　脳卒中ガイドライン委員会編：脳卒中治療ガイドライン2015. 協和企画；2015. p.81-87.

● 文献
1) 上原敏志：一過性脳虚血発作（TIA）の発症機序と症候．PROGRESS IN MEDICINE 2013；33（8）：1705-1708.

● 参考文献
1) 内藤博昭監，伊藤文代編：循環器看護ケアマニュアル．第2版．中山書店；2009. p.173-184.
2) 国立循環器病センターSCU看護部編著：SCU看護マニュアル．メディカ出版；2000. p.17-20, 134-154.
3) 峰松一夫ほか監，国立循環器病センター看護部編：標準脳血管障害ケアマニュアル．日総研；2003. p.44-61, 85-98.
4) 福井国彦ほか編：脳卒中最前線―急性期の診断からリハビリテーションまで．第4版．医歯薬出版；2009. p.38.
5) 峰松一夫監：脳卒中レジデントマニュアル．第2版．中外医学社；2013.
6) 峰松一夫監，伊藤文代編：新版 国循SCU・NCU看護マニュアル．メディカ出版；2014. p.3-16, 92-99, 139-142.
7) 内山真一郎編：あなたも名医！脳卒中と一過性脳虚血発作を見逃すな！―時間が決め手！予防と治療の水際作戦．日本医事新報社；2013. p.88.
8) 日本脳卒中学会　脳卒中ガイドライン委員会編：脳卒中治療ガイドライン2015. 協和企画；2015. p.81-87, 127-131.

2 脳梗塞

病態関連図

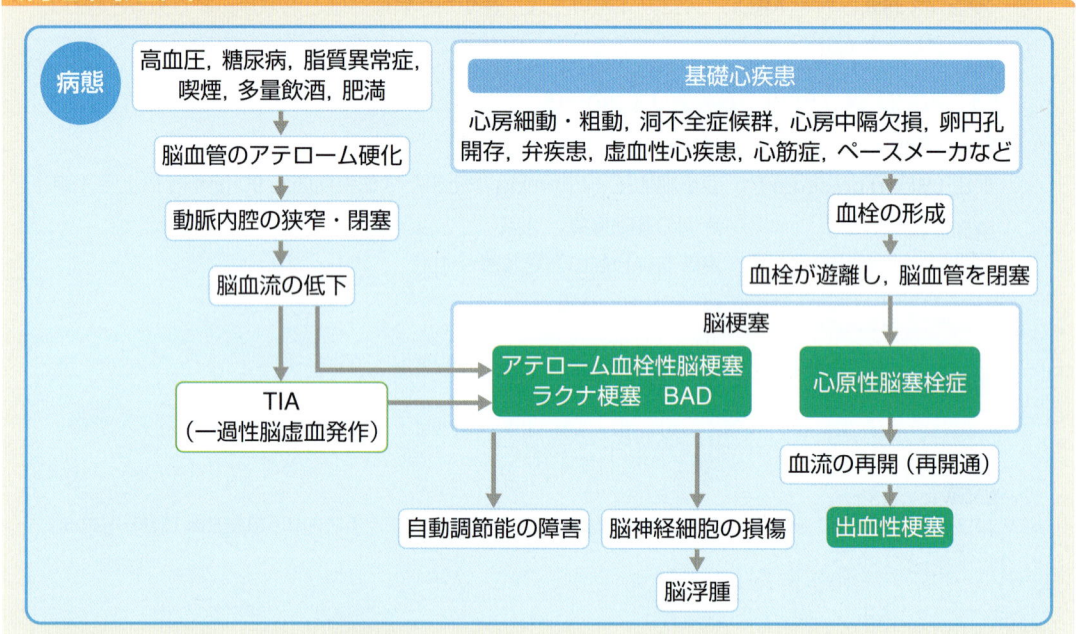

病態

高血圧，糖尿病，脂質異常症，喫煙，多量飲酒，肥満
↓
脳血管のアテローム硬化
↓
動脈内腔の狭窄・閉塞
↓
脳血流の低下
↓
TIA（一過性脳虚血発作）

基礎心疾患
心房細動・粗動，洞不全症候群，心房中隔欠損，卵円孔開存，弁疾患，虚血性心疾患，心筋症，ペースメーカなど
↓
血栓の形成
↓
血栓が遊離し，脳血管を閉塞

脳梗塞
- アテローム血栓性脳梗塞　ラクナ梗塞　BAD
- 心原性脳塞栓症

↓
血流の再開（再開通）
↓
出血性梗塞

↓
自動調節能の障害　脳神経細胞の損傷
↓
脳浮腫

症状

脳梗塞部位によるさまざまな神経徴候
- 意識障害
- 運動麻痺
- 構音障害
- 感覚障害
- 視野障害
- 嚥下障害
- 高次脳機能障害（失語，半側空間無視など）

二次的合併症
- 肺炎
- 深部静脈血栓症（DVT）
- 消化管出血
- 褥瘡
- 関節拘縮
- 起立性低血圧など

随伴症状
- めまい
- 悪心・嘔吐

治療・看護

内科的治療（薬物療法）
- 血栓溶解療法（rt-PA療法）
- 脳保護療法
- 抗血小板療法
- 抗凝固療法
- 抗脳浮腫療法

脳血管内治療
- 血栓回収療法

外科的治療
- 内・外減圧術

急性期の看護
- 安静の保持
- 血圧管理
- 感染予防
- 症状に合わせた日常生活援助
- 廃用症候群予防
- 早期リハビリテーション
- 再発予防指導

病態生理

脳梗塞とは，脳動脈の狭窄や閉塞により灌流域に虚血が起こり，脳組織が壊死に陥る疾患である．脳梗塞の分類では，NINDS-III が広く用いられている．ここではその分類に沿って解説していく．

発症機序による分類

脳梗塞は発症機序から血栓性，塞栓性，血行力学性に分けられる．
- **血栓性**：動脈硬化などによる血管壁の障害部位に血栓が形成されるもの．
- **塞栓性**：血流が良好に保たれている動脈が，塞栓物質によって閉塞するもの．
- **血行力学性**：狭窄・閉塞によって血流が不十分で側副血行路が未発達の場合に，拍出力低下や血圧低下，体位・頭位の変換などに伴って，病変より末梢部が虚血となり生じるもの．

臨床病型分類

- **アテローム血栓性脳梗塞**

  頭蓋内・外の主幹動脈のアテローム硬化（動脈硬化）により引き起こされる脳梗塞である．高血圧，糖尿病，脂質異常症，喫煙などを発症のリスクファクターとする．発症機序には血栓性，塞栓性，血行力学性の各機序がある（図1）．

- **ラクナ梗塞**

  細い穿通枝に起こる，直径 15 mm 未満の小さな梗塞をいう．高血圧を有する高齢者に多く，大脳基底核，内包，視床，橋などの穿通枝領域に発生し，軽度の運動障害，感覚障害，構音障害などを生じる[1]．

- **BAD（branch atheromatous disease）**

  穿通枝領域の脳梗塞の成因の一つ．穿通枝の入り口を閉塞するような主幹動脈のプラークや，主幹動脈から穿通枝動脈に進展したプラーク，穿通枝動脈の起始部に生じたマイクロアテローム（微小粥腫）などに，プラーク内出血が生じたり，血栓が形成されることによって，単一もしくは複数の穿通枝が閉塞し脳梗塞に至ったものをいう[2]．

  臨床症状はラクナ症候群を示すが，初期は比較的軽症であっても，数日の経過で進行し，最終的に高度の麻痺などを呈することが多い．糖尿病や高脂血症，肥満などアテローム血栓性脳梗塞と同様のリスクファクターとの関連が指摘されている．

  急性期にはアテローム血栓性脳梗塞に準じた抗凝固療法が考慮されるが，確立した治療はない．

- **心原性脳塞栓症**

  心疾患（非弁膜症性心房細動，心筋梗塞，心臓弁膜症など）により心臓内に形成された血栓が塞栓子となり起こる脳梗塞である（図2）．日中の活動時に突然発症し，短時間で症状が完成する[1]．

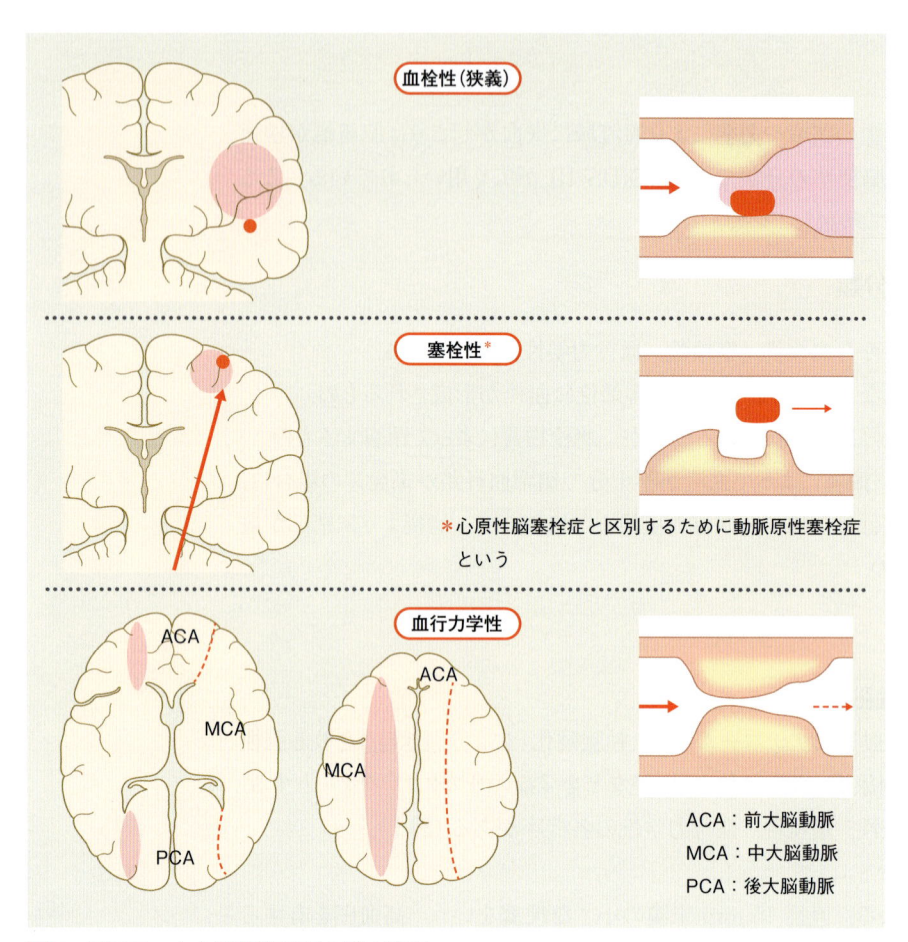

図1 アテローム血栓性脳梗塞の発症機序
（森田明夫ほか編：脳卒中看護ポケットナビ．中山書店；2009．p.90 より）

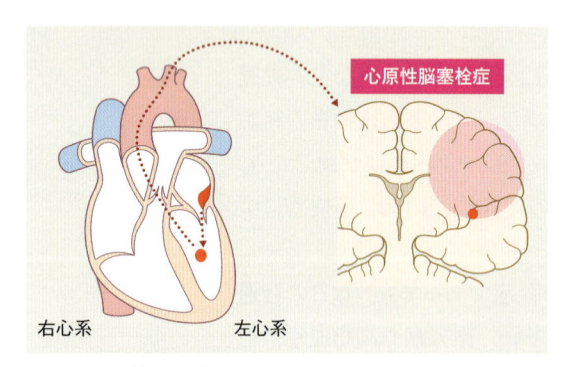

図2 心原性脳塞栓症

　心原性脳塞栓症は，徐々に血管閉塞が起こる血栓性脳梗塞に比べて側副血行路が未発達のため，突然の発症をきたし，広範囲な脳梗塞となりやすい．片麻痺や感覚障害に加えて，失語などの皮質症状や，意識障害などの重篤な症状をきたすことが多い．
　血栓は，急激な血管の閉塞により血栓の線溶能が亢進して溶解後，移動する．

閉塞部位によっては，さらに末梢への移動，あるいは閉塞の消失をきたす．発症後数時間以内に再開通が起こると，著しい症状の改善を認めることがある．一方で，一度起こった虚血のために脆弱となった血管が再灌流により破綻することで，出血性梗塞を合併することもある．出血性梗塞はどのタイプの脳梗塞にでも起こりうるが，特に心原性脳塞栓症で多く認められる[1]．

検査・診断

頭部CT	• 急性期では出血の有無，早期虚血変化の有無を診断 • 発症後3〜6時間以内：脳梗塞超急性期の早期虚血変化（early CT signs） 　脳実質の変化 　レンズ核の不明瞭化，島皮質の不明瞭化，皮髄境界の不明瞭化，脳溝の消失・狭小化 　血管の変化 　中大脳動脈の高吸収所見（hyperdense MCA sign），MCA "dot" sign[*1] • 発症6時間以降：組織壊死や血管性浮腫も加わり早期虚血変化が明らかになり始める • 発症3，4日〜1週間：浮腫による脳の腫脹がみられる．広範囲の脳梗塞では，この時期に圧迫所見（mass effect）が著明になる • 発症2〜4週間：CTで梗塞巣が不明瞭になることがある（fogging effect）．新生血管の増生，びまん性小出血，細胞浸潤のためとされる • 発症1か月以降：梗塞巣は境界明瞭な低吸収域となり，縮小する
頭部MRI	• 動脈支配に一致した，病巣の広がりと経時的変化をとらえる • MRI拡散強調画像（DWI）は超急性期の脳梗塞の診断に最も有用である．発症後1〜3時間以内の脳梗塞を検出できる • 急性期における脳梗塞の確認のしやすさは，DWI → FLAIR画像→ T2強調画像→ T1強調画像の順である • T2強調画像，FLAIR画像では，発症3〜6時間後から高信号域として認められる • T1強調画像では，急性期の梗塞巣は等信号〜軽度低信号となり，変化が明瞭でないことが多い．慢性期になると低信号となる
MRA	• 脳梗塞の責任血管の診断に有効 • ウィリス動脈輪を介する側副血行路の評価は可能であるが，末梢部血管の側副血行路の評価は困難．狭窄病変は過大評価されやすい
CTA	• 主幹動脈の閉塞診断は可能，閉塞部末梢の側副血行路の評価は困難 • 血管壁の石灰化やプラークを評価できる
脳血管造影	• 解像度が高く，側副血行路の検出などにすぐれる
SPECT	• 主幹動脈の閉塞性病変を有する症例などの脳循環評価に有用 • 急性期脳梗塞の重症度判定（CTで梗塞巣が現れない超急性期でも血流低下をとらえることが可能），脳梗塞の虚血域の範囲と程度の評価，てんかん焦点の同定，アルツハイマー型認知症と脳血管性認知症との鑑別に用いられる • 主幹動脈の閉塞性病変によって灌流圧の低下している末梢組織では，安静時は抵抗血管の拡張により血流を維持していても，血管拡張能の余力（脳循環予備能）が低下していることがある
PET	• 脳循環測定に加えて脳代謝も評価できる

[*1] MCA（middle cerebral artery）dot sign：シルビウス裂内の点状の高吸収域で，MCA分岐（M2〜M3）の閉塞を示す．

頸部エコー	・動脈硬化の評価，総頸動脈・内頸動脈・椎骨動脈の狭窄や閉塞の診断，動脈解離の診断に用いる ・最大収縮期流速が 200 cm/秒を超える場合には，70％以上の高度狭窄が疑われる
経食道心エコー	・心腔内異常物の検出（血栓，腫瘍，疣贅） ・右左シャントの検出（卵円孔開存〈PFO〉，肺動静脈瘻） ・大動脈複合粥腫病変の同定 ・奇異性脳塞栓症[*2]の診断には右左シャントの確認が必須．右左シャントとして卵円孔開存が注目されている

[*2] 奇異性脳塞栓症：脳塞栓症の一つ．脳塞栓症は通常左心系に生じた塞栓子により起こるが，PFO，心房中隔欠損（ASD），肺動静脈瘻などが存在すると末梢静脈系に生じた血栓によって脳塞栓が起こることがあり，これを奇異性脳塞栓症という．深部静脈血栓症（DVT）などが原因となる．

治療

内科的治療（薬物療法）					
点滴						
分類	一般名	ラクナ梗塞	アテローム血栓性脳梗塞	心原性脳塞栓症
血栓溶解薬	rt-PA（アルテプラーゼ）	・発症 4.5 時間以内，0.6 mg/kg を全量とし，10％を 1～2 分でボーラス投与後，残りを 1 時間かけて持続投与 ・大動脈解離合併例には禁忌	
抗血小板薬	オザグレルナトリウム	・発症 5 日以内，80 mg/2 時間を 1 日 2 回投与，14 日間まで使用可		禁忌
抗凝固薬	アルガトロバン	適応なし	・発症 48 時間以内に開始 ・初めの 2 日間は 60 mg/日を持続点滴．その後 5 日間は 10 mg/3 時間を 1 日 2 回	禁忌
	ヘパリン	・低用量（1～1.5 万単位/日）の持続投与（活性化部分トロンボプラスチン時間〈APTT〉を前値の 1.5～2 倍に調節）		
		・適応：進行性脳梗塞	・適応：急性期再発予防 ・途中でワルファリンに移行	
脳保護薬	エダラボン	・発症 24 時間以内，30 mg/30 分を 1 日 2 回投与．14 日間まで使用可 ・重篤な腎機能低下例には禁忌		
抗脳浮腫薬	濃グリセリン	不要	・頭蓋内圧亢進を伴う場合，10～12 mL/kg を数回に分けて投与 ・心不全に注意	
	D-マンニトール	不要	・高度の脳浮腫，切迫脳ヘルニアを伴う場合，300 mL/30 分ほどで投与	
血漿増量薬	低分子デキストラン	・血行力学的な病態が関与する場合 ・血液希釈療法時，時に使用．500 mL/5 時間，5 日以内		不要

内服					
分類		一般名	ラクナ梗塞	アテローム血栓性脳梗塞	心原性脳塞栓症
抗凝固薬		ワルファリン	・適応なし ・塞栓源心疾患合併例は使用		・ヘパリン点滴から移行 ・PT-INR 2.0～3.0 を推奨 ・70 歳以上の非弁膜症性心房細胞は，PT-INR 1.6～2.6 を推奨
抗凝固薬	非弁膜症性心房細動合併例	ダビガトラン	・150 mg を 1 日 2 回経口投与 ・腎機能障害，P 糖蛋白阻害薬（ベラパミル塩酸塩〈ワソラン®〉など）の併用，年齢 70 歳以上，消化管出血の既往がある患者では 110 mg の 1 日 2 回投与を考慮		
		リバーロキサバン	・1 日 15 mg 錠 1 回（クレアチニンクリアランス〈CCr〉15～49 mL/分では 1 日 10 mg 錠 1 回内服） ・CCr 15 mL/分未満は禁忌		
		アピキサバン	・5 mg×2 回/日 ・80 歳以上，体重 60 kg 未満，血清クレアチニン 1.5 mg/dL 以上の 2 項目あれば，2.5 mg×2 回/日 ・CCr 15 mL/分未満は禁忌		
		エドキサバン	・1 日 60 mg 錠 1 回 ・体重 60 kg 以下や，キニジン硫酸塩水和物，ベラパミル塩酸塩，エリスロマイシン，シクロスポリンの併用患者，CCr 30～50 mL/分では 30 mg に減量		
抗血小板薬		アスピリン	・48 時間以内，160～300 mg，以後 81～100 mg/回×1 回/日 ・胃・十二指腸潰瘍の既往例は回避，または慎重投与 ・アスピリン喘息は禁忌		原則適応なし
		シロスタゾール	・100 mg/回×2 回/日（心不全合併例は禁忌） ・誤嚥性肺炎の予防効果あり		適応なし
		クロピドグレル	・50～75 mg/回×1 回/日		適応なし
		チクロピジン塩酸塩	・100 mg/回×2～3 回/日		適応なし
脂質異常症治療薬		スタチン	・慢性期に LDL-c＜120 mg/dL，HDL-c≧40 mg/dL，トリグリセリド（TG）＜150 mg/dL を目標 ・急性期のプラーク安定化作用		
		EPA（エイコサペンタエン酸）	・スタチンと併用		

アテローム血栓性脳梗塞患者の看護

標準看護計画

　一過性脳虚血発作（TIA）の先行がみられることがあり，安静時に発症し，段階的，進行性に症状が増悪することがある．血圧の変動に伴い症状が悪化することもあるため，脱水や血圧の低下に注意し，観察，看護ケアを行う必要がある．また，脳灌流を保つために急性期は頭部挙上を避け，離床は血圧や症状の変動に注意しながら段階的に進める．頸部や頭蓋内の主幹動脈に閉塞や狭窄をきたしていることも多いため，閉塞・狭窄血管領域の神経徴候の増悪に注意する．

　また，アテローム血栓性脳梗塞は動脈硬化性疾患の一つであり，リスクファクターとして，高血圧，糖尿病，脂質異常症，肥満などがある．日常生活の改善により発症リスクを低下させることができるため，生活習慣病の改善や再発予防の指導が重要となる．

観察項目

	主観的項目	客観的項目
神経徴候	麻痺，しびれ，感覚障害，呂律困難，言葉の出にくさ，半盲，複視，めまい，ふらつき，歩行障害	意識レベル，麻痺，感覚障害，構音障害，視野障害，高次脳機能障害（失語，半側空間無視など），嚥下障害
バイタルサイン	動悸，息切れ，発熱，四肢冷感	血圧，心拍数，脈拍，呼吸数，心電図異常，酸素飽和度，発熱，末梢動脈触知
呼吸状態	呼吸困難，息切れ，去痰の有無	呼吸数，呼吸様式，呼吸音，経皮的酸素飽和度（SpO_2），動脈血液ガスデータ，胸部X線所見
水分出納バランス	輸液量，飲水量	尿量，発熱，脱水，血液データ
TIA	麻痺，失語，視野障害など	症状出現時のバイタルサイン，血液データ，水分出納バランス，脱水，発熱

ケア項目

神経徴候の増悪に注意した援助	・血圧管理を行い，急激な血圧低下をきたさないように注意する ・頭部の挙上や離床を進める場合には，意識レベル，神経徴候，バイタルサインの観察を行い，異常がないことを確認しながら段階的に拡大を図る（特に頸部，頭蓋内の主幹動脈の閉塞，狭窄を伴う症例では血圧低下に注意する） ・水分出納バランスに注意しマイナスに傾かないようにする ・発熱など感染徴候に注意し誤嚥性肺炎などを予防する

合併症予防	・安静度に合わせた日常生活援助：清潔援助，排泄援助，水分管理，内服管理など ・嚥下障害を伴う患者は，嚥下機能評価を行い，誤嚥に注意し，症状に合った体位，食事形態，食事の摂取方法を検討する ・嚥下障害を伴う患者は，経口摂取時の誤嚥や不顕性誤嚥による肺炎に注意する ・呼吸音を確認し，必要時は吸引する ・意識障害・麻痺のある患者は体動が少なくなり，皮膚の圧迫や摩擦から皮膚損傷，褥瘡をきたす可能性があるため，同一体位を避け除圧に努める ・麻痺側の亜脱臼に注意し，ポジショニングを行う
苦痛の軽減	・苦痛増強因子の除去，環境整備
確実な治療	・確実な薬剤投与
環境整備	・意識障害，麻痺，高次脳機能障害によって転倒・転落の危険性が高まるため，ベッドを低床にし，柵を使用するなどの安全対策を行う
精神的サポート	・訴えの傾聴，処置・検査の説明，医療者の言動統一，患者と近親者（家族など）とのかかわりへの支援など

患者指導項目

安静の必要性について説明する
血圧管理が必要であることを説明する
・血圧の急激な低下を避ける
点滴や内服の治療の必要性について説明する
自覚症状出現時には，看護師に報告するように説明する
・TIAの具体的な症状について説明する
リハビリテーションの必要性について説明する
再発予防のための日常生活の注意点について説明する
・脱水の予防，内服の必要性 ・血圧管理 ・TIAの症状とその出現時の対応 ・リスクファクターとなる基礎疾患（高血圧，脂質異常症，糖尿病など）の生活指導 ・症状増悪時は必ず緊急受診

看護の実際

- 血圧の変動に伴い症状が悪化することがあるため，血圧の低下や神経徴候の増悪に注意し日常生活援助を行う必要がある．また，脳灌流を保つために急性期は頭部挙上を避け，離床は血圧や症状の変動に注意しながら段階的に進める．
- 意識障害，麻痺，嚥下障害などの症状の進行に伴い，誤嚥性肺炎や褥瘡などの合併症のリスクも高まるため，予防のための観察，看護ケアも重要である．

観察のポイント

血圧の低下などに伴う一過性の虚血症状に注意し，わずかでも症状の変化があれば，すぐに医師に報告する．神経徴候の変動に注意しながら離床を進める．

ケアのポイント

安静度に合わせた日常生活援助

清潔援助	・安静度に合わせて援助を行う
内服管理	・確実に内服できるよう患者に合った与薬方法を検討する ・嚥下障害のある場合には，嚥下機能を評価し誤嚥がないように投与方法を検討する
水分管理	・水分出納バランスが過度にマイナスとならないように，水分摂取を促す ・経口摂取が困難な場合は，輸液や経管での投与を検討し，医師に相談する ・発熱時など脱水に注意する
環境整備	・安静度に合わせて環境を整える ・転倒・転落やライン類の自己抜去の危険がないよう環境を整える ・ナースコールなどは麻痺や視野障害，半側空間無視などのない側に設置する ・ベッドは低床とし，柵を使用する

確実な治療

確実な薬剤投与	・症状増悪時は，安静を促し速やかに医師に報告する ・バイタルサインを測定し，安静を促し輸液投与などの準備を行う ・抗凝固薬（アルガトロバン）などを確実に投与する

精神的サポート

疾患の受容への支援	・脳梗塞による症状を理解し，急性期は安静が必要であること，治療の必要性について納得できるよう説明する ・離床開始後，患者がリハビリテーションに前向きに取り組むことができるように支援する ・脳梗塞の症状による日常生活の注意点などを理解し，退院後の生活がイメージできるように支援する
近親者への支援	・脳梗塞による症状と日常生活上の注意点を，近親者にも理解できるよう説明し，支援を行う ・高次脳機能障害では，どのような症状を呈するのか，どのような点に留意する必要があるのかを説明する

> **ここが重要！**
>
> ▶ 脳梗塞の急性期には脳血流の自動調節能が障害される（図3）[3]．そのため頭部を挙上すると，血圧低下（脳血流の低下）を起こし，脳梗塞の拡大や神経徴候の悪化をまねくことがある．そこで急性期に離床を図る際には，血圧変動をモニタリングしながら神経徴候の悪化に注意して進める必要がある．
>
> **図3 脳血流自動調節能**
> （峰松一夫監，伊藤文代編：新版 国循SCU・NCU看護マニュアル．メディカ出版；2014．p.12 より）

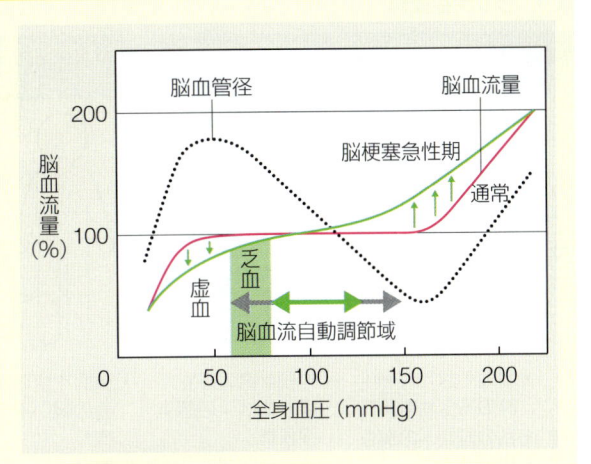

看護の実際：退院に向けての生活指導

- 「脳梗塞の再発予防指導」に準ずる[1]．

[1] 「脳梗塞の再発予防指導」の節：p.73 参照．

ラクナ梗塞患者の看護

標準看護計画

ラクナ梗塞は発生部位により，特徴ある神経徴候を呈することがある（表1）．
症状が比較的軽いことが多いため，症状の変動に注意しながら早期にリハビリテーション，再発予防の指導を取り入れる．

観察項目

	主観的項目	客観的項目
神経徴候	麻痺，手足の感覚障害，呂律困難，口角のしびれ，ふらつき，歩行障害，めまい	意識レベル，麻痺，感覚障害の程度・範囲，構音障害，運動失調
バイタルサイン	動悸，息切れ，発熱，四肢冷感	血圧，心拍数，脈拍，呼吸数，心電図異常，酸素飽和度，発熱
水分出納バランス	輸液量，飲水量	尿量，発熱，脱水，血液データ

表1 ラクナ症候群

	①純粋運動性不全片麻痺	②純粋感覚性脳卒中	③運動失調性不全片麻痺	④構音障害−手不器用症候群	⑤感覚運動性脳卒中
シェーマ	病側／対側（運動系の障害）	対側半身（全感覚の障害）	運動失調	巧緻運動障害	①＋②の症状
症状	・顔面を含む対側半身の不全片麻痺* ・舌の対側への偏位 ・構音障害	・対側半身の感覚障害または手口感覚症候群	・顔面を含む対側半身の軽い不全片麻痺* ・運動失調（測定障害などの小脳失調症状）**	・構音障害 ・対側上肢の巧緻運動障害	・顔面を含む対側半身の不全片麻痺 ・対側半身の感覚障害
障害部位	・内包後脚 ・橋底部 ・放線冠	・視床後腹側核	・橋腹側 ・内包 ・放線冠	・橋腹側 ・内包膝部	・内包後脚 ・放線冠

≡：温痛覚の障害　■：全感覚の障害　▨：運動系の障害

* 顔面上部は両側支配であるため，片側の中枢性障害では原則として顔面上部の麻痺は起こらない．
** 小脳失調症状は，大脳皮質から橋を経由して対側小脳へ向かう大脳皮質橋小脳路の障害によるといわれている．

（岡庭　豊：脳梗塞．医療情報科学研究所編：病気がみえる vol.7　脳・神経．メディックメディア；2011．p.75 より）

ケア項目

神経徴候の増悪に注意した援助	・安静度に合わせた日常生活援助：清潔援助，排泄援助，水分管理，内服管理など
苦痛の軽減	・苦痛増強因子の除去，薬剤投与
確実な治療	・確実な薬剤投与
精神的サポート	・訴えの傾聴，処置・検査の説明，医療者の言動統一，患者と近親者（家族など）とのかかわりへの支援，など

患者指導項目

点滴や内服の治療の必要性について説明する
自覚症状出現時には，看護師に報告するように説明する
再発予防のための日常生活の注意点について説明する

- 脱水の予防，内服の必要性
- 血圧管理
- リスクファクターとなる基礎疾患（高血圧，脂質異常症，糖尿病など）の生活指導
- 一過性脳虚血発作（TIA）の症状について
- 症状増悪時は必ず緊急受診

看護の実際

- 神経徴候の増悪に注意し，早期からリハビリテーション，再発予防のための指導を実施する．

観察のポイント

症状が比較的軽いため，麻痺などを伴わないことも多いが，発症早期はBADの可能性も否定できないため，血圧の変動，発熱，脱水や離床などに伴う神経徴候の変動に注意し観察を行う．

ケアのポイント

安静度に合わせた日常生活援助

清潔援助	・安静度に合わせて援助を行う
内服管理	・確実に内服できるよう患者に合った与薬方法を検討する ・構音障害がある場合には，嚥下機能評価を行い，水分摂取時にムセなどがないことを確認する
水分管理	・水分出納バランスが過度にマイナスとならないように，水分摂取を促す
環境整備	・安静度に合わせて環境を整える ・転倒・転落などの危険のないように環境を整える ・ナースコールなどは麻痺や視野障害などのない側に設置する ・温度，湿度，採光にも十分留意する

確実な治療

確実な薬剤投与	・早期に抗血小板薬の内服ができるようにする ・症状増悪時は，速やかに医師に報告し，安静を促して輸液投与などの準備を行う

精神的サポート

疾患の受容への支援	・脳梗塞による症状を理解し，患者がリハビリテーションに前向きに取り組むことができるように支援する ・脳梗塞の症状による日常生活の注意点などを理解し，退院後の生活がイメージできるように支援する
近親者への支援	・脳梗塞による症状と，日常生活上の注意点を，近親者にも理解できるよう説明し，支援を行う

看護の実際：退院に向けての生活指導

- 他の脳梗塞の病型と比較し症状は軽度であるが，脳梗塞は再発の多い疾患であることを患者に理解してもらい，生活指導を行う必要がある．
- 「脳梗塞の再発予防指導」に準ずる[2]．

[2] 「脳梗塞の再発予防指導」の節：p.73 参照．

心原性脳塞栓症患者の看護

標準看護計画

基礎に心疾患（図4）をもつ患者がほとんどであるため，不整脈のモニタリングや，輸液療法の際の心不全症状の観察が重要である．

観察項目

	主観的項目	客観的項目
神経徴候	麻痺，感覚障害，言語障害，嚥下障害	意識レベル，麻痺，瞳孔，四肢冷感，チアノーゼ，末梢動脈触知
バイタルサイン	動悸，息切れ，発熱，四肢冷感	血圧，心拍数，脈拍，呼吸数，心電図異常，酸素飽和度，発熱
呼吸状態	呼吸困難，息切れ，去痰の有無	呼吸数，呼吸様式，呼吸音，SpO_2，動脈血液ガスデータ，胸部X線所見
頭蓋内圧亢進症状	頭痛，悪心・嘔吐	意識レベル，瞳孔，眼位，麻痺，異常肢位，呼吸数，呼吸様式，嘔吐
不整脈	動悸，息切れ，胸部不快感	心房細動，心房粗動，動静脈（A-V）ブロック，洞不全症候群，ST変化
心不全症状	呼吸困難，起坐呼吸，悪心・嘔吐，食欲不振	血圧，心拍数，脈拍，SpO_2，頸静脈怒張，尿量，体重，浮腫，呼吸数，呼吸様式
血栓塞栓症状	手足のしびれ，冷感，麻痺，言語障害，呼吸困難	意識レベル，麻痺，瞳孔
水分出納バランス	輸液量，飲水量	尿量，発熱，脱水，血液データ

ケア項目

神経徴候の増悪に注意した援助	・安静度に合わせた日常生活援助：清潔援助，排泄援助，水分管理，内服管理など ・頭蓋内圧亢進時には，頭部挙上は15〜30°とし，頸部の過度の屈曲や伸展は避ける ・離床を進める場合には，意識レベル，神経徴候，バイタルサインの観察を行い，異常がないことを確認しながら安静度の拡大を図る ・発熱など感染徴候に注意し，誤嚥性肺炎を予防する ・嚥下障害を伴う患者は，嚥下機能評価を行い，誤嚥に注意し症状に合った体位，食事形態，食事の摂取方法を検討する

合併症予防	・嚥下障害を伴う患者は，経口摂取時の誤嚥や不顕性誤嚥による肺炎に注意する ・呼吸音を確認し，必要時は吸引する ・意識障害・麻痺のある患者は体動が少なくなり，皮膚の圧迫や摩擦から皮膚損傷，褥瘡をきたす可能性があるため，同一体位を避け除圧に努める ・麻痺側の亜脱臼に注意し，ポジショニングを行う
環境整備	・意識障害，麻痺，高次脳機能障害によって転倒・転落の危険性が高まるため，ベッドを低床にし，柵を使用するなどの安全対策を行う
苦痛の軽減	・苦痛増強因子の除去，薬剤投与
確実な治療	・確実な薬剤投与
精神的サポート	・訴えの傾聴，処置・検査の説明，医療者の言動統一，患者と近親者（家族など）とのかかわりへの支援など

患者指導項目

点滴や内服の治療の必要性について説明する
自覚症状出現時には，看護師に報告するように説明する
リハビリテーションの必要性について説明する
再発予防のための日常生活の注意点について説明する

- 脱水の予防，内服の必要性
- 血圧管理
- リスクファクターとなる基礎疾患（不整脈，高血圧など）の生活指導
- 症状増悪時は必ず緊急受診

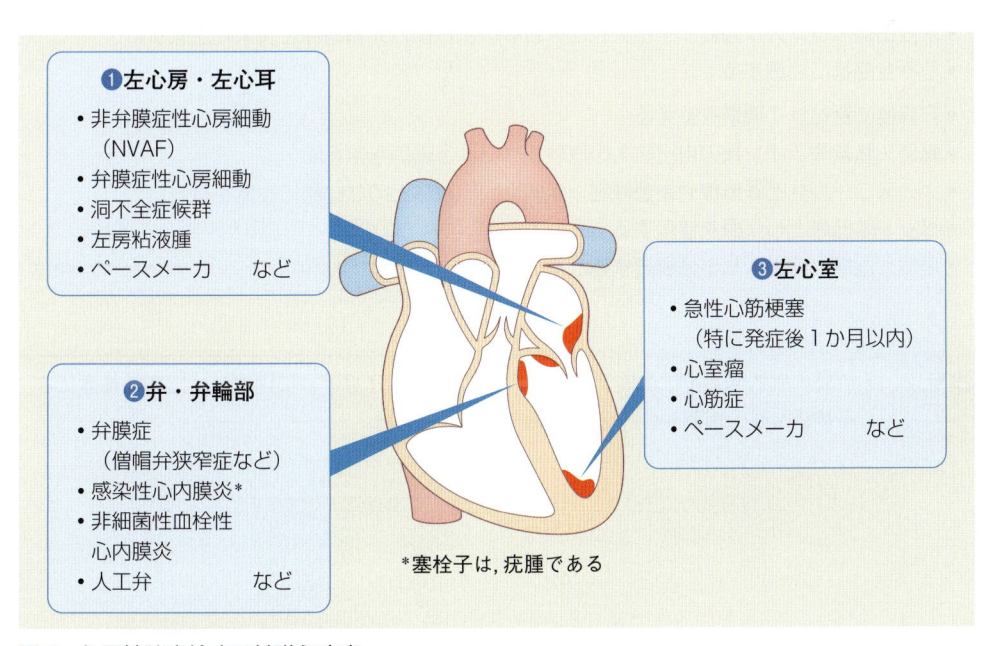

❶左心房・左心耳
- 非弁膜症性心房細動（NVAF）
- 弁膜症性心房細動
- 洞不全症候群
- 左房粘液腫
- ペースメーカ　など

❷弁・弁輪部
- 弁膜症（僧帽弁狭窄症など）
- 感染性心内膜炎*
- 非細菌性血栓性心内膜炎
- 人工弁　など

❸左心室
- 急性心筋梗塞（特に発症後1か月以内）
- 心室瘤
- 心筋症
- ペースメーカ　など

*塞栓子は，疣腫である

図4　心原性脳塞栓症の基礎心疾患
（岡庭　豊：脳梗塞．医療情報科学研究所編：病気がみえる vol.7　脳・神経．メディックメディア；2011．p.71 より）

看護の実際

- 心原性脳塞栓症は脳梗塞の範囲が広範囲で重篤なことが多く，基礎に心疾患を合併している患者がほとんどのため，全身管理が大切である．特に不整脈のモニタリングや，輸液療法の際の心不全の観察は重要である．
- 出血性梗塞の危険性も高いため，抗凝固療法開始後は神経徴候の増悪に注意し，全身の出血傾向の観察を行う必要がある．

観察のポイント

頭蓋内圧亢進症状や出血性梗塞による神経徴候の増悪に注意し，観察，看護ケアを行う．

輸液負荷による心不全症状や，不整脈の出現などによる血栓塞栓症状に注意する．重篤な意識障害，運動麻痺，嚥下障害などをきたしやすいため，合併症の予防を行う．

ケアのポイント

安静度に合わせた日常生活援助

清潔援助	・安静度に合わせて援助を行う ・脳浮腫をきたしている際には，頭部挙上は15〜30°とし，頸部の過度な屈曲や伸展，頭部を下げるなど頭蓋内圧亢進をまねく体位を避ける
内服管理	・確実に内服できるよう，患者に合わせて与薬方法を検討する ・嚥下障害のある場合には，嚥下機能を評価し誤嚥がないように投与方法を検討する
水分管理	・水分出納バランスが過度にマイナスとならないように，発熱時など脱水に注意する ・心不全症状に注意する
環境整備	・安静度に合わせて環境を整える ・転倒・転落やライン類の自己抜去の危険がないよう環境を整える ・ナースコールなどは麻痺や視野障害，半側空間無視などのない側に設置する ・ベッドは低床とし，柵を使用する ・温度，湿度，採光にも十分留意する

確実な治療

確実な薬剤投与	・抗凝固療法開始後は血液データ（APTT，PT-INRなど）に注意し，出血性梗塞による神経徴候の増悪や全身の出血傾向に注意する

精神的サポート

疾患の受容への支援	・脳梗塞による症状を理解し，患者がリハビリテーションに前向きに取り組むことができるように支援する ・脳梗塞の症状による日常生活の注意点などを理解し，退院後の生活がイメージできるように支援する
近親者への支援	・脳梗塞による意識障害や神経症状，また治療について近親者にも理解できるよう説明し，支援を行う ・高次脳機能障害では，どのような症状を呈するのか，どのような点に留意する必要があるのかを説明する

脳梗塞の再発予防指導

看護の実際：退院に向けての生活指導

血圧管理	・脳血管障害慢性期（発症1か月以降）の再発予防のための血圧目標値は140/90 mmHg未満とするよう強く推奨する（グレードA）[4] ・ラクナ梗塞ではさらに低い降圧目標が推奨されているが，頸部〜頭蓋内主幹動脈高度狭窄，閉塞例では緩徐な降圧が重要とされている ・退院後の血圧測定を定期的に実施するよう指導する ・入浴・排泄など血圧変動をきたしやすい日常生活動作に注意を促す：冬場の入浴の際は脱衣所や浴室を温めておく，など
確実な内服	・医師の指示に従い抗血小板薬や抗凝固薬の内服を継続し，飲み忘れのないよう指導する ・出血傾向が続く場合は，自己判断で内服を中止せず，受診し医師の指示に従うよう指導を行う．休薬する期間がある場合は，脳梗塞の症状出現に注意するよう指導を行う ・ワルファリンを服用している患者には，ビタミンKの過剰摂取による薬効の減弱を予防するため，食事指導を行う
水分管理	・のどが渇いたという自覚がなくても，水分補給を定期的に行うよう指導する ・就寝中も汗をかくため，就寝前，就寝後に水分補給を行うことを説明する ・水分はお茶，水など，カロリーのないものを勧める ・感染による発熱時は脱水をきたさないよう，特に注意が必要であることを指導する
リスクファクターとなる生活習慣病の改善	・糖尿病：定期的に受診し血糖コントロールを行うよう指導する ・肥満：食事や運動などの生活習慣の改善を勧める ・脂質異常症：定期的に受診し，必要時は内服を継続すること，また食生活の改善を指導する ・高血圧：降圧薬の服用などを継続して実施すること，また日常生活のなかで血圧変動に注意するよう指導を行う（「血圧管理」参照）

嗜好品の調整	・禁煙の実施：禁煙外来などの受診を勧める ・多量の飲酒は脱水をまねくため，1日平均1合未満を目安に適量を守って飲むこと，時々多量に飲酒するよりは毎日少量とし，1週間に1回は休肝日（飲酒しない日）を設けること，飲酒量が多くなったときは十分な水分摂取をすること，を指導する
運動 活動	・30分～1時間程度の散歩など，具体的な目標を設定し日常生活のなかに運動を取り入れることを勧める ・外出が困難な場合は，坐位や立位を生活のなかに取り入れるなど，無理のない範囲での運動が毎日実行できるよう指導する
排便コントロール	・朝食後決まった時間にトイレに行く，水分摂取など患者に合った便秘対策を行う ・便秘時はかかりつけ医に相談するように説明する
症状出現時の対応	・神経徴候の変化があった場合は安静にし，速やかに受診するよう勧める ・一過性脳虚血による症状について指導を行い，症状が消失した場合でも必ず受診するように説明する
ストレス回避	・家庭や職場，地域などで役割をもつこと，否定的な言葉を使用しないこと，機能訓練・地域活動・患者会などに参加すること，などを勧める

● 文献
1) 岡庭 豊：脳梗塞．医療情報科学研究所編：病気がみえる vol.7 脳・神経．メディックメディア；2011．p.70-75．
2) 峰松一夫監：脳卒中レジデントマニュアル．中外医学社；2010．p.94．
3) 峰松一夫監，伊藤文代編：新版 国循SCU・NCU看護マニュアル．メディカ出版；2014．p.12．
4) 日本脳卒中学会 脳卒中ガイドライン委員会編：脳卒中治療ガイドライン2015．協和企画；2015．p.88．

● 参考文献
1) 伊藤泰広：虚血性疾患の患者の初期マネージメント．臨床研修プラクティス 2010；7(1)：80．
2) 橋本洋一郎：重要キーワードで理解！イマドキの脳神経疾患の薬剤．BRAIN NURSING 2014；30(6)：560．
3) 厚東篤生ほか：脳卒中ビジュアルテキスト．第3版．医学書院；2008．
4) 落合慈之：脳血管障害・脳梗塞．森田明夫ほか編：脳神経疾患ビジュアルブック．学研；2009．
5) 峰松一夫監：SCUルールブック―脳卒中ケアユニットルールブック．第2版．中外医学社；2010．
6) 石鍋圭子編：脳卒中再発予防のための健康管理／脳卒中リハビリテーション看護の実践．看護技術 2009；55(12)．

3 脳出血

病態関連図

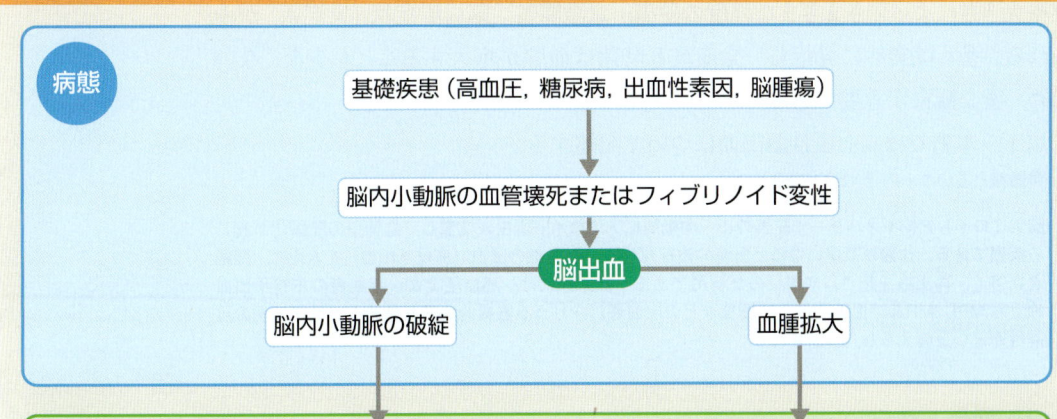

病態

基礎疾患（高血圧，糖尿病，出血性素因，脳腫瘍）
↓
脳内小動脈の血管壊死またはフィブリノイド変性
↓
脳出血
├─ 脳内小動脈の破綻
└─ 血腫拡大

症状

出血部位によるさまざまな症状
- 意識障害
- 悪心・嘔吐
- 運動麻痺・失調
- 失認・失行・無視
- 頭痛
- 痙攣
- 失語
- 嚥下障害

頭蓋内圧亢進症状
- 頭痛　・徐脈　・脈圧拡大

脳ヘルニア
- 意識レベル低下
- 瞳孔不同
- 呼吸状態悪化　など

治療・看護

内科的治療
- 薬物療法
  - 血圧管理（降圧療法）
  - 抗浮腫療法
- 血圧管理のための安静保持

外科的治療
- 開頭血腫除去術・外減圧術
- 脳室ドレナージ術

- 血圧管理を中心とした全身状態と神経症状の観察
- 安静度や日常生活動作（ADL）に合わせた日常生活援助
- 合併症予防
- 急性期リハビリテーション
- 精神的サポート
- 生活再構築支援

病態生理

何らかの原因で脳実質内に血腫が形成されたものを脳出血という．その60〜70％は高血圧が原因である．長年にわたる高血圧により，脳内小動脈[*1]に変性（血管壊死またはフィブリノイド変性）が生じ，破綻することで起こる．その他の原因としては，脳アミロイドアンギオパチー[*2]，脳腫瘍，出血性素因などがあげられる．

脳内血腫の圧迫による局所神経症状および頭蓋内圧亢進症状を示す．血腫の部位や大きさによってさまざまな程度の頭痛，意識障害，脳局所症状（巣症状）がみられる．多くは突然に発症し，発症後6時間は血腫が増大することが少なくないため，密な観察が重要である．

以下，本項では高血圧性脳出血について記述する．

[*1] 穿通枝ともいう．内径150〜200μm．

[*2] 脳アミロイドアンギオパチー：脳表の小・中動脈にアミロイド蛋白が沈着し，血管壁の脆弱化が起こる疾患である．沈着が高度になると血管の破綻が生じ，脳表部の出血（皮質下出血）をきたす．高齢者に多く，再出血を起こしやすいのが特徴である．臨床的には，高血圧でない高齢者の皮質下出血のうち MRI，MRA で血管奇形や脳腫瘍などの出血源になりうる器質的病変を認めない症例でその可能性が高いと考えられ，診断される．

出血部位と症状

出血部位	画像と機序	症状・特徴	ポイント
被殻出血	・レンズ核線条体動脈が破綻して起こることが多い ・レンズ核線条体動脈は中大脳動脈から分枝し，レンズ核（被殻＋淡蒼球）に血液を供給している	・脳出血のなかで最も多い ・レンズ核線条体動脈は，ラクナ梗塞の好発部位でもある ・高血圧患者では，脳梗塞も脳出血も，ともに起こりやすい ・出血部位の反対側に片麻痺と感覚障害がみられる ・内包後脚に血腫が及んでいる場合は，錐体路障害により運動機能障害が重度になる ・血腫が大きい場合：意識障害，出血側への眼球共同偏視 ・優位半球側の出血：失語症 ・非優位半球側の出血：失行，失認，病態失認	・比較的脳表に近い部分の出血のため，血腫が大きい場合や患者個々の状況によっては外科的治療が選択される ・被殻と視床の両域を含む出血を混合型出血という

出血部位	画像と機序	症状・特徴	ポイント
視床出血	・視床穿通枝動脈，視床膝状体動脈が破綻して起こることが多い ・視床穿通枝動脈，視床膝状体動脈はともに後大脳動脈から分枝する穿通枝動脈である	・第三脳室に近接しているため容易に脳室に穿破し脳室内出血となり，急性水頭症をきたすことが多い ・出血部位と反対側の感覚障害・片麻痺，垂直方向の注視麻痺，静止時眼球の下内方への共同偏視，縮瞳，ホルネル症候群がみられる ・下内方への共同偏視は，中脳の背側にある上丘（眼球垂直運動の中枢）が障害されることで起こる ・優位半球側の出血：失語症 ・非優位半球側の出血：失行，失認，病態失認	・発症時には意識障害はないか，軽いことも多いが，中脳へ進展し，急速に昏睡に陥ることもある．そのため意識レベルの変動に注意する
橋出血	・橋動脈が破綻して起こることが多い ・橋動脈は脳底動脈から分枝し，橋に血液を送る穿通枝である．手術による侵襲が大きく手術ができない部位である．出血量が多いと生命維持が困難となり予後が不良である	・昏睡，呼吸障害，四肢麻痺，除脳硬直：橋の中心部では比較的狭い場所に錐体路が走行しているため，出血により両側の錐体路が障害され，四肢麻痺となる ・眼球の正中位固定，著しい縮瞳（pinpoint pupil）：狭い空間のなかで出血が起こるため両側に眼症状が出現しやすい．眼球運動の中枢（傍正中橋網様体〈PPRF〉）が障害されるため眼は動かなくなり，正中位固定となる．また交感神経障害により瞳孔が著しく縮瞳する	・特に呼吸パターンの変化に注意する ・出血量が多いと，急速に状態が悪化することがある
小脳出血	・上小脳動脈の分枝の動脈が破綻して起こることが多い	・第四脳室圧迫による水頭症や脳幹圧迫をきたしやすい ・四肢に麻痺はないが，小脳症状がみられるのが特徴である．激しい頭痛，悪心・嘔吐，めまいで発症することが多い ・小脳症状：病巣と反対側への共同偏視，眼振，失調 ・脳ヘルニアになると，意識障害，呼吸障害をきたす	・悪心・嘔吐，めまいといった症状が持続するため，それらへの対処が必要

出血部位	画像と機序	症状・特徴	ポイント
皮質下出血	・脳表面に分布する皮質枝（前大脳動脈，中大脳動脈，後大脳動脈から分枝する細血管）が破綻して起こる	・出血部位の大脳皮質の局所症状が主 ・出血部位によらない症状として，てんかんがある ・頭頂葉出血：対側の感覚障害 ・後頭葉出血：同名半盲 ・側頭葉出血：感覚性失語，視野障害 ・前頭葉出血：対側の運動障害	・高血圧性脳出血は少なく，ほかの原因での発症もあり，症状の変化に注意する

検査・診断

CT	・出血部位，血腫量（高吸収域），脳浮腫の程度の評価 ・治療方針決定のための出血部位の確認 ・CTの経過：①止血・周辺浮腫の増悪→②治療による周辺浮腫の改善→③血腫の吸収傾向の出現
MRI，MRA	・非典型的な出血を認めた場合は，脳腫瘍や脳動脈瘤，脳動静脈奇形の有無を確認する ・T2*強調画像[*3]では，大きさや時期を問わず，脳出血を低信号として鋭敏に示すことができる．無症候性の脳微小出血についても診断が可能 ・高血圧性脳出血では，出血部位以外の脳微小出血の存在が高率にとらえられる
脳波	・てんかん波の有無
脳血管造影	・非典型的な出血の場合，脳血管の評価目的で行う ・皮質下出血の場合の脳動静脈奇形（AVM），脳室内出血の場合のもやもや病などの診断が可能

[*3] T2*強調画像でとらえられる無症候性の無信号斑点は，脳内に陳旧性の微小出血（microbleeds）が生じたことを示す所見と考えられている．このような微小出血は，皮質下，基底核，視床，脳幹，小脳に好発し，組織学的には出血性の細動脈病変に由来すると考えられている．さらに最近では，微小出血が虚血性脳卒中後の脳内出血のリスクファクターであることが明らかにされ，抗血小板薬や抗凝固薬を服用している患者における脳内出血のリスクファクターとしても注目されている[1]．

治療

治療の目的は止血と再出血の予防および血腫で圧迫された周辺脳の保護である．治療法としては，内科的治療（薬物療法），外科的治療（手術療法）がある．

内科的治療	外科的治療
降圧療法 ● ジルチアゼム塩酸塩，ニカルジピン塩酸塩などを使用し，血腫拡大を予防する ● ジルチアゼム塩酸塩投与中は，徐脈やブロックに注意する ● ニカルジピン塩酸塩投与中は，腸蠕動低下による便秘やイレウスに注意する **抗浮腫療法** ● 濃グリセリン，D-マンニトールなどを使用し，血液の浸透圧を上昇させ，脳組織から血管内へ浮腫液を引き込む ● 脳組織から血管内へ浮腫液を引き込むことで利尿が促進され，細胞は脱水に傾きやすいため，水分出納や電解質のバランスに注意する ● 反復投与が原則である ● 特に，D-マンニトールは血清浸透圧上昇により脳実質の水分を吸収して脳圧を低下させるが，その際，反跳現象（リバウンド）が問題となる．このため外科的治療を前提とした脳ヘルニア出現時に使用することが多い	● 切迫する脳ヘルニア（脳幹に対する二次損傷）がみられる場合に施行する **開頭血腫除去術**[1] ● 開頭して血腫直下の脳表を切開（皮膚切開）し，血腫に到達する ● 前頭葉と側頭葉の間の隙間から分け入っていく経シルビウス裂到達法と，直接脳皮質を切開して血腫に到達する経皮質到達法がある ● 血腫を吸引除去しつつ破綻血管（責任血管）があれば電気凝固止血を行う ● 血腫増大に伴う脳圧迫がみられる場合，血腫が大きい場合に行われる ● 脳浮腫が強い場合は，外減圧術も行う **手術適応：CT上の出血量の目安** ● 被殻出血：出血量 31 mL 以上 　比較的外表に近く，アプローチする際に遮る神経が少ない ● 小脳出血：最大径 3 cm 以上 　後頭蓋窩に位置して少量の出血でも脳幹圧迫をきたす ● 皮質下出血：脳表から深さ 1cm 以下 　外表から近く，アプローチしやすい **脳室ドレナージ術**[2] ● 脳室内穿破を伴う視床出血など，急性水頭症による意識レベルの低下がみられた場合に行う ● 視床の外側には内包があり運動神経などの重要な神経が通っている．これらの損傷を避けるため，開頭血腫除去術は適応とならず，ドレナージを行う ● 脳幹には狭い範囲内に生命維持をつかさどる部位があり，これらの損傷を避けるため，血腫除去術は適応とならず，ドレナージを行う

[1]「血腫除去術」の項：p.170 参照．
[2]「ドレナージ術」の項：p.174 参照．

脳出血患者の看護

標準看護計画

観察項目

発症後6時間は血腫が増大することが少なくないため，密な血圧管理と異常の早期発見が重要である．急性期は，血腫の拡大や脳浮腫などの影響により，意識レベルや神経徴候の変動が予測されるため，注意が必要である．

	主観的項目	客観的項目
意識レベル	頭がぼんやりする	出血部位，血腫拡大の可能性
神経徴候	手足の動きが悪い・感覚がにぶい・しびれる，言葉が出にくい・しゃべりにくい，見えにくい部分がある，めまいがする・ふらつく，よだれが出る	発症後6時間のNIHSS[3]の悪化の有無
バイタルサイン	血圧が高い，脈拍が少ない，いびき呼吸をしている	脈圧の拡大，徐脈，呼吸様式の変化，高体温
頭蓋内圧亢進症状	頭が痛い，悪心がある，呼びかけに反応できない	頭痛，悪心・嘔吐，意識障害
髄膜刺激症状	首を前に曲げられない・曲げると痛い，膝を伸ばそうとすると抵抗がある	頭痛，悪心・嘔吐，項部硬直，ケルニッヒ（Kerning）徴候

[3]「脳卒中患者の観察に必要なフィジカルアセスメント」の項：p.31参照．

ケア項目

血圧管理	**降圧療法** • 急性期の脳卒中においては，脳血流自動調節能が障害されている．血圧上昇反応によって脳血流を保っているという一面があるため，目標値を医師に確認する
全身状態の観察	**呼吸** • 誤嚥の徴候，呼吸パターンの変化に注意する • 嘔吐による誤嚥防止と頭蓋内圧亢進症状を緩和するため，頭部挙上30°を行い，麻痺側を上にした体位をとる **循環** • 血圧上昇に関連するケアは方法を工夫して行う
合併症予防	• 廃用症候群の予防
日常生活援助	• 安静度に合わせた日常生活援助：清潔援助，排泄援助，栄養管理など
急性期リハビリテーション	• 安全で効果的な段階的計画を立てる • 慎重なプロセス管理が必要な事例は開始時期を検討する

精神的サポート	・緊急入院となり，戸惑っている患者・家族に検査・処置の説明をし，その目的を理解してもらい，協力をあおぐ ・患者・家族の思いを傾聴する

患者指導項目

血圧管理と安静の必要性について説明する
治療（輸液・内服）の目的について説明し，協力を得る
出血拡大による症状や頭蓋内圧亢進症状の出現時は，看護師に報告するよう説明する

看護の実際：急性期

- 長年にわたる高血圧が主因のため，全身の血管に病変があることも多い．さらに，血管脆弱をもたらす糖尿病や高脂血症などの疾患を合併していることも多いため，脳病変の治療はもとより全身状態の把握と管理が重要である．

観察のポイント

神経徴候	・発症後6時間は血腫の拡大が起こりやすく，運動麻痺，感覚障害，失調，眼症状，高次脳機能障害などが進行していないか，特に注意する
血圧	・血腫の拡大を予防するため，血圧上昇に注意する ・多くは，発症直後から血圧が異常高値を示していることが多く，既往歴の高血圧以外に，出血性のストレスによる交感神経系の亢進や頭蓋内圧亢進に対する反応としての血圧上昇がある ・急性期の脳卒中においては，脳血流自動調節能が障害されている．血圧上昇反応によって脳血流を保っているという一面があるため，目標値を医師に確認する ・頭蓋内に血腫という占拠性病変が急激に生じることによって血圧の上昇が起きる
頭蓋内圧亢進症状	・以下の代償機構（クッシング徴候）に注意する ・徐脈：急激な頭蓋内圧の上昇に特徴的で拍動性の強い徐脈を触知できる．徐脈は血流の増加を抑制する ・血圧上昇：頭蓋内圧の上昇により頭蓋内への血液の流入が困難になり，それを補うために血圧上昇，脈圧拡大をきたす

> **ここが重要！** ▶意識レベルの変動，眼症状，血圧上昇，体温上昇，呼吸状態の変化，頭蓋内圧亢進症状などの関連性を常にアセスメントし，いかに早く異常を早期発見できるかが重要である．

ケアのポイント

血圧が目標値内でコントロールできるよう血圧上昇因子を除去し，循環動態に変動をきたさないようなセルフケアの援助方法を工夫することが重要である．

慎重なプロセス管理が必要な症例かどうかを医師とともに評価し，急性期リハビリテーションをベッドサイドで積極的に進める．

血圧管理	・血圧の上昇に注意した看護ケア：二重負荷を避ける，便秘や痛み，不安，興奮など血圧上昇因子を除去する ・厳密な血圧管理が必要な場合は，動脈ラインを挿入し，間欠的・持続的に血圧を管理する
日常生活援助	・清潔：清拭などは血圧変動に注意し実施する ・排泄：排便コントロールが重要．便秘は血圧上昇にも関連する ・栄養：バクテリアルトランスロケーション[*4]を予防するためにも腸管を効果的に使用する．嚥下状態を早期に評価し，適切な栄養摂取手段を選択する
急性期リハビリテーション[▶4]	・発症早期の急性期リハビリテーションは機能予後に大きく影響する．安全かつ効果的なリハビリテーションを段階的に進める ・脳出血で慎重なプロセス管理が必要になるのは，入院後の血腫増大，水頭症の出現，コントロール困難な血圧上昇，橋出血がみられた場合である．これらの病態での離床時期は個々のケースによって検討する
廃用症候群予防	・誤嚥性肺炎は，意識レベルの低下，嚥下反射の減弱，安静臥床による分泌物の貯留などによって起こる．気道内分泌物の除去，体位ドレナージ，口腔内の清潔保持などに努める ・急性期は弛緩性麻痺が多い．関節可動域訓練やポジショニングを実施し，異常肢位や拘縮を予防するよう努める ・深部静脈血栓症を合併すると，静脈還流の低下により，血栓を形成しやすくなる．そのため臥床安静中は弾性ストッキングの装着，関節可動域訓練，末梢循環促進装置の使用，などを行う

[*4] バクテリアルトランスロケーション：腸管免疫能が低下し，腸管内の細菌や毒素が，門脈内，リンパ管，肝臓経由で全身に移行する[2]．

▶4 「脳血管リハビリテーション」の項：p.295 参照．

看護の実際：回復期

・急性期を脱して回復期へと移行してくると，再発予防のために，血圧管理や内服管理，水分管理など患者個々の生活習慣に合った自己管理方法を指導することが重要である．

観察のポイント

症状は固定し，安定していることが多い．新たな症状が出現していないか，観察する．再発予防のために，降圧薬を内服することが多い．感染や呼吸器合併症などにも注意する．

ケアのポイント

血圧管理	・降圧療法：確実な降圧薬の与薬を行う．血圧上昇因子や薬効時間を予測する ・血圧の上昇に注意した看護ケア：二重負荷を避ける，便秘や痛み，不安，興奮など血圧上昇因子を除去する
セルフケア援助	・できない部分を詳細に評価し，援助する ・清潔：シャワー浴や入浴時は，血圧変動に注意する ・排泄：定期的に排便が得られるよう管理する ・栄養：嚥下障害がある場合，食事形態のゴールを明確にし，評価する
廃用症候群予防	・嚥下障害は回復期に改善をみることが多いが，改善しつつも症状として残存するケースもある．誤嚥性肺炎は回復期にも起こりやすく注意が必要である
精神的・社会的サポート	・退院後は生活を再構築することになる患者・家族に，今後の生活で大切にしていきたいことを聞き，ともに今後の生活について考える ・医療ソーシャルワーカー（MSW）など他職種と連携し，社会資源の情報提供を行う

患者指導のポイント

　身体に何らかの障害を抱えたまま地域社会で生活していくために必要な支援制度について，患者と家族に説明し，指導する．

継続した血圧管理の重要性について説明し，理解を得る
社会資源などの情報を得る手段について情報提供する
新たな症状出現時は看護師に報告するように説明する

●文献
1）山口武典ほか編：よくわかる脳卒中のすべて．永井書店；2006. p.59.
2）東口髙志：JNNスペシャル 「治る力」を引き出す 実践！臨床栄養．医学書院；2010. p.44.

●参考文献
1）国立循環器病センター看護部編著：脳神経ナースのためのSCU・NCU看護力UPマニュアル．メディカ出版；2008.
2）医療情報科学研究所編：病気がみえる vol.7 脳・神経．メディックメディア；2011.
3）松谷雅生：脳神経外科学必修講義．改訂版．メジカルビュー社；2010.
4）山口武典ほか編：よくわかる脳卒中のすべて．永井書店；2006.
5）落合慈之監，森田明夫ほか編：脳神経疾患ビジュアルブック．学研；2009.
6）土肥　守編：ナースが話せる脳卒中—そのまま使えるQ&A方式（BRAIN NURSHING 春季増刊）．メディカ出版；2008.

4 くも膜下出血（SAH）

SAH: subarachnoid hemorrhage

病態関連図

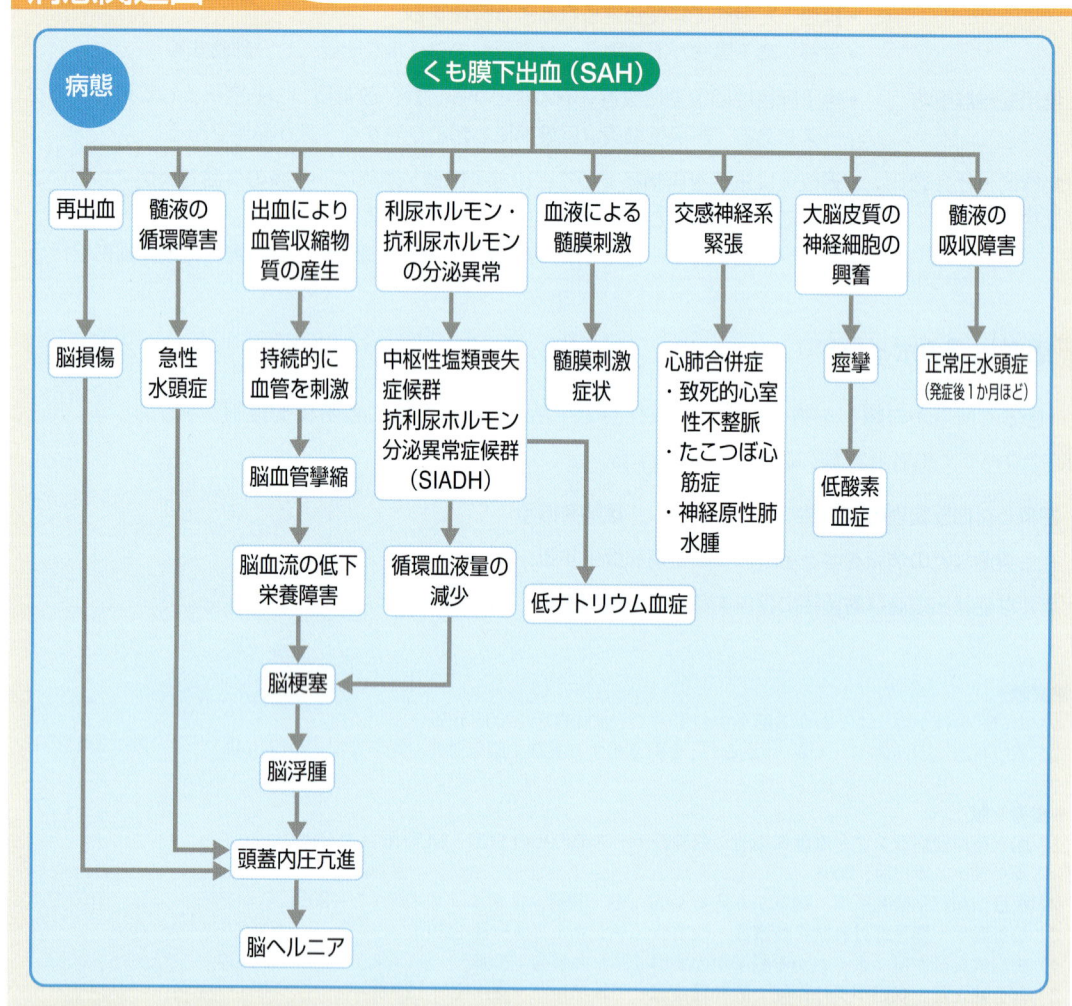

病態

くも膜下出血（SAH）

- 再出血 → 脳損傷
- 髄液の循環障害 → 急性水頭症
- 出血により血管収縮物質の産生 → 持続的に血管を刺激 → 脳血管攣縮 → 脳血流の低下・栄養障害 → 脳梗塞 → 脳浮腫 → 頭蓋内圧亢進 → 脳ヘルニア
- 利尿ホルモン・抗利尿ホルモンの分泌異常 → 中枢性塩類喪失症候群／抗利尿ホルモン分泌異常症候群（SIADH） → 循環血液量の減少 → 低ナトリウム血症
- 血液による髄膜刺激 → 髄膜刺激症状
- 交感神経系緊張 → 心肺合併症
  - 致死的心室性不整脈
  - たこつぼ心筋症
  - 神経原性肺水腫
- 大脳皮質の神経細胞の興奮 → 痙攣 → 低酸素血症
- 髄液の吸収障害 → 正常圧水頭症（発症後1か月ほど）

症状

髄膜刺激症状／破裂・急性水頭症による頭蓋内圧亢進症状
- 意識障害
- 頭痛
- 悪心・嘔吐
- 神経脱落症状
- 循環動態の変動
- 項部硬直
- ケルニッヒ徴候
- ブルジンスキー徴候

脳血管攣縮による脳虚血症状
- 意識障害
- 脳の巣症状

正常圧水頭症の症状
- 記銘力低下
- 尿失禁
- 歩行障害

治療看護	再出血予防のための脳動脈瘤処置	再出血予防のための初期治療	正常圧水頭症の治療
	●開頭クリッピング術 ●血管内塞栓術	●血圧管理 ●鎮痛・鎮静薬の使用 ●絶対安静　●不安の除去	●V-Pシャント術 ●L-Pシャント術 など
	頭蓋内圧亢進症状に対する処置	脳血管攣縮の予防治療	
	●脳室ドレナージ術 ●内・外減圧術 ●血腫除去術 ●バルビツレート療法	●全身的薬物療法：ファスジル，オザグレルナトリウムの投与 ●脳槽内血腫の早期除去 ●トリプルH療法：循環血液量増加（hypervolemia），血液希釈（hemodilution），人為的高血圧（hypertension） ●頭蓋内圧のコントロール：ドレナージ術 ●薬物療法：攣縮血管の拡張 ●脳血管内治療：血管拡張術，血管拡張薬注入	

病態生理

定義

脳を覆っている3つの膜（硬膜，くも膜，軟膜）のうち，何らかの原因でくも膜下腔に出血が起こり，脳脊髄液に血液の混入した状態をくも膜下出血という．

原因・頻度

原因は，外傷性を除く特発性くも膜下出血の約8割で脳動脈瘤の破裂とされ，次いで脳動静脈奇形，もやもや病，脳腫瘍が占める．出血源が不明なくも膜下出血（SAH of unknown origin）も10%程度認める．リスクファクターとしては，喫煙習慣，高血圧症，飲酒（150 g/週）[*1]である．

SAHの発生頻度は，人口10万人あたり約10〜20人であるとされ，好発年齢は40〜60歳である．

[*1] エタノール換算で週に150 g（日本酒なら約7合）．

分類

発症時の意識障害の程度は予後に相関するといわれ，重症度により治療方針を決定するため，発症時の正確な評価が重要である．SAHの重症度分類にはHunt and Hess分類（表1），Hunt and Kosnik分類（表2），世界脳神経外科連合（WFNS）による分類（表3）がある．

合併症

くも膜下出血の合併症は，再出血，急性水頭症，脳血管攣縮，正常圧水頭症で

表1　Hunt and Hess 分類（1968）

Grade I	無症状か，最小限の頭痛および軽度の項部硬直をみる
Grade II	中等度から強度の頭痛，項部硬直をみるが，脳神経麻痺以外の神経学的失調はみられない
Grade III	傾眠状態，錯乱状態，または軽度の巣症状を示すもの
Grade IV	昏迷状態で，中等度から重篤な片麻痺があり，早期除脳硬直および自律神経障害を伴うこともある
Grade V	深昏睡状態で除脳硬直を示し，瀕死の様相を示すもの

（Hunt WE, et al.：Surgical risk as related to time of intervention in the repair of intracranial aneurysms. J Neurosurg 1968；28：14-20 より）

表2　Hunt and Kosnik 分類（1974）

Grade 0	未破裂の動脈瘤
Grade I	無症状か，最小限の頭痛および軽度の項部硬直をみる
Grade Ia	急性の髄膜あるいは脳症状をみないが，固定した神経学的失調のあるもの
Grade II	中等度から強度の頭痛，項部硬直をみるが，脳神経麻痺以外の神経学的失調はみられない
Grade III	傾眠状態，錯乱状態，または軽度の巣症状を示すもの
Grade IV	昏迷状態で，中等度から重篤な片麻痺があり，早期除脳硬直および自律神経障害を伴うこともある
Grade V	深昏睡状態で除脳硬直を示し，瀕死の様相を示すもの

重篤な全身疾患，例えば高血圧，糖尿病，著明な動脈硬化，または慢性肺疾患，または脳血管造影でみられる頭蓋内血管攣縮が著明な場合には，重症度を1段階悪いほうに移す．

（Hunt WE, et al.：Timing and perioperative care in intracranial aneurysm surgery. Clin Neurosurg 1974；21：79-89 より）

表3　WFNS 分類（1983）

Grade	GCS score	主要な局所神経症状（失語あるいは片麻痺）
I	15	なし
II	14～13	なし
III	14～13	あり
IV	12～7	有無は不問
V	6～3	有無は不問

（Report of World Federation of Neurological Surgeons Committee on a Universal Subarachnoid Hemorrhage Grading Scale. J Neurosurg 1988；68：985-986 より）
GCS：グラスゴー・コーマ・スケール．

ある．そのなかで予後を悪化させる因子は，再出血と脳血管攣縮である．

● 再出血

　出血部位は，血餅により一時的に止血されている状態であり，動脈瘤の処置を行わなければ，発症後2週間で累積約20％，6か月以内で50％，その後は年間3％の頻度で再出血する．再出血しやすい症例は，Hunt and Hess 分類 Grade IV・V）の重症例，動脈瘤が大きい例，1か月以内の警告頭痛[*2]を認めた例，収縮期血圧が高めに経過した例，である．

[*2] 警告頭痛（warning headache）：典型的なくも膜下出血の症状の数日〜数週間前に現れる，頭痛を主とした前兆．

● **急性水頭症**

急性水頭症は，血液により髄液の循環路が閉塞され発症する．

● **脳血管攣縮**

脳血管攣縮は，くも膜下出血後に脳の血管が収縮して細くなり，その血管の支配領域に一過性症状や脳梗塞をきたすことである．その機序は不明であるが，くも膜下腔に出血した赤血球の分解成分などが動脈を刺激して起こるとされている．

発症後4〜14日にみられるのが最も多いが，より早期（3日以内）または後期（21日以後）にも起こりうる．脳血管撮影上，脳血管攣縮は70%の症例にみられ，虚血症状を呈する頻度は30%である．

脳血管攣縮は，くも膜下腔の血管周囲の血腫量と相関があるといわれているため，入院時のCT所見や重症度から発生する危険性を予測することが大切である．

● **正常圧水頭症**

正常圧水頭症は，くも膜下出血発症後3週間〜1か月ごろに，記銘力低下，尿失禁，歩行障害が出現する．髄液の吸収口であるくも膜下顆粒（arachnoid villi）が閉塞することにより髄液の吸収障害が起こり水頭症をきたす▶1．

▶1 「水頭症」の項：p.124 参照．

> **ミニ知識**
> 重症例の急性期では，交感神経系緊張による心肺合併症がみられる．しばしば心電図異常を認め，致死的心室性不整脈を呈する場合もある．また，左室機能異常をきたすたこつぼ型心筋症を認めることもある．若年の重症例では神経原性肺水腫を合併しやすく，人工呼吸器や利尿薬の投与による循環呼吸管理を行う．治療に対して反応がよいといわれているが，脳血管攣縮期には輸液量を増加して管理するため，心不全症状などを容易に起こしやすく，水分出納バランスに注意する必要がある．

検査・診断

CT	・出血（高吸収域）の鑑別を行う ・鞍上槽やシルビウス裂が白く描出される ・出血の分布・程度から，破裂した動脈瘤の推定や脳血管攣縮発生の予測，急性水頭症の合併の有無などが診断できる ・出血量が少ない，または出血後長時間経過している場合は，診断できないこともある ・正常圧水頭症では，脳室の拡大，脳室周囲の低吸収域を認める
脳血管撮影	・通常は造影CT（3D-CTA），もしくはMRAによる脳動脈瘤の診断を行う．必要に応じDSA[*3]を実施する ・CT所見でおおよその部位の診断を行い，動脈瘤の部位，形状，大きさやブレブ（bleb）の有無，周辺の血管の走行などを把握する ・多発性動脈瘤が20%を占めるため，その他の未破裂脳動脈瘤や血管病変を確認する
腰椎穿刺	・症状の経過からくも膜下出血が強く疑われるが，軽微な出血のためCTにて診断が得られない場合や，発症より時間が経過しCTによる診断が困難な場合に行う ・脳脊髄液が血性〜キサントクロミー（橙黄色〜黄色）になっていることで診断する ・MRI FLAIR画像による診断も有効である

[*3] DSA：デジタル・サブトラクション血管造影法．

経頭蓋超音波ドプラー法（TCD）	・中大脳動脈血流速度モニターを行う ・中大脳動脈の平均血流速度の正常値は 60 cm/秒以下である ・120～150 cm/秒以上に達したときには脳血管攣縮が示唆され，200 cm/秒以上になると神経脱落症状を呈するといわれている ・前日と比較し 50 cm/秒以上上昇している場合も注意を要する
タップテスト	・正常圧水頭症が疑われる際に行われる ・腰椎レベルのくも膜下腔に穿刺針を刺し，過剰にたまっている脳脊髄液を少量（30 mL 程度）排除することで，歩行障害などの症状が改善するかどうかを診断する ・陽性と診断されればシャント手術による症状の改善が期待できる

治療

再出血の予防	・絶対安静 ・血圧管理：収縮期血圧 160 mmHg 以下（ニカルジピン塩酸塩の持続投与を行う） ・鎮痛薬・鎮静薬の投与 ・動脈瘤の外科的処置：開頭クリッピング術，血管内塞栓術（患者の臨床所見〈重症度，年齢，合併症など〉と脳動脈瘤の所見〈部位，大きさ，形状など〉を総合的に判断して治療方針を決定）
頭蓋内圧亢進	・脳内出血を伴う場合は血腫除去術 ・強い脳浮腫を予期する場合は，内・外減圧術 ・脳室ドレナージ術 ・浸透圧利尿薬の投与 ・バルビツレート療法：経静脈的に持続的にバルビツレートを投与して，脳代謝や脳酸素消費量を低下させ脳血流量を減少させる．つまり人為的昏睡状態とし，脳保護や脳浮腫の軽減を図る
脳血管攣縮	予防治療 ・早期に手術をした場合：脳槽ドレナージを留置して脳槽内血腫を早期に除去する ・全身的薬物療法：ファスジルやオザグレルナトリウムの投与 ・頭蓋内圧のコントロール（ドレナージ術） ・攣縮血管の拡張 ・脳槽灌流療法：くも膜下出血後には血腫が多くみられるため，早期に脳槽の血腫をウロキナーゼを用いて溶解・除去する 遅発性脳血管攣縮の治療 ・遅発性脳血管攣縮による脳循環障害の改善：トリプルH療法．その他，循環血液量を正常に保ち，心機能を増強させる hyperdynamic 療法を行う ・トリプルH療法：以下を組み合わせ，脳循環障害の改善を図る 　・循環血液量増加（hypervolemia）：アルブミン製剤・血液製剤の投与，輸血により循環血液量を維持する 　・血液希釈（hemodilution）：低分子デキストラン製剤を投与し，血液を希釈して血液量を確保する 　・人為的高血圧（hypertension）：ドブタミン塩酸塩，ドパミン塩酸塩などを持続投与し昇圧を図る ・血管内治療：パパベリン動注療法，ファスジルの選択的動注療法，経皮的血管形成術
正常圧水頭症	・脳室-腹腔（V-P）シャント，腰椎-腹腔（L-P）シャントなど

くも膜下出血（SAH）患者の看護

標準看護計画

観察項目

	客観的項目
神経徴候	意識レベル（ジャパン・コーマ・スケール〈JCS〉，グラスゴー・コーマ・スケール〈GCS〉）の推移，瞳孔（瞳孔径，瞳孔不同，対光反射，眼球偏位，共同偏視），運動麻痺の有無と程度，その推移（バレー徴候，ミンガッツィーニ徴候，ドロッピングテスト，刺激に対する反応），脱力やしびれ，呼吸状態（呼吸数，呼吸のパターン・深さ，呼吸音，胸郭の動き，呼吸困難），肺水腫，心不全徴候，心胸郭比（CTR），肺雑音，喘鳴，喀痰の量・性状，不随意運動，異常姿勢
バイタルサイン	血圧，脈拍，脈圧，体温，心電図変化（QT延長，T波異常，ST変化など），不整脈（洞性徐脈，発作性心房頻拍，心房細動，房室ブロック，心室性期外収縮など）
精神状態	患者の表情・言動・行動（異常行動や言動，苦悶表情など），現状の理解度，不安・ストレス，面会時の状況
循環動態	水分出納バランス，中心静脈圧（CVP）値
合併症	痙攣，血液データ（炎症所見，電解質，酵素系，ヘマトクリット値，血清脳ナトリウム利尿ペプチド〈BNP値〉，血中コルチゾールレベルなど）
頭蓋内圧亢進症状	・頭痛，悪心・嘔吐，クッシング徴候（呼吸数低下，血圧上昇，徐脈，脈圧上昇） ・脳圧降下薬の効果，ドレナージ術を行っている場合は設定値での排液量・性状

ケア項目

血圧管理	・確実な薬剤投与：鎮静薬・鎮痛薬など ・指示範囲内での血圧管理 ・二重負荷の回避 ・排便コントロール ・吸引時，咳嗽の有無に注意し実施
呼吸管理	・正確な酸素投与，動脈血液ガス検査の実施
栄養管理	・意識・嚥下機能に合わせてできるだけ早期より開始する
感染防止	・清潔保持，各種ラインの清潔保持
苦痛の軽減	・鎮痛薬の投与，悪心・嘔吐の緩和（制吐薬の投与），発熱時冷罨法・解熱薬での早期解熱
精神的サポート	・プライバシーの保護，不安の緩和
鎮静管理を行う場合	・確実な薬剤投与，人工呼吸器管理，体温管理，褥瘡予防

> **患者指導項目**

身体に異常を感じたら，すぐに医師・看護師に知らせるように伝える
安静の必要性を説明する
ドレナージ・ライン類，治療，検査の必要性を説明する

看護の実際：再出血予防

- 再出血は破裂後6時間以内が最多で，24時間以内が4.1%と高い．再出血を繰り返すことにより，頭蓋内圧亢進が続き脳へのダメージが大きくなり致命的になる．そのため，早期に破裂動脈瘤の外科的治療または脳血管内治療を行う必要がある．
- 警告頭痛は動脈瘤からの微小漏出（minor leakage）が起こっていたと考えられるため，そのような症状がなかったか情報収集を行う．

観察のポイント

- 発症時の意識障害の程度は予後に相関するといわれ，重症度によりくも膜下出血の治療方針を決定するため，発症時の正確な評価が重要である．
- 瞳孔観察の際，光を当てることも刺激となるため，初回は医師と行いその後も光を当ててもよいか確認する．
- 移動時や末梢ラインの確保時などの刺激に対する反応も注意して観察する．
- 鎮痛薬・鎮静薬を投与されていることが多いため，わずかなバイタルサインの変調や眼症状に注意して観察する．

> **ここが重要！**
> ▶神経徴候を観察する行為も刺激となるため，必要最小限に行うよう工夫する．

ケアのポイント

血圧管理	・照明を最低限とし，静かで刺激の少ない環境に整える ・二重負荷を避けてケアを行う ・疼痛コントロールを行う ・尿道留置カテーテルや胃管を留置する
確実な治療	・鎮静薬，筋弛緩薬，鎮痛薬，麻酔薬，降圧薬，消化性潰瘍治療薬（H_2受容体拮抗薬）の投与 ・挿管し人工呼吸器で管理している場合は，指示された動脈血酸素分圧（PaO_2），動脈血二酸化炭素分圧（$PaCO_2$）を維持する ・検査・治療の準備：アレルギーや喘息の既往の有無を確認する
精神的サポート	・患者の不安を軽減するため，状況説明と適切な声かけを行う

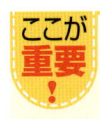

> **ここが重要!**
> ▶ 再出血は予後を悪化させるため，出血源への外科的治療が行われるまでは，なるべく刺激を避け，血圧管理を厳重に行うことが重要である．また，速やかに治療が行えるように連携を図る必要がある．
> ▶ 鎮静を行っている場合には無気肺や肺炎などの呼吸器合併症を起こしやすいため，二重負荷を避けながら効果的に吸引や体位交換を行う必要がある．

患者指導のポイント

激しい頭痛などの症状とともに，急な入院や疾患に対する不安や戸惑いから血圧の上昇をまねかないように静かに簡潔に説明を行う

- 頭痛に対しては我慢せず薬剤を使用し緩和することを説明する
- 身体に異常を感じたらすぐに医師・看護師に知らせるように伝える
- 安静の必要性を説明する
- ドレナージ・ライン類，治療，検査の必要性を説明する

家族への指導	・緊急入院であり，かつ挿管などをしている場合は家族の不安は強い．患者へ接するときには興奮させないように説明を行う ・インフォームドコンセントの理解度やキーパーソンの確認を行う

看護の実際：脳血管攣縮期

- 再出血の危険性は軽減されたものの，脳血管攣縮による神経脱落症状が起こりやすい時期である．症候性脳血管攣縮により短時間で不可逆性の虚血状態に陥るため，重篤な障害を残したり死亡したりする場合もあり，循環動態の管理を厳重に実施して，密に観察を行い異常の早期発見に努める．

観察のポイント

脳血管攣縮の予防のため，貧血や脱水にならないよう検査結果を把握する．
脳血管攣縮の症状を呈する前に，体温の上昇，血圧の上昇，頭痛，不穏などがみられることがあるため注意して観察する．
術後の経過中に低ナトリウム（Na）血症を発症しやすい．軽度の低Na血症の症状は食欲不振や頭痛，傾眠傾向など脳血管攣縮の症状と類似しているため，検査結果などから総合的に判断して医師に報告することが大切である．

> **ここが重要!**
> ▶ 血管造影などの画像上で，脳血管攣縮を認めていても，虚血症状を呈していない場合がある．脳循環動態の変動により，容易に症候性となるため，循環動態の推移を観察しながら，虚血症状を見逃さないことが重要である（症候性になった場合は治療を強化する必要がある）．

ケアのポイント

脳血管攣縮の予防	・全身的薬物療法：ファスジルやオザグレルナトリウムの確実な投与 ・脳槽ドレナージ，スパイナルドレナージなどの管理を行う（くも膜下腔の血腫を早期に除去するため），貧血の是正
血管内治療	・パパベリン動注療法：攣縮血管が拡張されるが，効果時間が短いため，投与後の臨床症状を注意して観察する
トリプルH療法（症候性の場合）	・未治療の未破裂動脈瘤がある状態でトリプルH療法を行うと破裂の可能性があるため，通常のくも膜下出血の血圧管理より低めに行う ・循環血液量の増加，血液希釈は心不全・肺水腫を起こしやすいため，注意してX線写真などの観察を行う ・電解質異常などをきたす可能性があることに注意する
体温管理	・発熱すると不感蒸泄が増加し，脳血管攣縮を助長するおそれがあるため，ラインやドレーンなどを清潔に管理し異常の早期発見に努める ・体温の上昇時は冷罨法を行う．解熱薬の使用時には，血圧の低下に注意する
栄養管理	・術後3日目ごろから食事が開始となる．腸蠕動の有無を確認し，経口摂取や経管栄養投与を行う ・消化管出血などを合併する場合には高カロリー輸液を考慮する ・低Na血症で経口摂取が可能な場合は，Naを含んだスポーツドリンクや梅干しなどの摂取を促す

患者指導のポイント

安静度，各種ドレナージ，各種ラインの必要性を説明する

症状出現時には，医師・看護師に報告するように説明する

> **ミニ知識**　くも膜下出血重症例や水頭症の合併例では，中枢性塩類喪失症候群や抗利尿ホルモン分泌異常症候群（SIADH）を発症し低Na血症を認める．低Na血症では意識障害を呈するため，脳血管攣縮による症状であるのか，低Na血症によるものかを検査データも把握しながら観察していく必要がある．水分管理とNaの補正を行う必要があるが，急速にNaを補正すると橋中心髄鞘崩壊症を起こす可能性がある．
> Naの補正は，次のようにする．
> ・発症12時間以内の急性低Na血症→1～2 mEq/L/時
> ・発症24時間以降の低Na血症→0.5 mEq/L/時
> 経口摂取が可能な場合は，梅干しやスポーツドリンクなどで摂取する．

看護の実際：脳槽灌流療法

●脳室またはシルビウス裂に注入側のドレーンを，脳槽に排出側のドレーンを留置する．この際，排出側のドレーンが閉塞してしまうと急激に頭蓋内圧を亢進させてしまうため，流出量・性状などを密に観察する必要がある．

観察のポイント

排液の性状・流出状態	・液面圧の変動を確認する：脳圧モニターとして重要である ・1～2時間ごとに流出量を正確に把握する ・血性，淡血性，淡々血性，キサントクロミー，透明などの色調の変化 ・混濁・浮遊物の有無
髄液面の拍動 拍動の位置	・心拍に一致した拍動の有無
設定圧	・医師に指示された圧に設定されているか，外耳孔と0点が一致しているか
刺入部の観察	・リークの有無，発赤や熱感などの感染徴候
ドレナージ回路・ 排液バッグの確認	・回路の破損や汚染，屈曲による通過障害 ・エアフィルターの汚染
CTなどの検査結果	・くも膜下腔にある血腫のwash outが図れているかを確認する

ケアのポイント

異常時	・鮮血の流出は再破裂が考えられるため，ただちに医師に報告する ・流出や拍動が消失した場合，ただちに医師に報告する
設定圧の保持	・移動や処置時には必ずクランプをする
閉塞防止	・必要時以外のクランプは避ける
感染防止	・サイフォン内の排液貯留や逆流を避ける ・汚染時には回路・排液バッグを医師に交換してもらう ・ドレーンの刺入部からリークがないかを確認し，認めた場合には早期に医師に報告する
環境整備	・ラインやドレーンの自己・事故抜去が起きないよう，環境を整える

患者指導のポイント

安静度について説明する
・頭を上げる場合にはナースコールをするように説明する
頭痛などの症状を認めた場合には，医師・看護師に報告するように説明する

看護の実際：バルビツレート療法

- 高度の脳圧亢進状態，広範囲の脳梗塞，脳浮腫を呈する場合に，頭蓋内圧のコントロールを目的としてバルビツレート療法を行う．

観察のポイント

神経徴候	・瞳孔，バイタルサイン ・人為的に昏睡状態とし，神経徴候が消失するため，観察が困難である ・脳の鎮静レベルを把握するため，BIS モニターで脳波をモニタリングする ・頭蓋内圧の状態：脳槽・脳室ドレナージの圧や流出状態，外減圧部の緊満などの症状から頭蓋内圧の変化をとらえる ・脳圧センサーを挿入し観察する ・体温：37.5℃以上は，脳代謝亢進による頭蓋内圧上昇，脳浮腫増強をきたす
循環動態	・バイタルサイン，不整脈の有無，心不全・肺水腫徴候の有無，電解質・水分出納バランス・CVP・CTR の推移 ・血圧の低下はさらなる虚血性変化をもたらす可能性があるため，動脈圧を持続的にモニタリングして観察する
呼吸動態	・呼吸音の聴取や X 線所見，動脈血液ガスデータ ・呼吸抑制が生じるため人工呼吸器による管理とし，PaO_2 100 mmHg 以上，$PaCO_2$ 35 mmHg 前後，pH 7.3～7.6 を維持する
全身管理	・血液データ，X 線所見 ・肝・腎機能障害，止血機能障害，感染症などの二次的合併症 ・消化管出血，腸管イレウスなど

ケアのポイント

呼吸管理	・気管支腺の分泌低下により去痰が困難で，肺炎・無気肺を合併しやすい状態にある 呼吸理学療法 ・スクイージングは胸腔内圧を上昇させるため，注意して実施する ・バルビツレート減量時・中止時は気管支分泌物が増加するため，こまめに吸引するなどして肺合併症の予防に努める
循環管理	・昇圧薬を使用する際は流量が変動しないように投与する ・体温調節のため室温調節や冷罨法を実施する．薬剤使用時は血圧に留意しながら投与する
確実な薬剤投与	・正確な濃度・注入量を投与する
二次的合併症予防	・皮膚のずれや摩擦に注意しながら体位変換を行う ・高機能エアマットを選択する
近親者への援助	・意識のない状態が続くため，日々の状態について説明し不安の軽減に努める ・面会時の環境を整える

● 参考文献
1）日本脳卒中学会　脳卒中ガイドライン委員会編：脳卒中治療ガイドライン 2015. 協和企画；2015.
2）峰松一夫監，伊藤文代編：新版 国循 SCU・NCU 看護マニュアル．メディカ出版；2014.
3）児玉南海雄監，佐々木富男ほか編：標準脳神経外科学．第 12 版．医学書院；2011.
4）百田武司ほか編：エビデンスに基づく脳神経看護ケア関連図．中央法規；2013.

5 脳卒中を起こしうる疾患

脳動脈瘤

病態関連図

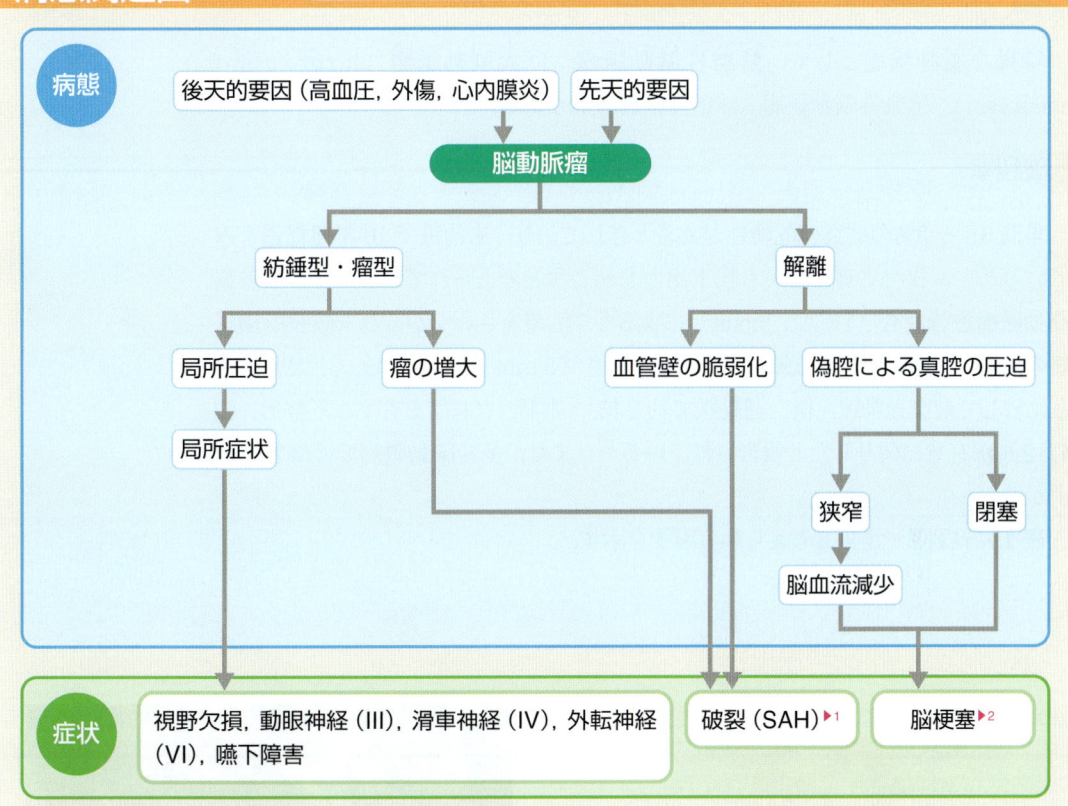

病態

後天的要因（高血圧，外傷，心内膜炎）　先天的要因
　　　　　↓
　　　　脳動脈瘤
　　　↙　　　　↘
　紡錘型・瘤型　　　解離
　↙　　↘　　　　↙　　　↘
局所圧迫　瘤の増大　血管壁の脆弱化　偽腔による真腔の圧迫
　↓　　　　　　　　　　　　　　　↙　　↘
局所症状　　　　　　　　　　　　狭窄　　閉塞
　　　　　　　　　　　　　　　　　↓
　　　　　　　　　　　　　　　脳血流減少

症状

視野欠損，動眼神経（Ⅲ），滑車神経（Ⅳ），外転神経（Ⅵ），嚥下障害　　破裂（SAH）[▶1]　　脳梗塞[▶2]

[▶1]「くも膜下出血（SAH）」の項：p.84 参照．
[▶2]「脳梗塞」の項：p.58 参照．

治療看護

- 開頭術
  - クリッピング術
  - トラッピング術
  - コーティング術
  - ラッピング術
- 脳血管内治療

破裂予防のための治療
- 適正血圧の維持：降圧薬
- 精神的安定：抗不安薬

症状の推移の観察
- 神経徴候，麻痺，意識レベル，瞳孔，頭痛

95

病態生理

　脳動脈瘤とは，脳動脈が囊状・紡錘状に拡大したものをいう．脳動脈瘤のほとんどを占める囊状動脈瘤の原因は不明である．血管分岐部の先天性中膜筋層欠損と内弾性板の断裂に，血圧と血流の負荷が加わって囊状に膨らむとする説が強いが，その成因は多様であり，単独の原因があるとは考えられていない[1]．

　くも膜下出血（SAH）を起こし破裂脳動脈瘤として発覚するばかりでなく，脳ドックにより無症候性で発見されるものや，神経徴候をきたして診断されることもある．神経徴候は脳動脈瘤が増大し近接脳神経を圧迫して出現するものであるため，急激に症状が現れた場合は脳動脈瘤増大による破裂が懸念され，早急な治療が必要となる．

　特殊な脳動脈瘤として，解離性脳動脈瘤，巨大脳動脈瘤（large/giant aneurysm），感染性脳動脈瘤，外傷性脳動脈瘤がある．

破裂率

　年間0.5〜3％の破裂の危険性があるとされており，未治療で10年間経過をみていると5〜30％の確率でくも膜下出血を起こすと考えられている．日本未破裂脳動脈瘤悉皆調査（UCAS Japan）によると，治療をされなかった未破裂脳動脈瘤の破裂リスクは全体で0.95％であり，大きさ（5mm以上），部位（中大脳動脈と比較して前交通動脈，後交通動脈で約2倍），形状（ブレブを有する不整形；図1，2）が有意に関与したと報告されている[2]．また，多発脳動脈瘤では破裂率が上がる．

　表1に破裂しやすいと考えられる因子を示す．

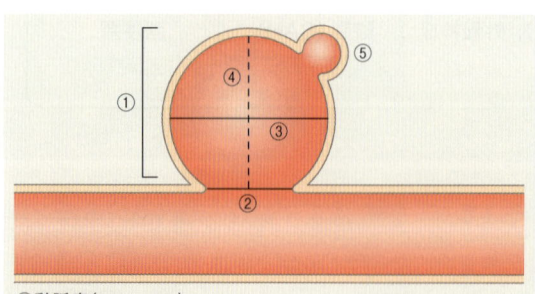

図1　脳動脈瘤の形状
①動脈瘤(aneurysm)
②ネックの幅(neck width)
③ドームの幅(dome width)
④ドームの高さ(dome height)
⑤ブレブ(bleb)→破裂部位となることが多い

（峰松一夫監，伊藤文代編：新版 国循SCU・NCU看護マニュアル．メディカ出版；2014. p.87 より）

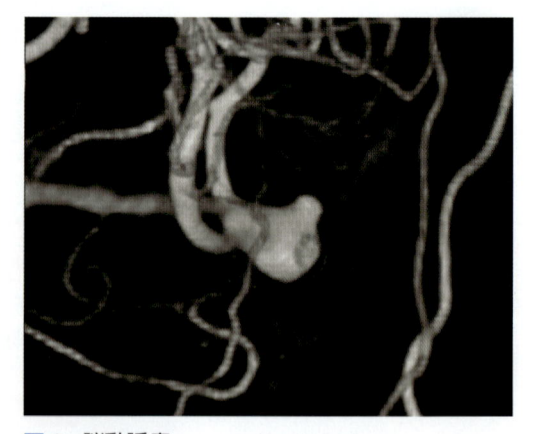

図2　脳動脈瘤

表1 破裂しやすいと考えられる因子

大きさ	大きいもの（5 mm以上）
部位	後方（脳底動脈瘤，内頸動脈－後交通動脈瘤），中央寄り（前交通動脈瘤，脳底動脈瘤）など
形状	不規則な形状，ブレブを伴う，ドーム／ネック比（瘤の幅／頸の幅）や瘤サイズと母血管の比が大きいもの
数	複数あるもの
病気・習慣	高血圧，多発性嚢胞腎症，喫煙
くも膜下出血の有無	くも膜下出血をきたした瘤に合併したもの
家族歴	同胞（兄弟姉妹）にくも膜下出血歴がある

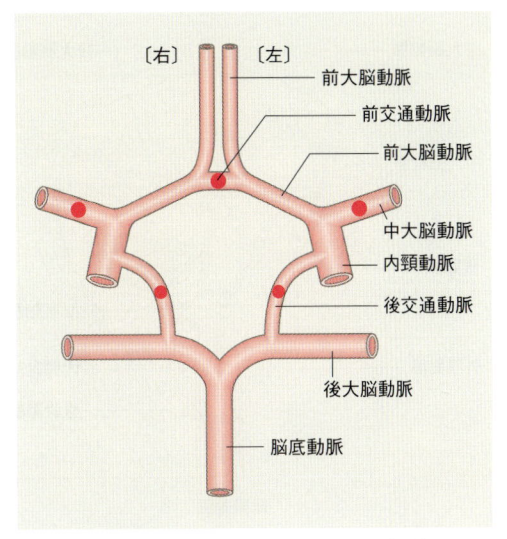

図3 脳動脈瘤の好発部位—ウィリス動脈輪

好発部位

　脳動脈瘤は太い血管の分岐部，すなわち血流が激しく衝突する動脈壁に発生しやすい．ウィリス動脈輪の前半部に圧倒的に多く，三大好発部位は内頸動脈領域（40％），前交通動脈（30％），中大脳動脈（20％）である（図3）．椎骨脳底動脈系では脳底動脈先端，椎骨動脈－後下小脳動脈分岐部などに好発するが，その頻度は5〜10％程度である[1]．

発症部位（赤字は好発部位）		破裂後の症状
内頸動脈領域（IC系；図4）	後交通動脈分岐部（IC-PC）	動眼神経（III）圧迫：複視，瞳孔散大，眼瞼下垂
	前脈絡叢動脈分岐部（IC-acho）	対側片麻痺，知覚障害，対側1/4半盲
	眼動脈分岐部（IC-ophthalmic）	視神経（II）の圧迫：視力障害，視野欠損
	内頸動脈	
	内頸動脈分岐部（IC-tip）	
	海綿静脈洞部（IC-cavernous）（巨大）	動眼・滑車・三叉・外転神経（III〜VI）の圧迫：複視・眼瞼下垂・散瞳，下垂体機能不全，海綿静脈洞症候群（外眼筋麻痺，眼球突出など）
前大脳動脈領域	前交通動脈（A-com）	神経症状，無動無言症，記銘力低下，幻覚，幻聴
	前大脳動脈（ACA）	
中大脳動脈	中大脳動脈（MCA）	片麻痺，失語
脳底動脈領域（BA系；図5）	脳底動脈尖端部（BA-tip）	動眼神経（III）麻痺
	上小脳動脈分岐部（BA-SCA）	動眼神経（III）麻痺
椎骨動脈領域（VA系；図5）	後下小脳動脈分岐部（VA-PICA）	下部脳神経麻痺：嚥下障害
	前下小脳動脈分岐部（VA-AICA）	外転神経（VI）麻痺

青字は，破裂前に圧迫による脳神経症状が生じたことがきっかけとなって発見される症候性脳動脈瘤の症状．未破裂脳動脈瘤のうちの数パーセントにみられる．

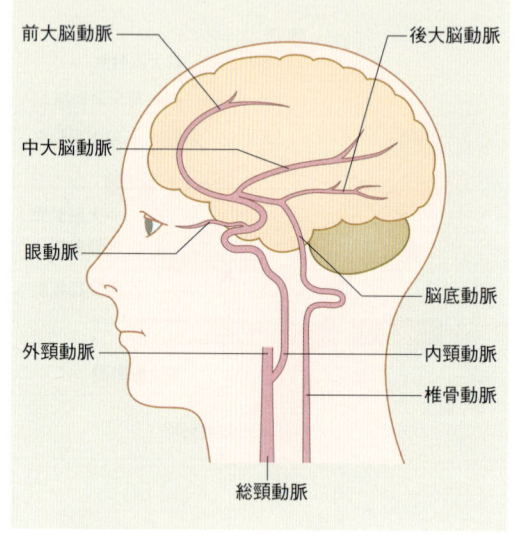

図4 内頸動脈系（横）

図5 脳動脈瘤と神経の位置関係

特殊な脳動脈瘤

●解離性脳動脈瘤

病態

　脳動脈中膜が脆弱で内膜断裂が起こると，血流が血管壁に入り込み血管壁の解離が起こる．解離は，内膜と中膜間，中膜と外膜間，中膜自体で起こる．この解離の結果，壁内血栓（血栓化偽腔）が形成され，血管（真腔）の狭窄・閉塞をきたす場合と，外膜側へ膨隆し動脈瘤の外観を呈し，出血をきたす場合がある．

症状

　症状はくも膜下出血（60％），虚血発作（35％），そのほかに頭痛などがある．発症年齢のピークは40～50代で男性に多い．外傷・高血圧症が既往歴にみられることがある．解離部位は椎骨動脈に多い．後頭蓋窩のくも膜下出血の場合，解離性脳動脈瘤を鑑別する．

●巨大脳動脈瘤（large/giant aneurysm）

病態

　最大径が2.5 cm以上のものをいう．脳動脈瘤全体の約5％を占める．女性に多い．内頸動脈，特に眼動脈部と海綿静脈洞部に好発し，脳底動脈尖端，椎骨動脈などにも多い．血管撮影では，内腔のみが描出されるので，血栓化動脈瘤の場合には大きさは実際より小さく写る場合が多い．MRIで血栓部位を含む実際の大きさがわかる[1]．

症状

　瘤による圧迫症状で発症することが多く，眼動脈部では視力障害・視野欠損，海綿静脈洞部では海綿静脈洞症候群（外眼筋麻痺，眼球突出など）などを呈する．

増大するものは内腔が部分的に血栓化しているものが多く，血栓が遊離して塞栓症を起こすことがある．くも膜下出血を起こす率も高い．

● 感染性脳動脈瘤

病態

感染によって生じる脳動脈瘤で，大部分は細菌性心内膜炎に続発する細菌性脳動脈瘤である．発生機序は，脳血管末梢に塞栓した感染性血栓により，血管外膜・中膜に炎症が起こり，血管壁が脆弱し膨隆をきたすものである．

細菌性心内膜炎の4～15％に合併し，原因菌として連鎖球菌，ブドウ球菌が多い．好発部位は中大脳動脈末梢部で，多発性，両側性もある．細菌性心内膜炎による菌血症により1～2日で発生し，破裂は1か月以内が多い．

症状

症状は感染性血栓による症状，髄膜炎による症状，脳動脈瘤破裂によるくも膜下出血の症状である．

● 外傷性脳動脈瘤

病態

頭部外傷後，1～2週間で形成される仮性脳動脈瘤で，まれに真性脳動脈瘤がある．頭部外傷後，数日～2週間前後に重篤な出血をきたし，遅発性症状悪化を引き起こすので注意が必要である．

若年男性に多く，多くは非穿通性外傷で起こる．脳動脈瘤の発生部位は，頭蓋底骨折による内頸動脈瘤，大脳鎌の損傷による前大脳動脈瘤，蝶形骨縁の損傷による中大脳動脈瘤である．

検査・診断

CT	・脳内の梗塞など，異常の有無を評価する ・脳動脈瘤のサイズが大きければ，位置や圧迫状況も確認できる
3D-CTA	・脳動脈瘤やその周囲の血管の形状を立体的に評価できる
MRA	・侵襲なく検査ができ，脳動脈瘤スクリーニングに適している
脳血管造影	・最も精度の高い検査であり，脳動脈瘤の大きさ・形・向き・血管の走行・部位・数などを評価する
バルーン閉塞試験	・巨大内頸動脈瘤などで，親動脈閉塞による治療法を選択する場合に，事前にバルーンによって試験的に血管を閉塞して，神経脱落症状の出現がないかを評価する

治療

治療適応
- 脳動脈瘤が硬膜内にある
- 大きさが 5 mm 前後より大きい：それ以下であっても，①症候性，②前交通動脈（A-com），および内頸動脈 – 後交通動脈（IC-PC）などの部位に存在する，③不整形・ブレブを有する，④瘤のサイズが増大傾向にあるなどの形態的特徴をもつ脳動脈瘤については，治療を検討することが推奨される
- 年齢が 70 歳以下：原則として患者の余命が 10 ～ 15 年以上あること

治療方法
- その他の条件が手術を妨げない限り手術が勧められる．手術が行われない場合は，脳動脈瘤の大きさ・形状の変化の観察が重要であるため，1 年以内の経過観察を行い，変化がみられた場合は手術を勧める
- 脳動脈瘤の部位や形状によって，治療方法は下記から選択される
  ・開頭術：クリッピング術[3]，コーティング術[3]，トラッピング術[3]，バイパス術[4]
  ・脳血管内治療：コイル塞栓術[5]（瘤内をプラチナコイルで充填し，血栓化させることで瘤内への血液流入を遮断する方法）

解離性脳動脈瘤	・出血症例：特に発症後 24 時間以内に再出血する危険性が高いため，外科的治療を考慮する．開頭術または血管内治療による親動脈閉塞が基本 ・虚血症例：抗凝固法，抗血小板療法を中心とした内科的治療が第一選択
巨大脳動脈瘤	・クリッピング術は困難な場合が多く，血管内治療も困難なことが多い ・多くは親動脈閉塞とバイパス術を組み合わせた治療が行われる
感染性脳動脈瘤	・治療の原則は抗菌薬投与による内科的治療である ・脳血管撮影，MRA による十分な経過観察が必要 ・脳動脈瘤破裂症例，腫瘤形成による症状出現症例，抗菌薬投与にもかかわらず増大する症例，抗菌薬治療後の残存脳動脈瘤症例では，外科的治療の対象となる

[3]「クリッピング・トラッピング術」の項：p.162 参照．
[4]「バイパス術」の項：p.187 参照．
[5]「血管内塞栓術」の項：p.150 参照．

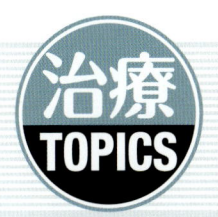

治療TOPICS 未破裂脳動脈瘤が発見された場合の対応

破裂脳動脈瘤の自然経過や治療適応，治療法の選択については未確定なものも多く，患者は医師から伝えられた情報を正確に理解することが容易ではないため，医療者は配慮しなければならない．「脳卒中治療ガイドライン2015」では，以下のことを推奨している[1]．

- 未破裂脳動脈瘤が診断された場合，未破裂脳動脈瘤の自然歴（年間出血率）などの正確な情報を患者に示し，今後の方針について文書によるインフォームドコンセントを行うことが推奨される（グレードB）．
- 未破裂脳動脈瘤診断により患者が不安をきたすことがあり，うつ症状や不安が強度の場合は必要に応じてカウンセリングを行うことを考慮してもよい（グレードC1）．
- 患者および医師のリスクコミュニケーションがうまくできない場合，他医師または他施設によるセカンドオピニオンを考慮してもよい（グレードC1）．

● 文献
1) 日本脳卒中学会　脳卒中ガイドライン委員会編：脳卒中治療ガイドライン2015. 協和企画；2015. p.229.

脳動脈瘤患者の看護

脳動脈瘤が破裂すれば，くも膜下出血といった重篤な状態を引き起こし，生命へ大きく影響を及ぼす．脳動脈瘤のある患者の看護として第一に優先されることは血圧管理に努め，脳動脈瘤の破裂を予防することである．手術までの期間は脳動脈瘤破裂をきたさないような生活指導や管理が重要となる．患者は破裂に対する不安も抱いており，精神面への援助も必要である．患者が安心して手術に臨めるような介入が求められる．

標準看護計画

観察項目

	主観的項目	客観的項目
頭蓋内圧亢進症状	頭痛，悪心・嘔吐	意識障害，瞳孔不同・共同偏視，血圧上昇，脈拍上昇
眼症状	複視，視野欠損，開眼不可	眼球位置，眼球運動制限，眼振，瞳孔不同，開眼状況
運動麻痺	脱力，しびれ，麻痺	バレー徴候，ミンガッツィーニ徴候，ドロッピングテスト，刺激に対する反応

ケア項目

血圧上昇を軽減する援助	・指示に沿った内服薬・注射薬 ・排便コントロール
内服管理	・確実な薬剤の投与
精神的サポート	・検査・治療のインフォームドコンセントに立ち会い，理解の程度や不安の有無を把握する ・状況に応じて抗不安薬の内服

患者指導項目

頭痛や悪心，神経徴候の悪化など，異常出現時は早急に報告するように説明する
確実に内服するように説明する
怒責をかけたり，過剰な運動など，急激な血圧上昇をきたす行動は避けるように説明する

看護の実際：術前

- 手術までは破裂をきたさないよう生活指導や管理が重要である．
- 国立循環器病研究センターでは，患者に術前説明を自分で聞きたいか，自分で聞かない場合は誰に聞いてもらうかを説明前に確認する．患者が自分で聞く場合には，術前説明の直前に血圧測定をし，説明時には看護師も同席する．必要に応じて，パニック障害チェックリストに沿って精神状態のチェックを行い，不安による血圧上昇に伴う破裂を回避できるように取り組んでいる．

観察・ケアのポイント

神経徴候	・術前の症状（眼症状や頭痛など）が増強していないかを観察する
血圧管理	・高血圧は脳動脈瘤に負荷を与え破裂のリスクファクターとなるため，収縮期血圧が指示範囲内となるよう，内服薬または注射薬によりコントロールする ・怒責は急激な血圧上昇・頭蓋内圧亢進をきたすため，必要に応じて排便コントロールを行う
精神的サポート	・破裂に対する不安により，精神的に不安定になる場合もある．患者の表情や言動を観察し，傾聴や説明の追加を行う ・必要に応じて抗不安薬や睡眠導入剤を投与する

看護の実際：術後

観察・ケアのポイント

開頭術	・新たな神経脱落症状がないか，術後のCTや脳血管造影検査の所見と合わせて綿密に観察を行う ・手術侵襲により軽度の脳浮腫や痙攣発作をきたすこともあるため，頭蓋内圧亢進を予防し，異常時に早期に対応することが大切である ・麻酔の影響と開頭による髄液の流出から，術後の悪心・嘔吐が続くことがあるが，可能な限り経口摂取を促す
脳血管内治療 （コイル塞栓術）	・手術操作による塞栓症予防のため凝固系のコントロールがなされるが，術後は塞栓物質による脳梗塞のリスクが残るため，治療血管だけでなく全般的な神経徴候の観察をする

● 文献
1）山浦　晶ほか編：標準脳神経外科学．第9版．医学書院；2002．p.227-230．
2）森田明夫：UCAS Japan/UCAS II．Clinical Neuroscience 2014；32（4）：435-437．

● 参考文献
1）峰松一夫監,伊藤文代編：新版 国循SCU・NCU看護マニュアル．メディカ出版；2014．p.61-62．
2）峰松一夫ほか監,国立循環器病センター看護部編：標準脳血管障害ケアマニュアル．日総研；2003．
3）馬場元毅：JJNブックス 絵でみる脳と神経—しくみと障害のメカニズム．第3版．医学書院；2009．
4）医療情報科学研究所編：病気がみえる vol.7　脳・神経．メディックメディア；2011．p.108．

5 脳卒中を起こしうる疾患

脳動静脈奇形（AVM）

AVM：cerebral arteriovenous malformation

病態関連図

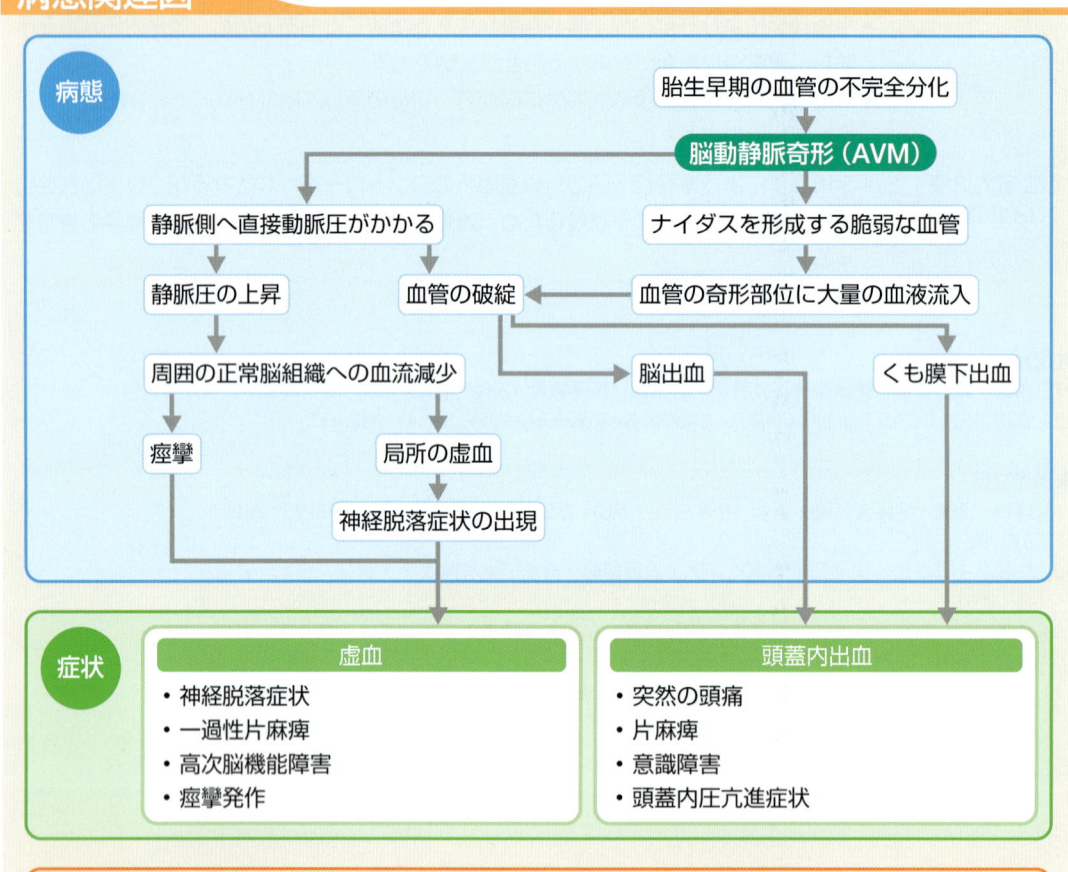

病態

胎生早期の血管の不完全分化 → 脳動静脈奇形（AVM）

脳動静脈奇形（AVM）
- → 静脈側へ直接動脈圧がかかる
  - → 静脈圧の上昇 → 周囲の正常脳組織への血流減少
    - → 痙攣
    - → 局所の虚血 → 神経脱落症状の出現
  - → 血管の破綻
- → ナイダスを形成する脆弱な血管
  - → 血管の奇形部位に大量の血液流入
    - → 血管の破綻
    - → 脳出血
    - → くも膜下出血

症状

虚血
- 神経脱落症状
- 一過性片麻痺
- 高次脳機能障害
- 痙攣発作

頭蓋内出血
- 突然の頭痛
- 片麻痺
- 意識障害
- 頭蓋内圧亢進症状

治療・看護

外科的治療
- 開頭によるナイダスの全摘出術

定位放射線治療（ガンマナイフ）治療[1]
- ナイダスを中心として大量のガンマ線を照射することでナイダスを閉塞させる

脳血管内治療
- カテーテルによるナイダスの塞栓術

内科的治療
- 手術適応のないAVMで痙攣のある場合は抗痙攣薬を投与

適応とリスクに応じてこれらの治療を組み合わせる[2]

▶1 「特殊な治療」の項：p.200 参照．
▶2 表2：p.107 参照．

病態生理

通常,血液は動脈から静脈へ毛細血管を通って流れているが,動静脈奇形(AVM)は栄養血管である流入動脈(feeder)から異常血管の塊であるナイダス(nidus)を介して動脈血が直接流出静脈(drainer)に流れる血管の先天性奇形である(図1).

血液が毛細血管を介さず流出静脈に流れ込むことにより,静脈圧が上昇して周辺組織は還流障害をきたす.また,奇形部位に大量の血液が流れ込み周囲の正常脳組織への血液が減少する(盗血現象[*1]).正常神経組織への血流減少により,神経脱落症状の進行や痙攣発作を起こす.ナイダスを形成する脆弱な血管や静脈側に直接動脈圧がかかるため,静脈圧が上昇し血管が破裂し出血しやすい状態となっている.

脳動脈瘤を合併していることも多く,AVM出血にかかわるリスクファクターの一つとされる.

平均年齢35歳と若年者に多く,年間,人口10万人に対し1〜2人の割合で発現するといわれている[1).発症様式は,くも膜下出血と脳実質内出血の合併を示すことが多く,また脳室内出血の形をとることもある.

[*1] 盗血現象:AVMの血管には血流の調節機構がないため,多量の血液がナイダスに流入することで周囲の正常脳への血流が低下すること.

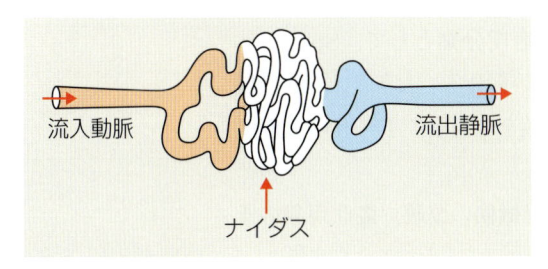

図1 AVMの構造

検査・診断

検査	目的	画像所見
CT	・出血の有無と程度の判定 ・造影CTではナイダスが描出される	・単純CTでは高吸収域と低吸収域が混在 ・造影CTではナイダス部が著明に増強され,不規則な小塊の集合として描出される
MRI	・血腫を伴うAVMが描出される ・ナイダスや血管が異常血管として描出される	・ナイダスや流入・流出管は,低吸収域ないし無信号領域として認められる ・周囲の虚血部位や血腫は高吸収域として認められる

検査	目的	画像所見
脳血管撮影	・ナイダスと流入・流出血管の正確な部位と全体像を把握することで手術適応を判定	・流入動脈は複雑であり，6-vessel study（左右の内頸動脈・椎骨動脈・外頸動脈の撮影）を行う ・不規則な血管腫様のナイダスに，拡大した動脈が早期に流入し，拡大蛇行した流出静脈が動脈相で造影される

治療前　治療後
⇐：ナイダス，←：流入動脈，←：流出静脈．

治療

　原則として，ナイダスの全摘出を目的とするため外科的摘出術が望ましいが，AVMの大きさや合併症の可能性などを十分に検討して治療計画を立てる必要がある．治療の方法として，外科的治療，脳血管内治療，定位放射線治療，内科的治療がある．

　手術治療の難易度を客観的に評価するための重症度分類として，Spetzler-Martin（スペッツラー・マーチン）分類（表1）が用いられる．大きさ，周囲の機能的重要性，流出静脈の型の3つのカテゴリーの点数を合計して1～5の重症度を判定し，治療方針が決定される（表2）．

　手術の目的は，出血（再出血）の防止，痙攣や神経徴候の改善，盗血現象の予防である．

表1　脳動静脈奇形に関する Spetzler-Martin 分類（1986）

	特徴	点数
大きさ	小（＜3 cm）	1
	中（3～6 cm）	2
	大（＞6 cm）	3
周囲の機能的重要性[*2]	重要でない（non-eloquent）	0
	重要である（eloquent）	1
導出静脈の型	表在性のみ	0
	深在性	1

大きさ，周囲脳の機能的重要性，導出静脈の型の合計点数を grade とする．
重症度（grade）＝（大きさ）＋（機能的重要性）＋（導出静脈の型）＝（1，2，3）＋（0，1）＋（0，1）

（Spetzler RF, et al.：A proposed grading system for arteriovenous malformations. J Neurosurg 1986；65：476-483 より）

[*2] 機能的重要性：知覚・運動野，言語中枢，視野領域，視床下部や視床，内包，脳幹，小脳脚や深部の小脳核．

表2 Spetzler-Martin分類の重症度（grade・点数）と「脳卒中治療ガイドライン2015」が推奨する治療

Spetzler-Martin分類の重症度 grade（点数）[*3]	「脳卒中治療ガイドライン2015」が推奨する治療
1（1）	外科的切除（グレードC1）
2（2）	
3（3）	外科的手術または塞栓術後外科的手術の併用（グレードC1）
4（4）	出血例，動脈瘤合併例，症状が進行性に悪化する例以外は保存療法（グレードC1）[*4]
5（5）	

（日本脳卒中学会　脳卒中ガイドライン委員会編：脳卒中治療ガイドライン2015．協和企画；2015．p.160をもとに筆者作成）

[*3] 表1の計算式で求めた点数．
[*4] 手術をする場合，慎重な検討が必要．

治療の種類	方法	利点	リスク
外科的治療	・開頭によるナイダスの全摘出術 ・ナイダスの近くで流入動脈を1本ずつ閉塞切離し，最後に流出静脈を閉塞切離，ナイダスを全摘出する	・最も確実で有効な根治術であり，即時性がある	・6 cmを超える大きいものや深部動静脈奇形を神経脱落症状なく摘出することは困難である
脳血管内治療[▶3]	・カテーテルによるナイダス塞栓術	・ナイダス塞栓術や栄養血管塞栓術によって，大きなナイダスを有するAVMの外科的治療の出血のリスクを軽減させる	・根治に至らない部分の塞栓術は出血の危険性を増加させる可能性もある ・外科的治療や放射線治療の前処置として行われることが多く，脳血管内治療単独での根治は困難である
定位放射線治療（ガンマナイフ治療）	・ナイダスを中心として大量のガンマ線を照射することでナイダスを閉塞させる ・AVM内の血管の内皮細胞障害から平滑筋細胞の肥厚が起こり，徐々に狭窄・閉塞をきたす	・摘出が困難なAVMの治療として，あるいは3 cm以下のAVMの一次治療としてガンマナイフ治療が行われる	・ガンマナイフ治療後も完全閉塞するまでは未治療と同程度の再出血の危険性は残っており，治療後の周囲脳の浮腫や遅発性放射線壊死などの問題がある ・閉塞まで約3年かかる
内科的治療	・手術適応のないAVMで痙攣がある場合は抗痙攣薬を投与	・手術によるリスクを回避	・出血の危険性が常にある

[▶3] 「血管内塞栓術」の項：p.150参照．

脳動静脈奇形（AVM）患者の看護

標準看護計画

　ナイダス周囲の循環障害，ナイダスや怒張した静脈による圧迫，小出血による萎縮と瘢痕形成などによるくも膜下出血や痙攣発作に注意する．

観察項目

	主観的項目	客観的項目
頭蓋内出血	悪心・嘔吐，痙攣の前兆	痙攣
神経徴候	しびれ	意識障害，眼位，片麻痺，失語，高次脳機能障害
循環動態	虚血症状	血圧，脈拍
呼吸状態	呼吸困難	呼吸数・様式，経皮的酸素飽和度（SpO$_2$）
頭蓋内圧亢進症状	頭痛，悪心・嘔吐	意識レベルの低下，うっ血乳頭，瞳孔不同，血圧上昇，徐脈，緩慢呼吸
盗血現象	手足や口のしびれ，動かしにくさ	痙攣，神経脱落症状と悪化の有無

ケア項目

循環管理	・点滴や内服薬による血圧管理 ・腹臥位や過度に頸部を屈曲させた体位をとらせない ・排便コントロールを行い，怒責を避ける ・頭痛の緩和 ・体温コントロールを行い，高体温を避ける ・ケアは分散させ，二重負荷をかけない
呼吸管理	・正確な酸素投与 ・短時間の吸引操作
抗痙攣薬の確実な与薬	・血中濃度を適切に保てるよう投薬時間を守る
急変時の早期発見・対応	・痙攣や脳出血時に脳へのダメージを最小限にとどめるよう，異常時には速やかに医師への報告を行う
指示内での安静度の拡大	・過度な安静により廃用症候群をきたさないようにする
精神的サポート	・出血や痙攣が起こるかもしれない不安を理解してかかわる

患者指導項目

服薬指導	・薬の自己中断をしない ・抗痙攣薬には眠気など副作用があるため，車の運転はしない
頭痛や痙攣の前兆，麻痺の悪化などがあれば，すぐに知らせるよう説明する		
根治するまでは出血（再出血）の危険性は変わらないことを理解してもらう		

看護の実際

- 術前：根治するまでは出血（再出血）のリスクは変わらないため，血圧管理と神経脱落症状の悪化に注意が必要である．
- 術後：NPPBのリスクのため厳重な血圧管理が必要であり，バルビツレート療法を行うこともある．

> **気をつけよう！**
> ◎ナイダスの摘出術後に周囲の脳浮腫や脳出血をきたすNPPB（normal perfusion pressure breakthrough）に注意が必要．NPPBは大きなAVMで起こりやすい．術前，盗血されていた血管は脳血流自動調節能を失っており脆弱なため，術後に周囲脳組織が急に灌流されることで破綻するとされている．術後数時間から1週間程度は厳密な血圧管理を行い，意識レベルの低下や神経徴候の観察を密に行う必要がある．

観察のポイント

頭痛	・突然の頭痛は頭蓋内出血の可能性がある
痙攣	・以前に痙攣を経験している場合，痙攣発作の前兆を自覚している場合がある．前兆は人によってさまざまで，頭痛やしびれ，違和感などとして訴える．前兆を察知することで痙攣への早期対応が可能となる ・痙攣は，頭蓋内出血や盗血現象による虚血などを示唆することがあるため，早急に画像での確認が必要である
悪心	・頭蓋内出血や脳浮腫などの頭蓋内圧亢進症状により悪心が出現する ・悪心により血圧上昇をきたし，出血のリスクが増加する可能性がある
神経脱落症状の悪化	・AVMの増大，頭蓋内出血を示唆する

ケアのポイント

　患者によっては死や重篤な後遺症を連想させる疾患であることを理解したうえで接する．

　年間の出血率が3%であることは，約30年間で1回の出血が起こる可能性を示しており，当面のリスクはそれほど高くないため，過度の不安をもたせないようにする．

患者指導のポイント

抗痙攣薬を飲むとぼんやりしたり調子が悪いと感じて，患者は内服を自己中断する可能性があるため，その際は必ず医療者に相談し自己中断しないよう説明する．

●文献
1) 窪田　惺編：脳神経外科バイブルⅠ　脳血管障害を究める．永井書店；2001．p.105-112, 281-304.

●参考文献
1) 医療情報科学研究所編：病気がみえる vol.7　脳・神経．メディックメディア；2011. p.122-123.
2) 橋本信夫編：ナースのための脳神経外科．改訂第2版．メディカ出版；2001．p.200-206.
3) 菊田健一郎ほか：脳血管奇形の治療．レジデント 2012；5（1）：88-95.
4) 峰松一夫ほか監，国立循環器病センター看護部編著：標準脳血管障害ケアマニュアル．日総研；2003．p.148-153.
5) 松下亮一：脳動静脈奇形．松谷雅生ほか監：脳・神経・脊髄イラストレイテッド―病態生理とアセスメント（月刊ナーシング 増刊）．学研；2009. p.96-97.
6) 山浦　晶ほか編：標準脳神経外科学．第10版．医学書院；2005．p.215-218.
7) 太田富雄編：脳神経外科学．改訂11版．金芳堂；2012．p.929.

5 脳卒中を起こしうる疾患

硬膜動静脈瘻（dural-AVF）

dural-AVF：dural arteriovenous fistula

病態関連図

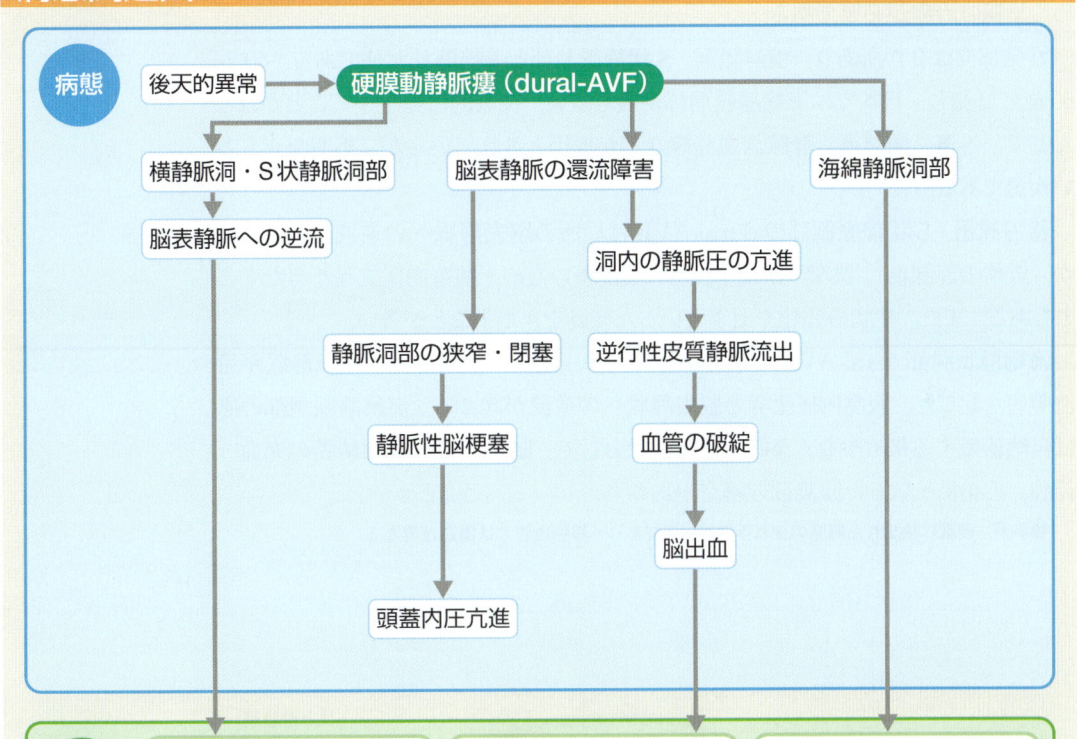

病態

後天的異常 → **硬膜動静脈瘻（dural-AVF）**

- 横静脈洞・S状静脈洞部
  - 脳表静脈への逆流
- 脳表静脈の還流障害
  - 洞内の静脈圧の亢進
    - 静脈洞部の狭窄・閉塞
      - 静脈性脳梗塞
        - 頭蓋内圧亢進
    - 逆行性皮質静脈流出
      - 血管の破綻
        - 脳出血
- 海綿静脈洞部

症状

横静脈洞・S状静脈洞部
- 拍動性耳鳴
- 血管雑音（後耳介部に強い）
- 頭痛・眼痛
- うっ血乳頭・視力障害

頭蓋内出血
- 突然の頭痛
- 片麻痺
- 意識障害
- 頭蓋内圧亢進症状

海綿静脈洞部
- 眼球突出
- 眼球結膜の充血・浮腫
- 心拍に一致した眼窩部〜側頭部での血管雑音
- 眼球運動障害（外転神経麻痺が多い）

治療・看護

脳血管内治療
- 経動脈的塞栓術（TAE）
- 経静脈的塞栓術（TVE）

定位放射線治療（ガンマナイフ治療）
- 大量のガンマ線を照射することで血管を閉塞させる

外科的治療
- 静脈洞遊離術

内科的治療
- 無症候性で皮質静脈への逆流を認めない場合は経過観察

3 疾患別看護

病態生理（図1, 2）

　硬膜動静脈瘻（dural-AVF）は硬膜に発生した動静脈の瘻シャントで，硬膜動脈からなる流入動脈から毛細血管を介さずに，通常の流出静脈や脳表静脈に流出する．動脈血が直接静脈系に流入するため静脈圧が亢進し，各種症状を呈する．脳表静脈への逆流は静脈高血圧をきたし，静脈性脳梗塞や脳出血の原因となるため，早期の治療が必要である．

　好発部位は2か所あり，横静脈洞・S状静脈洞部と海綿静脈洞部である．40～60歳に好発し，日本では海綿静脈洞部が最も多い．後天的に発生することがほとんどで，外傷，開頭術，静脈洞血栓症などが原因とされているが，不明な点も多い疾患である．

　横静脈洞・S状静脈洞部のdural-AVFは局所の脳表静脈への逆流が起こるほか，近傍の静脈洞[*1]狭窄・閉塞を伴うことが多いため，頭蓋内圧亢進をきたすこともある．また，症状の悪化や改善といった変動をきたすことが多い．

　海綿静脈洞部dural-AVFでは海綿静脈洞の圧上昇，上眼静脈や脳表静脈が還流障害を起こし，眼窩内圧上昇と脳表静脈への逆流が起こる．海綿静脈洞部の瘻は自然治癒する例も少なくない．三大症状として，眼球突出，眼球結膜の充血・浮腫，心拍に一致した眼窩部の雑音がある．

[*1] 静脈洞：硬膜に挟まれた静脈の流れるスペースであり，静脈血管とは構造が異なる．

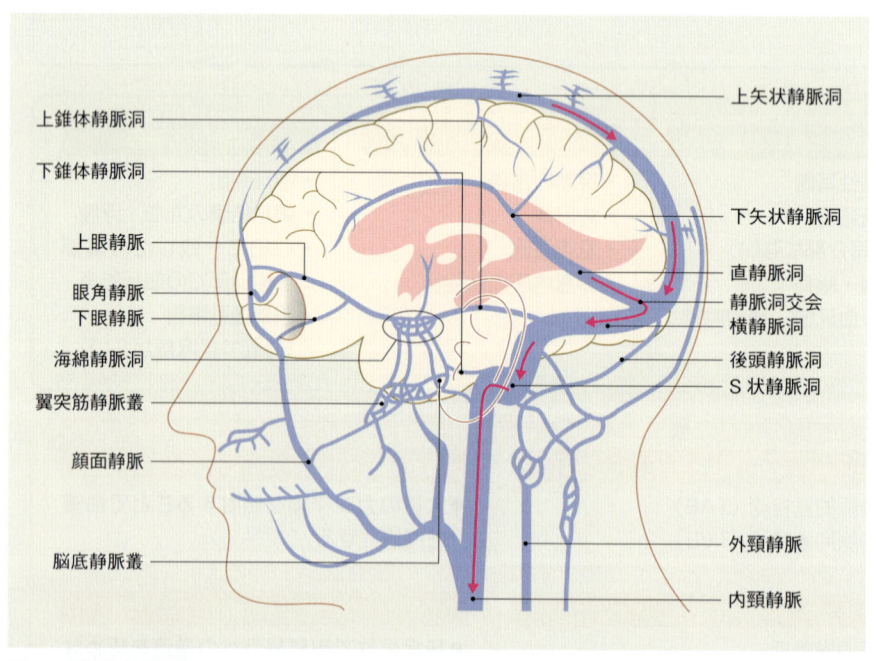

図1　静脈洞の位置
（平松匡文ほか：硬膜動静脈瘻．Brain 2013；3〈5〉：395 より一部追加〈矢印を追加〉）
静脈は，上矢状静脈洞→静脈洞交会→（左右）横静脈洞→S状静脈洞→内頸静脈へと走行する．

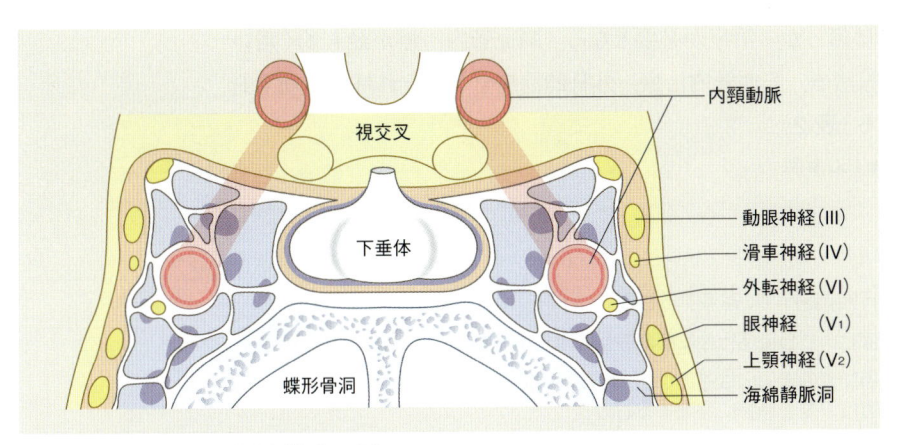

図2 海綿静脈洞部冠状断（後方から）
(医療情報科学研究所編：病気がみえる vol.7 脳・神経. メディックメディア；2011. p.145 より)

海綿静脈洞部は，洞の内部に内頸動脈と外転神経が通っており，外壁には動眼神経，滑車神経などが通っている．このため，神経圧迫によって眼球運動障害や複視をきたす．

検査

検査	目的	画像所見
CT	・出血，梗塞の確認	・単純CTで出血による高吸収域と梗塞や浮腫による低吸収域が確認できる
MRI MRA	・CT同様に出血，梗塞，脳浮腫の確認 ・MRAでは動静脈（A-V）シャントを確認	・流入・流出血管は低信号ないし無信号域として確認できる ・梗塞や脳浮腫は高信号域として確認できる
脳血管撮影	・流入・流出血管の正確な位置を確認し，全体像を把握することで原因の検索，治療方針を決定する ・6-vessel study（左右の内頸動脈，椎骨動脈，外頸動脈の撮影）が必要になる	・硬膜を栄養する動脈が発達し，血流が瘻を介して静脈に流れ込むため，動脈相で静脈系が描出される

治療

　脳血管内治療[▶1]が第一選択であり，シャントポイントおよびその下流の静脈をプラチナコイルなどで塞栓する（経静脈的塞栓術〈TVE〉）か，液体塞栓物質を用いて動脈側からシャントを閉塞する経動脈的塞栓術（TAE）が行われる．しかし，「脳卒中治療ガイドライン2015」によると，無症候性で脳血管撮影にて皮質静脈への逆流を認めない硬膜動静脈瘻では経過観察が第一選択で，MRIによる経時的検査を行うことを考慮する（グレードC1）[1]とされている．

　術前の検査では頭蓋内静脈への逆流の有無を確認して，手術の目的が症状の緩和のみか，頭蓋内出血や梗塞の予防であるのかを見極める必要がある．脳血管撮影の所見からBorden分類（**表1，図3**）などをもとに治療計画を立てるが，Borden Type II, III では何らかの治療が必要となる．脳血管内治療が最も多く用いられているが，放射線治療，脳血管内治療，外科的治療をそれぞれ併用し効果的な治療方法を選択する（表2）．

▶1 「血管内塞栓術」の項：p.150 参照．

表1 Borden 分類

Type I	静脈洞に順行性/逆行性に還流するもの
Type II	静脈洞に還流し，さらに逆行性に脳表静脈に還流するもの
Type III	静脈洞に入るがその末梢には還流せず，脳表静脈に還流するもの 静脈洞から直接，脳表静脈に還流するもの

（Borden JA, et al.：A proposed classification for spinal and cranial dual arteriovenous fistulous malformations and implications for treatment. J Neurosurg 1995；82：166-179 より）

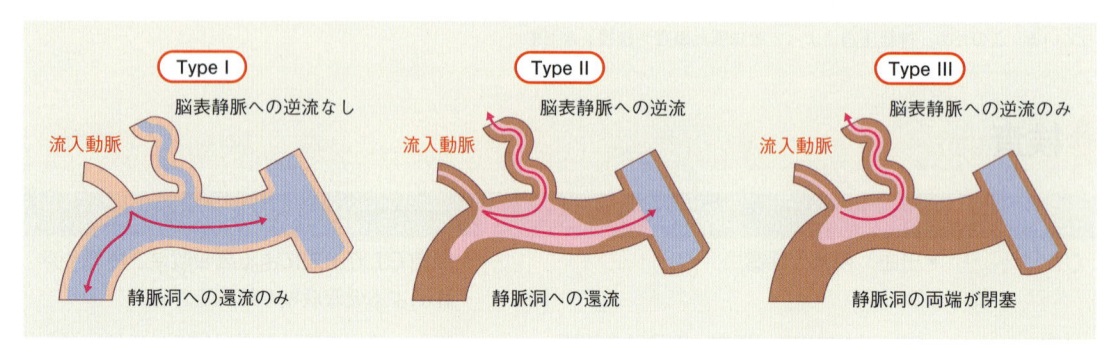

図3 Borden 分類
（平松匡文ほか：硬膜動静脈瘻．Brain 2013；3〈5〉：396 より）

表2 Borden 分類別の治療方法

Borden 分類	治療方法
Type I	・経過観察 ・脳血管内治療 ・定位放射線治療（ガンマナイフ治療）　　症状が強い場合はいずれかが選択される
Type II	・脳血管内治療（TVE＞TAE） ・外科的治療 ・定位放射線治療（ガンマナイフ治療）
Type III	・脳血管内治療（主に TAE，静脈洞両端閉塞の場合は TVE もあり） ・外科的治療 ・定位放射線治療（ガンマナイフ治療）

	方法	特徴
脳血管内治療	経静脈的塞栓術（TVE） • 瘻の静脈側をコイルなどで塞栓し，動静脈短絡を遮断する • 開頭により直接静脈洞を穿刺しコイル塞栓術を行う	• 根治性が高く第一選択となる 合併症 • コイルの過剰使用による脳神経麻痺 • 術中や不完全閉塞後の脳静脈逆流の増加による出血性合併症
	経動脈的塞栓術（TAE） • 動脈側から液体塞栓物質（NBCA）[*2]を使って閉塞させる	• 罹患静脈洞が正常静脈還流にも関与している，もしくはアクセス困難な場合に主に行われる • 液体塞栓物質の効果的な使用には熟練した技術を要する 合併症 • 脳神経の栄養血管閉塞による神経障害 • 脳動脈や皮質静脈へのNBCAの迷入による脳梗塞もしくは脳出血
定位放射線治療（ガンマナイフ治療）	• ガンマ線を照射することによって瘻を閉塞させる	• 完治には時間を要する • シャント量減弱のため脳血管内治療と併用されることもある
外科的治療	• 開頭し，硬膜から脳の静脈系へ逆流しているルート（血管）をクリップで止めたり焼き切ったりすることで遮断する	• カテーテル治療が困難な部位（前頭蓋窩，小脳テントなど）に病変がある場合に選択される

[*2] 現在は脳動静脈奇形で用いられるOnyx™の治験も進行中である．

硬膜動静脈瘻（dural-AVF）患者の看護

標準看護計画

静脈還流障害による頭蓋内圧亢進や出血性梗塞に注意する．
術後の症状の悪化に注意する．

観察項目

	主観的項目	客観的項目
神経徴候	横静脈洞・S状静脈洞部：頭痛，眼痛，拍動性耳鳴，病側の頭頂葉の症状	横静脈洞・S状静脈洞部：血管雑音の聴取，うっ血乳頭
	海綿静脈洞部：複視	海綿静脈洞部：眼球突出，眼球結膜の充血・浮腫，血管雑音の聴取，外転神経麻痺，外眼筋麻痺，動眼神経麻痺，三叉神経麻痺，滑車神経麻痺
頭蓋内圧亢進症状	頭痛，悪心・嘔吐，視力障害	意識レベルの低下，うっ血乳頭，瞳孔不同，血圧上昇，徐脈，緩慢呼吸
痙攣発作	痙攣の前兆	痙攣の部位，持続時間

ケア項目

頭蓋内圧亢進予防	・点滴や内服薬による血圧管理 ・短時間の吸引操作 ・腹臥位や過度に頸部を屈曲させた体位をとらせない ・排便コントロールを行い，怒責を避ける ・頭痛の緩和 ・体温コントロールを行い，高体温を避ける ・ケアは分散させ，二重負荷をかけない
指示内での安静度の拡大	・症状の悪化や血圧変動に注意しながら日常生活動作（ADL）を上げていく
急変時の早期発見・対応	・痙攣，脳出血，脳梗塞の徴候を察知し早期に対応する
精神的サポート	・血管雑音により不眠やストレスが大きいことを理解してかかわる

患者指導項目

症状の悪化時や新たな神経徴候の出現時には出血や梗塞のリスクがあるため，すぐに知らせるよう説明する	
疾患に対する知識の提供	・疾患に対する理解度に合わせて知識を提供する ・医師からの説明の際は同席して，理解度に合わせて補足説明をする
服薬指導	・抗痙攣薬などの確実な内服

看護の実際

観察のポイント

　短絡（シャント）のある静脈洞の部位によって症状が異なるため，それぞれの病態を理解したうえで観察する．症状のみであるのか，逆流を伴っているのか病態を把握しておく．術前の耳鳴の消失は，静脈閉塞による脳表静脈への逆流の出現の可能性もあるため，要注意である．

　海綿静脈洞部に関しては，多くの神経が走行しているため，外転神経，動眼神経，三叉神経，滑車神経，それぞれの麻痺の症状の観察方法を身につけておく．

ケアのポイント

　脳表静脈への逆流を伴う場合は，出血のリスクが高いことを念頭において，血圧変動をきたさないケアを行うことが必要である．

患者指導のポイント

　常に耳鳴などがあることで精神的ストレスを受けやすく，不安を抱きやすい．患者に起こっている症状を理解し，共感的態度で接する．また，過度な不安をもたせないよう，出血や梗塞のリスクの度合いを主治医から説明してもらい正しく認識してもらう．

● 文献
1) 日本脳卒中学会　脳卒中ガイドライン委員会編：脳卒中治療ガイドライン 2015. 協和企画；2015. p.165.

● 参考文献
1) 峰松一夫ほか監，国立循環器病センター看護部編：標準脳血管障害ケアマニュアル．日総研；2003. p.155-160.
2) 保谷克巳：硬膜動静脈瘻．松谷雅生ほか監：脳・神経・脊髄イラストレイテッド―病態生理とアセスメント（月刊ナーシング 増刊）．学研；2009. p.98-99.
3) 山浦　晶ほか編：標準脳神経外科学．第10版．医学書院；2005. p.218-221, 271.
4) 窪田　惺：脳神経外科バイブル I　脳血管障害を究める．永井書店；2001. p.113-121.
5) 大井静雄編著：脳神経外科ケアマニュアル．照林社；2005. p.144.
6) 平松匡文ほか：硬膜動静脈瘻．Brain 2013；3（5）：394-401.
7) 医療情報科学研究所編：病気がみえる vol.7　脳・神経．メディックメディア；2011. p.144-147.

5 脳卒中を起こしうる疾患

もやもや病

病態関連図

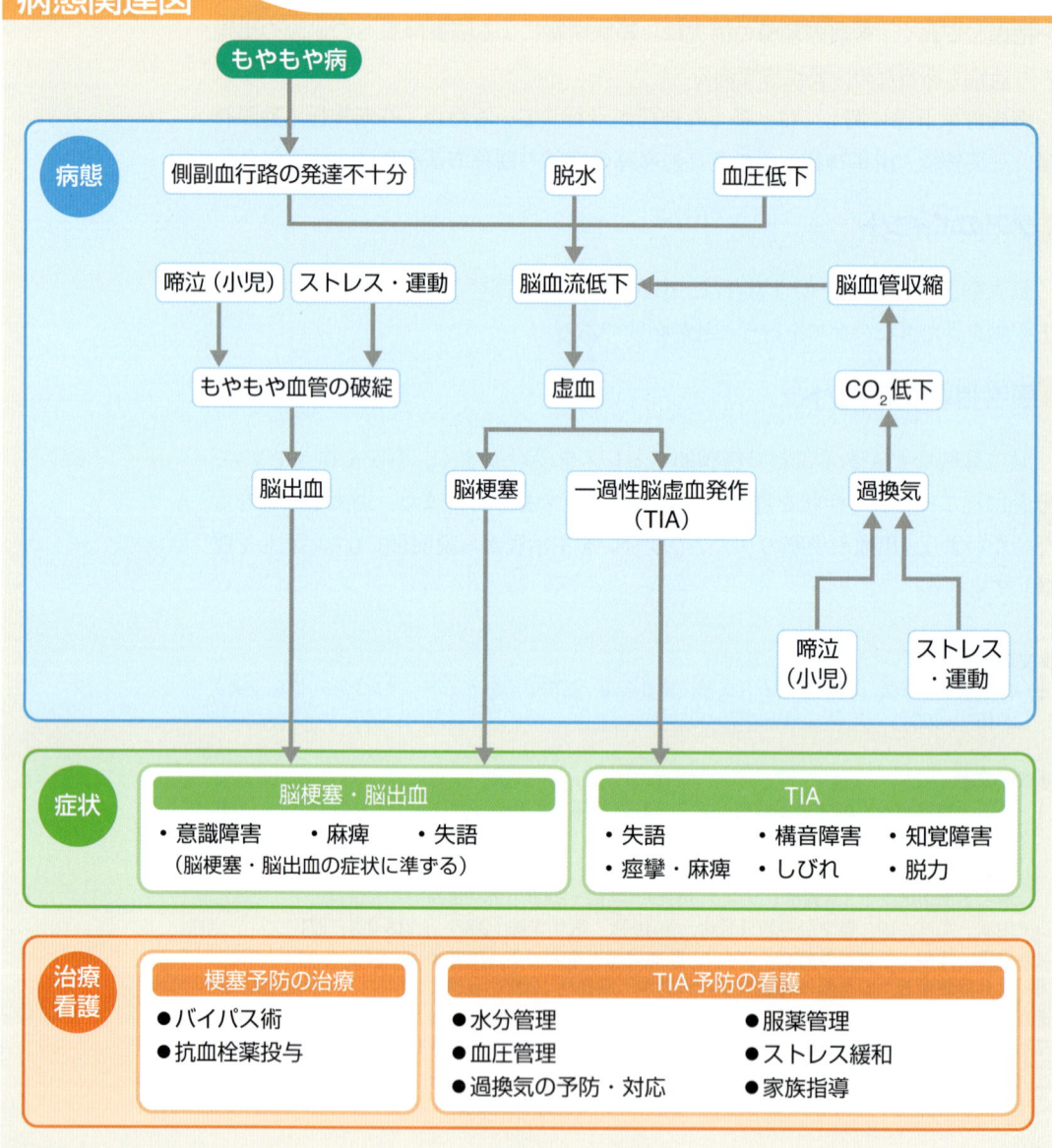

病態

もやもや病
→ 側副血行路の発達不十分
脱水・血圧低下 → 脳血流低下 ← 脳血管収縮 ← CO_2低下 ← 過換気 ← 啼泣（小児）／ストレス・運動

啼泣（小児）・ストレス・運動 → もやもや血管の破綻 → 脳出血

脳血流低下 → 虚血 → 脳梗塞／一過性脳虚血発作（TIA）

症状

脳梗塞・脳出血
・意識障害　・麻痺　・失語
（脳梗塞・脳出血の症状に準ずる）

TIA
・失語　・構音障害　・知覚障害
・痙攣・麻痺　・しびれ　・脱力

治療看護

梗塞予防の治療
● バイパス術
● 抗血栓薬投与

TIA予防の看護
● 水分管理　● 服薬管理
● 血圧管理　● ストレス緩和
● 過換気の予防・対応　● 家族指導

病態生理

　もやもや病とは，両側の脳主幹動脈である内頸動脈の終末部と前中大脳動脈の近位部（ウィリス動脈輪部）に狭窄あるいは閉塞があり，かつその付近の脳底部に網状のもやもやとした異常血管像を認め，広範な側副血行路が描出されるものをいう．発症形式として出血型と虚血型がある．

　出血型では，側副血行路として機能している血管網は脆弱であるため，この血管が破綻することで脳室内出血や脳内出血をきたす．虚血型は，ウィリス動脈輪部での閉塞や狭窄が原因となり，側副血行路の機能が一時的に不十分になったときに脳の虚血が起こると考えられている．また，小児では，啼泣や熱いものをフーフー冷ますことなどにより過換気となり，CO_2の低下をきたすことで一過性脳虚血発作（TIA）症状を起こすことが多い．

疫学

　小児では大部分が虚血型で発症する[*1]のに対し，成人では出血型で発症することが多い．年間発症率は10万人あたり0.35〜0.5人と推定されている．日本では年間約400〜500人程度の新患の登録があり，常に約4,000人の患者がいる．男女比は1：1.7，好発年齢は5〜10歳と30〜40歳の二峰性を示す．約15%に家族歴があるとされている．

[*1] 小児は，側副血行路としてのもやもや血管が十分に発達していない場合が多いこと，脳の酸素代謝率が成人と比較して高いことから，少しの脳血流量の低下でも脳代謝障害をきたすため，虚血発作が頻発する．

症状

小児[*2]	一過性片麻痺，痙攣発作，失神発作，言語・感覚・意識障害，頭痛，不随意運動，視力・視野障害，精神・知能障害
成人	小児同様の虚血症状あるいは出血による片麻痺，失語症など

[*2] 低年齢での発症で脳梗塞を起こすことが多い．

検査・診断

脳血管撮影	・最も重要な検査である ・両側内頸動脈の終末部付近で閉塞あるいはそれに近い狭窄をみる ・異常な血管網が脳底部にみられる（➡） ・椎骨動脈系や外頸動脈系からの側副血行路が描出される 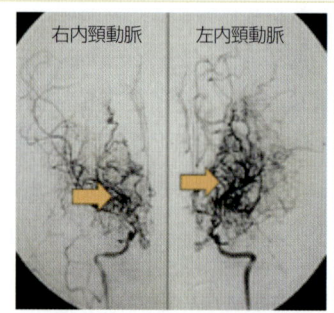 （国立循環器病研究センター：循環器病情報サービスより）
脳血流検査 （SPECT，PET）	・SPECT：患側の血流低下や脳循環予備能の低下がみられる．薬剤負荷時には，血管拡張を誘発するため検査後に頭痛・しびれや気分不調，まれに神経徴候の悪化をきたすことがある ・PET：患側の血流低下や貧困灌流の有無をみる 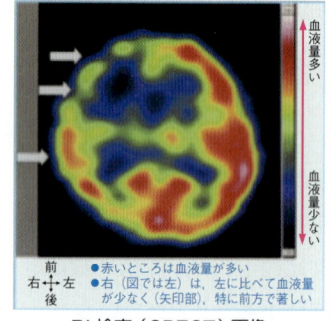 RI 検査（SPECT）画像 （国立循環器病研究センター：循環器病情報サービスより）
CT（単純，造影）	・多発性の皮質・皮質下梗塞による低吸収域，脳萎縮像，脳室拡大像，および頭蓋内出血による高吸収域をみる
Xe-CT	・Xe（キセノン）ガスを用いて脳血流を三次元的に測定する ・患側の血流低下や脳循環予備能の低下がみられる
MRI	・もやもや血管を示す櫛状の低信号域がみられる
脳波	・小児で実施されることが多い ・安静時に後頭部優位の徐波を認め，過呼吸をさせると全般に徐波が出現した後，一度元の状態に戻り再度徐波が出現する

治療

内科的治療	外科的治療	
・頭蓋内出血の予防 ・虚血の進行防止のため血流改善薬・抗血小板薬，ステロイド薬，脳血管拡張薬の投与	バイパス術	・浅側頭動脈 – 中大脳動脈（STA-MCA）バイパス術[1] ・側頭筋接着術（EMS） ・その他 　・浅側頭動脈 – 硬膜縫合術（EDAS） 　・脳表 – 側頭筋接着術と浅側頭動脈 – 硬膜縫合術（EDAMS） 　・大網移植術

[1]「バイパス術」の項：p.187 参照．

もやもや病患者の看護

標準看護計画

　TIA[2]や脳梗塞，脳出血の出現に注意して，症状の観察，日常生活動作（ADL）援助を行う．小児では，啼泣によりTIAが誘発されるため，不安の軽減や家族への指導が重要である．
　術後[3]は，吻合部出血や閉塞をきたさないように血圧管理を中心とした循環管理が必要である．

[2]「一過性脳虚血発作（TIA）」の項：p.48 参照．
[3]「バイパス術」の項：p.187 参照．

観察項目

	主観的項目	客観的項目
神経徴候	しびれ，脱力，呂律困難，上下肢・顔の違和感，前駆症状	意識レベル，麻痺の有無・程度，瞳孔，TIA発作の持続時間・頻度・誘因
バイタルサイン		血圧，脈拍，体温，水分出納バランス
頭痛	痛みの程度，持続時間	随伴症状

ケア項目

TIA出現時の対応	・観察項目に沿った観察，飲水・安静を促す
血圧管理	・血圧上昇因子（寒冷刺激，怒責，睡眠不足）・降圧因子の除去 ・脱水予防，発熱時の対応
過換気予防	・過換気や啼泣の誘因の除去 ・過換気の対応：紙袋などを口に当てる
不安の軽減	・訴えの傾聴 ・睡眠状態の観察
内服管理	・抗凝固薬の確実な投与

患者指導項目

TIA予防	・脱水や過換気がTIAを誘発することを説明する
血圧管理の必要性	・血圧上昇因子と予防方法について説明する：排便コントロール，禁煙，ストレス，寒冷刺激など
服薬指導	・薬剤師と連携し確実な服薬ができるよう指導する

看護の実際：内科的治療，術前

観察・ケアのポイント

　TIA症状をはじめとする症状，バイタルサインの変化，TIAを誘発する因子の有無について観察を行い，TIA予防に努める．

　脱水により，TIAや脳梗塞を起こすことがあるため，飲水の必要性について指導し，水分出納バランスに注意して観察を行う．

患者指導のポイント

　TIA発作が頻発することで脳梗塞を起こすリスクは高くなるので，TIA予防の指導は重要である．小児においては両親への指導が重要となってくる．

　TIAの誘因として脱水・過換気があり，脱水により血流が悪くなり閉塞をきたすこともあるため，水分をしっかり摂るよう指導する．発汗・発熱時は特に注意して水分を摂ることを合わせて指導する．

　成人ではストレス，小児においては啼泣や笛・リコーダーなどの楽器を吹くこと，熱いものをフーフー冷ますといった行為が過換気を引き起こし，血管収縮をきたしてTIAが起こる[*3]ことを説明したうえで，そのような状態や行為は避けるよう指導する．学校行事などへの参加については，主治医と相談するよう指導する．

　成人では，無症状で脳ドックなどで見つかることもあり，血圧管理についてや，

症状を自覚したときの対処法，定期的な受診の必要性について十分指導する必要がある．

*3 啼泣，楽器を吹くなどでTIAが誘発されるのは，血中のCO_2が減少することで血管が収縮するため．

看護の実際：術後[*4]

▶4 「バイパス術」の項：p.187参照．

● 参考文献
1) 国立循環器病研究センター：循環器病情報サービス：70 もやもや病って？
http://www.ncvc.go.jp/cvdinfo/pamphlet/brain/pamph70.html
2) 峰松一夫ほか監，国立循環器病センター看護部編：標準脳血管障害ケアマニュアル．日総研；2003．
3) 国立循環器病センター看護部編：NCU看護マニュアル．メディカ出版；1998．

6 水頭症

病態関連図

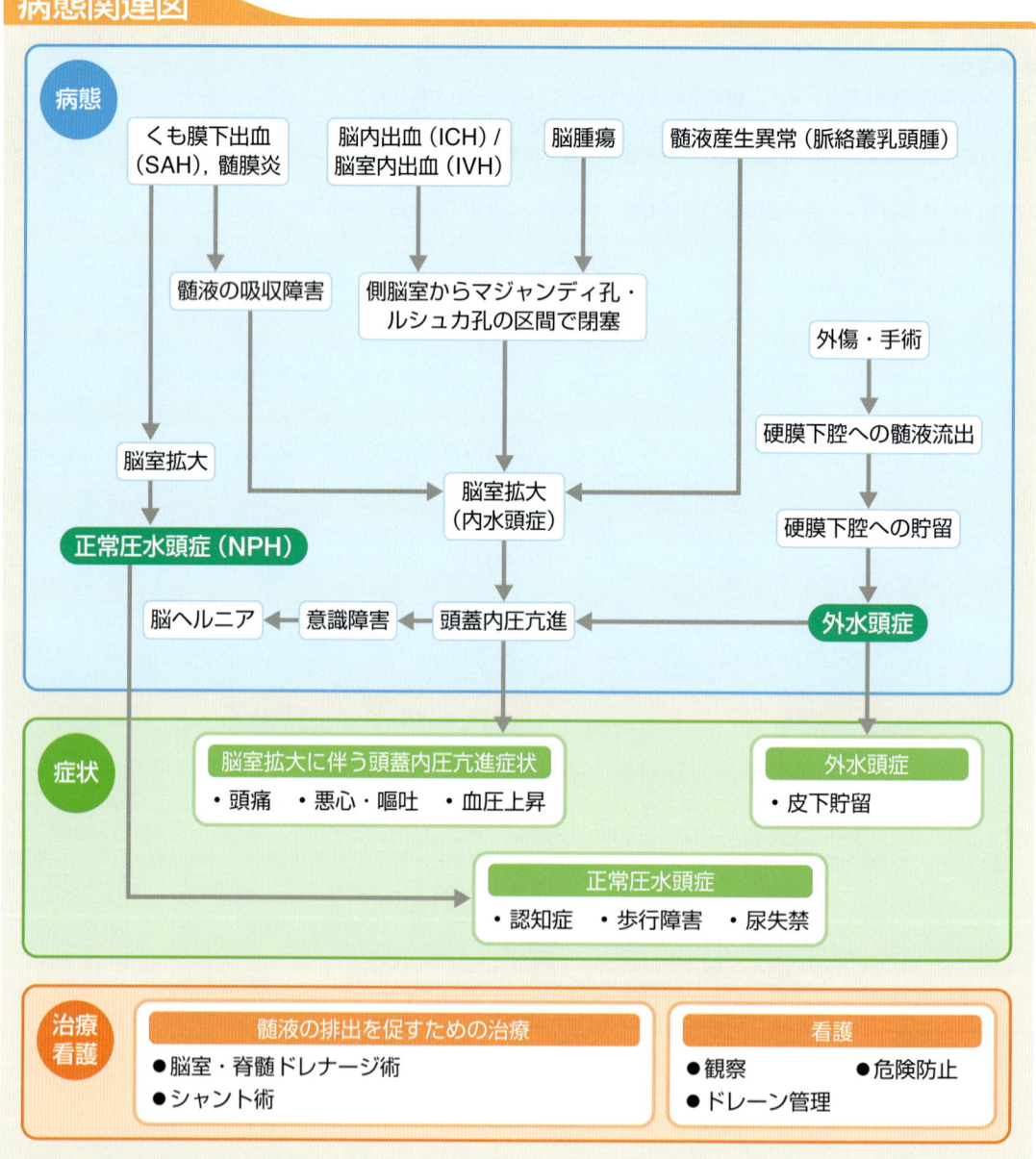

病態

- くも膜下出血（SAH），髄膜炎 → 髄液の吸収障害 → 脳室拡大 → 正常圧水頭症（NPH）
- 脳内出血（ICH）/脳室内出血（IVH） → 側脳室からマジャンディ孔・ルシュカ孔の区間で閉塞 → 脳室拡大（内水頭症）
- 脳腫瘍 → 脳室拡大（内水頭症）
- 髄液産生異常（脈絡叢乳頭腫） → 脳室拡大（内水頭症）
- 外傷・手術 → 硬膜下腔への髄液流出 → 硬膜下腔への貯留 → 外水頭症

脳室拡大（内水頭症） → 頭蓋内圧亢進 → 意識障害 → 脳ヘルニア

症状

- 脳室拡大に伴う頭蓋内圧亢進症状
  - 頭痛　・悪心・嘔吐　・血圧上昇
- 外水頭症
  - 皮下貯留
- 正常圧水頭症
  - 認知症　・歩行障害　・尿失禁

治療・看護

髄液の排出を促すための治療
- 脳室・脊髄ドレナージ術
- シャント術

看護
- 観察
- ドレーン管理
- 危険防止

病態生理

　水頭症とは，脳脊髄液が頭蓋腔内に貯留した状態のことである．通常，拡大した脳室系に髄液が貯留した内水頭症のことをさす．
　水頭症は，脳性髄液の通過障害，吸収障害，産生過剰に起因して起こる．

分類

内水頭症	非交通性水頭症	・脳室内出血や脳腫瘍などが原因で，脳室の一部（特にモンロー孔，中脳水道，第四脳室出口部に多い）が閉塞し，髄液の交通が障害されることによる ・閉塞部位より上流の脳室が拡大する（下流の脳室は拡大しない）
	交通性水頭症	・くも膜下出血後や髄膜炎の発症後に，脳表くも膜下腔での髄液の通過障害，くも膜下顆粒での吸収障害によって起こる ・産生と吸収のバランスが崩れ，髄液が少しずつ全脳室系とくも膜下腔に貯留する ・脳室系からくも膜下腔の間の髄液循環経路には閉塞がなく，髄液は自由に交通しており，全脳室系が均等に拡大する ・脈絡叢乳頭腫の場合は，髄液産生に異常が生じて過剰になり水頭症になることがある
外水頭症		・外傷や手術後に硬膜下腔に流出した髄液が，ball-valve作用（髄液の流れを一定方向に保ち，一定の圧を保つ作用）がはたらくことによってくも膜下腔に戻れなくなり，吸収されずに硬膜下腔に貯留する
正常圧水頭症（NPH）		・認知症，歩行障害，尿失禁を三大徴候とする ・髄液圧は正常範囲内で頭蓋内圧亢進症状はないが，脳室拡大を認める ・原因不明の特発性の場合もあるが，続発性で最も多いのはくも膜下出血後のNPHであり，数週間〜1か月後に起こる ・シャント手術で著明に症状（認知症，歩行障害，尿失禁）が改善する
小児水頭症		・脳の先天性形成異常に基づく水頭症：アーノルド・キアリ奇形，ダンディー・ウォーカー症候群，先天性のくも膜下腔形成不全，くも膜顆粒の形成不全 ・炎症（外傷を含む）による水頭症 ・腫瘍による水頭症（血管奇形を含む） ・新生児頭蓋内出血に伴う水頭症：頭囲の拡大，泉門の拡大，頭皮静脈の怒張，落陽現象[*1]（図1），精神・身体の発達遅延

[*1] 落陽現象：眼球が上を向けなくなり，下を向いた眼球が沈む太陽のように見える現象．

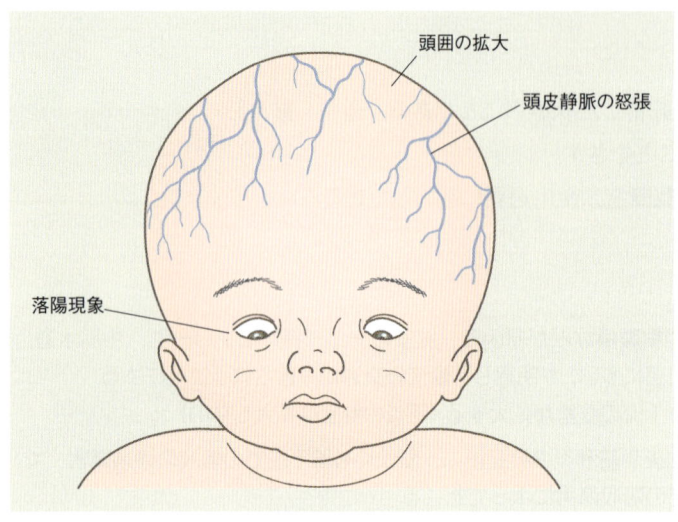

図1 新生児頭蓋内出血に伴う水頭症の症状

症状

頭蓋内圧亢進症状	・頭痛，悪心・嘔吐，血圧上昇 ・進行すると，意識障害がみられ，さらには脳ヘルニアを起こす
正常圧水頭症	**認知症** ・記銘力低下に始まり，判断力・見当識・計算力の低下が加わる ・次第に自発性の低下，無口，無欲状態へと進行する **歩行障害** ・失調性に痙性歩行が加わった不安定な歩行がみられる ・パーキンソン病のような小刻み歩行がみられることもある **尿失禁** ・比較的早期からみられ，認知症の進行とともに完全な失禁となる

検査・診断

腰椎穿刺	・髄液圧の測定 ・髄液を抜くことで症状の変化をみる：脳脊髄液（CSF）タップテスト[*2]
CT	・脳室拡大の程度をみる ・PVL（脳室周囲低吸収域） 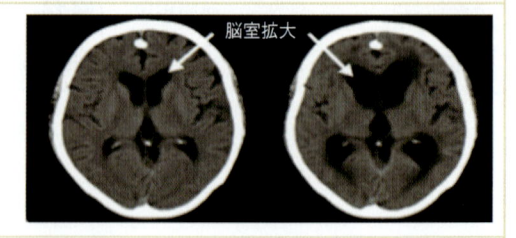
CT（脳槽造影）	・正常圧水頭症の診断：造影剤が脳室内に逆流・停滞し，wash outの遅延が認められる
シャント造影	・シャント機能不全が疑われる場合に行う

[*2] CSFタップテスト（髄液排除試験）：腰椎穿刺による髄液30 mLの排除で症状が改善するかをみるもので，正常圧水頭症の診断として行われることが多い．

治療

ドレナージ術（脳室，腰椎）[1]	・頭蓋内圧のコントロールのため，脳室や腰椎にチューブを留置して髄液を頭蓋外に排除する
シャント術[2]	・髄液の流出路を変更する目的として外科的に行われる手術

[1] 「ドレナージ術」の項：p.174 参照．

[2] 「シャント術」の項：p.195 参照．

ここが重要！
▶非交通性水頭症では脳ヘルニアを誘発するため，腰椎穿刺は禁忌．

水頭症患者の看護

標準看護計画

脳室拡大により頭蓋内圧が亢進し，意識レベルの急激な低下が起こるため，異常の早期発見に努める．また，症状として歩行障害がある場合は，転倒予防に努める．

観察項目

	主観的項目	客観的項目
頭蓋内圧亢進症状	頭痛，悪心・嘔吐，見え方の変化	クッシング徴候（徐脈，血圧上昇，呼吸抑制），視神経の圧迫による視力低下や視力異常
神経徴候		意識レベル，瞳孔，歩行状態，認知症症状（進行の有無）
循環動態		血圧，脈拍
呼吸状態		呼吸数，呼吸パターン
ドレーン[3]	低髄液圧症状（坐位・立位時の頭痛，悪心・嘔吐）	ドレーンからの排液の性状・量，髄液圧

[3] 「ドレナージ術」の項：p.174 参照．

ケア項目

異常の早期発見・対処	・特に急性水頭症では，頭蓋内圧亢進に伴い脳ヘルニアを起こすことがあるため，注意して観察を行う
循環・呼吸管理[4]	
ドレーン管理[5]	・脳室・腰椎ドレーン抜去後には髄液の排出がなくなるため，水頭症になることを予測した観察が大切
日常生活援助	・意識レベル，認知機能，日常生活動作（ADL）レベルに応じた援助を行う
危険防止	・歩行時にはナースコールするよう指導する

[4]「開頭術」の項：p.157参照．
[5]「ドレナージ術」の項：p.174参照．

患者指導項目

頭痛・嘔吐など自覚症状のあるときは，看護師に報告するよう説明する
ふらつきがある場合は，転倒予防のため歩行時にはナースコールをするよう指導する
退院指導[6]

[6]「シャント術」の項：p.195参照．

看護の実際

観察のポイント

　頭蓋内圧亢進症状がないか，血圧，脈拍，呼吸状態などと合わせてアセスメントし，早期発見に努めることが重要である．
　ADL状態（歩行状態や排泄など），言動にも注意を払い，認知症症状の進行がないか注意して観察することも重要である．

ケアのポイント

危険防止	・認知症症状，歩行障害がある場合は，転倒・転落のリスクを十分考慮して，ナースコール指導を徹底する ・コール活用ができず転倒のリスクが高い場合は，ベッド配置や部屋の考慮，センサーの使用も考慮し，危険防止に努める
日常生活援助	・症状の進行に伴い，それを自覚することで落ち込んでいる場合もある．言葉かけや援助方法については十分配慮する

患者指導のポイント

水頭症によって生じる症状について説明し，頭痛や悪心などを自覚したら知らせるように指導する

歩行が不安定な場合は，トイレなどの際に知らせるよう指導する

失禁がみられる患者には，尿意を感じたらすぐに知らせるよう指導する

●参考文献
1）峰松一夫ほか監，国立循環器病センター看護部編：標準脳血管障害ケアマニュアル．日総研；2003．p.131-141．
2）国立循環器病センター看護部編：NCU看護マニュアル．メディカ出版；1998．p.141-145．

4章 治療別看護

rt-PA 静注療法

rt-PA : recombinant tissue plasminogen activator

目的

　rt-PA 静注療法は，発症から 4.5 時間以内に治療可能な虚血性脳血管障害の患者に対し，遺伝子組換え組織プラスミノゲンアクチベータ（rt-PA，アルテプラーゼ）を投与することで，脳組織の不可逆的障害が起こる前に，閉塞した脳動脈を再開通させる治療法である．rt-PA の効果は発症からの時間経過とともに低下し症候性頭蓋内出血の危険性が高まるため，可能な限り発症から早期の治療開始が望まれる．

適応

- 発症 4.5 時間以内に治療可能な虚血性脳血管障害．
- 症状の急速な改善がない．
- 軽症（失調，感覚障害，構音障害，軽度の麻痺のみを呈する）ではない．

適応外（禁忌）・慎重投与

　禁忌あるいは慎重投与となる患者を図1に示す．

方法

救急隊の連絡からSCU入室までの流れ（図2）

① 救急隊から連絡が入り，医師が rt-PA 適応の可能性があると判断した場合，ただちに脳卒中ケアユニット（SCU）へ入院連絡するとともに，発症時刻と到着時刻が伝えられる．
② 必要物品（rt-PA〈アルテプラーゼ〉，輸液ポンプ，シリンジポンプ，自動血圧計，降圧薬〈必要時〉，包交車）を整え（図3），入院受け入れを行う．
③ 患者が緊急外来へ到着すると，医師が病歴聴取・診察・臨床検査・画像診断を行い，それらの結果をもとに rt-PA 適応の判定が行われる．体重測定も行う．
④ インフォームドコンセントが行われる．
⑤ SCU 入室．

rt-PA 静注療法のチェックリスト（日本脳卒中学会適正治療指針による）		
患者名（　　　　　　　　　　　）　記録日（201　　/　　　/　　　）		
適応外（禁忌）	あり	なし
発症〜治療開始時刻 4.5 時間超	☐	☐
※発症時刻（最終未発症確認時刻）[　　：　　]　※治療開始（予定）時刻 [　　：　　]		
既往歴		
非外傷性頭蓋内出血	☐	☐
1ヵ月以内の脳梗塞（一過性脳虚血発作を含まない）	☐	☐
3ヵ月以内の重篤な頭部脊髄の外傷あるいは手術	☐	☐
21日以内の消化管あるいは尿路出血	☐	☐
14日以内の大手術あるいは頭部以外の重篤な外傷	☐	☐
治療薬の過敏症	☐	☐
臨床所見		
くも膜下出血（疑）	☐	☐
急性大動脈解離の合併	☐	☐
出血の合併（頭蓋内，消化管，尿路，後腹膜，喀血）	☐	☐
収縮期血圧（降圧療法後も 185 mmHg 以上）	☐	☐
拡張期血圧（降圧療法後も 110 mmHg 以上）	☐	☐
重篤な肝障害	☐	☐
急性膵炎	☐	☐
血液所見		
血糖異常（＜ 50 mg/dL，または＞ 400 mg/dL）	☐	☐
血小板 100,000/mm^3 以下	☐	☐
血液所見：抗凝固療法中ないし抗凝固異常症において		
PT-INR ＞ 1.7	☐	☐
APTT の延長（前値の 1.5 倍［目安として約 40 秒］を超える）	☐	☐
CT/MR 所見		
広汎な早期虚血性変化	☐	☐
圧排所見（正中構造偏位）	☐	☐
慎重投与（適応の可否を慎重に検討する）	あり	なし
年齢　81 歳以上	☐	☐
既往歴		
10 日以内の生検・外傷	☐	☐
10 日以内の分娩・流早産	☐	☐
1ヵ月以上経過した脳梗塞（とくに糖尿病合併例）	☐	☐
3ヵ月以内の心筋梗塞	☐	☐
蛋白製剤アレルギー	☐	☐
神経症候		
NIHSS 値 26 以上	☐	☐
軽症	☐	☐
症候の急速な軽症化	☐	☐
痙攣（既往歴などからてんかんの可能性が高ければ適応外）	☐	☐
臨床所見		
脳動脈瘤・頭蓋内腫瘍・脳動静脈奇形・もやもや病	☐	☐
胸部大動脈瘤	☐	☐
消化管潰瘍・憩室炎，大腸炎	☐	☐
活動性結核	☐	☐
糖尿病性出血性網膜症・出血性眼症	☐	☐
血栓溶解薬，抗血栓薬投与中（とくに経口抗凝固薬投与中）	☐	☐
※抗 Xa 薬やダビガトランの服薬患者への本治療の有効性と安全性は確立しておらず，治療の適否を慎重に判断せねばならない．		
月経期間中	☐	☐
重篤な腎障害	☐	☐
コントロール不良の糖尿病	☐	☐
感染性心内膜炎	☐	☐

〈注意事項〉
1. 一項目でも「適応外」に該当すれば実施しない．
2. 一項目でも「慎重投与」に該当すれば，適応の可否を慎重に検討し，治療を実施する場合は患者本人・家族に正確に説明し同意を得る必要がある．
3. 「慎重投与」のうち，下線をつけた4項目に該当する患者に対して発症3時間以降に投与する場合は，個々の症例ごとに適応の可否を慎重に検討する必要がある．

国立循環器病研究センター脳血管部門　内科

図 1　rt-PA 静注療法のチェックリスト

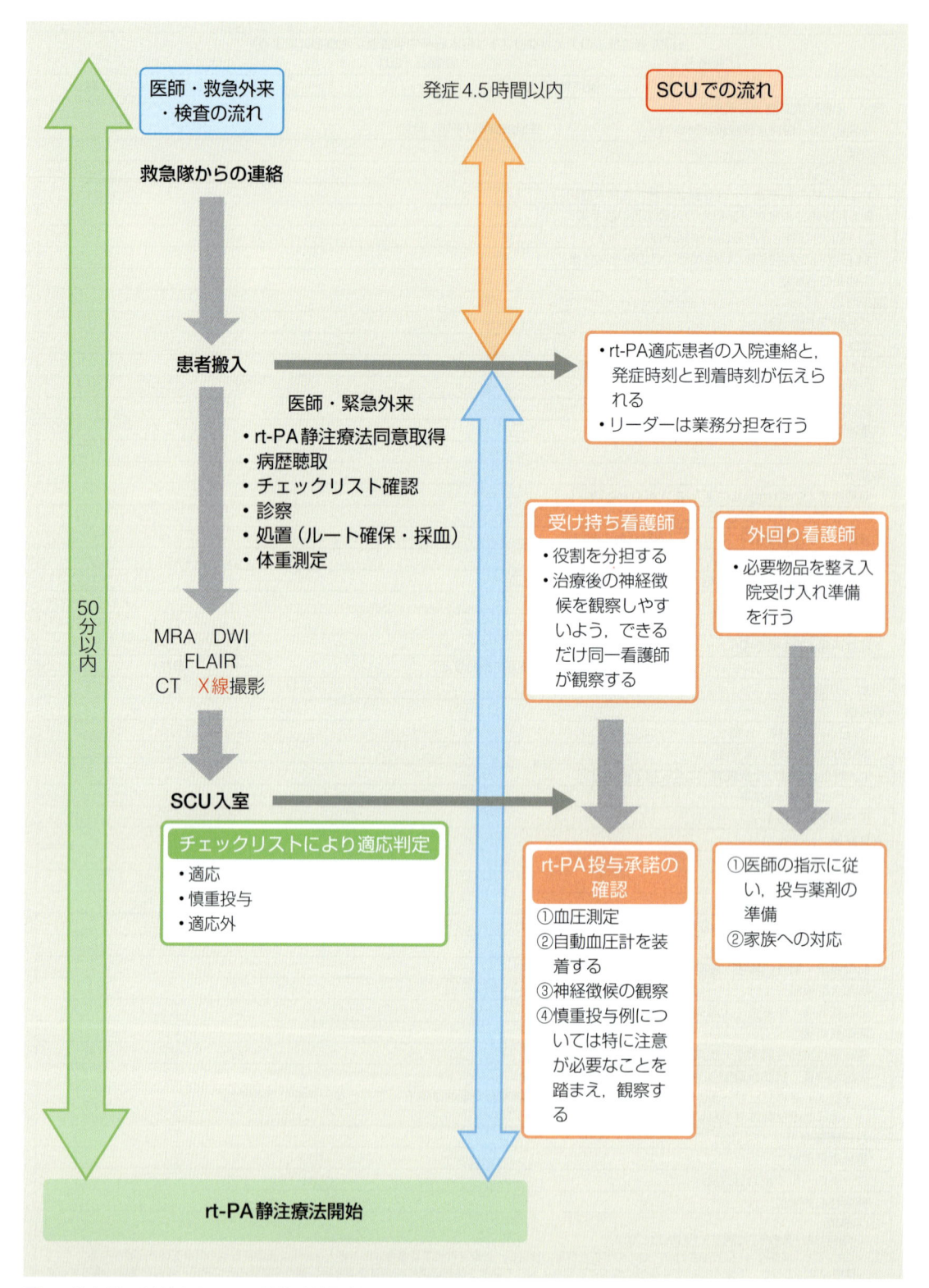

図2 救急隊の連絡から rt-PA 静注療法開始までの流れ

（国立循環器病センター看護部編著：脳神経ナースのための SCU・NCU 看護力 UP マニュアル．メディカ出版；2008 を参考に筆者作成）

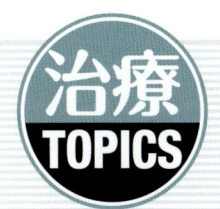

治療TOPICS rt-PA（アルテプラーゼ）静注療法の施設基準

　rt-PA静注療法は発症4.5時間以内に治療を開始する必要があるため，日本脳卒中学会では，rt-PA静注療法の実施施設要件として，**表1**のような4項目を全て満たすことを提唱している．

表1　日本脳卒中学会医療向上・社会保険委員会が提案するアルテプラーゼ静注療法の施設基準

1. CTまたはMRI検査が24時間実施可能であること
2. 集中治療のため，十分な人員（日本脳卒中学会専門医などの急性期脳卒中に対する十分な知識と経験をもつ医師を中心とする診療チーム）および設備［ストロークケアユニット（SCU）またはそれに準ずる設備］を有すること
3. 脳神経外科的処置が迅速に行える体制が整備されていること（病院間で適切な契約または約束ができている条件のもとであれば，必ずしも院内で処置が行えなくともよい）
4. 実施担当医が日本脳卒中学会の承認する本薬使用のための講習会を受講し，その証明を取得すること（ただし，発症24時間以内の急性期脳梗塞をたとえば年間50例程度の多数例を診療している施設の実施担当医については，本薬使用前の講習会の受講を必須とはしないが，できるだけ早期に受講することが望ましい）

（日本脳卒中学会 脳卒中医療向上・社会保険委員会 rt-PA（アルテプラーゼ）静注療法指針改訂部会：rt-PA（アルテプラーゼ）静注療法適正治療指針第2版．2012年10月．p.11より）

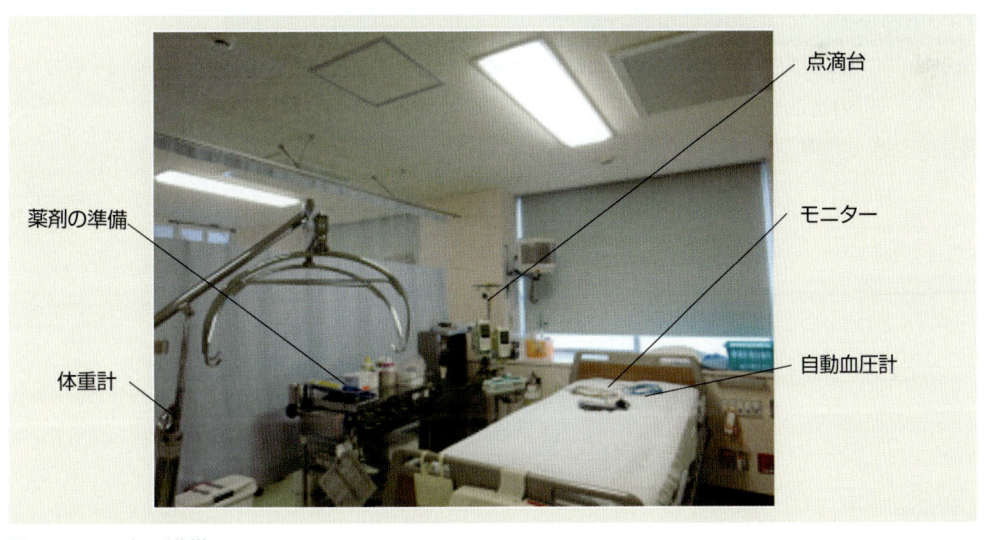

図3　SCU室の準備
（点滴台，モニター，自動血圧計，薬剤の準備，体重計）

SCU入室からrt-PA静注療法開始までの流れ（図2）

以下の行為を複数のスタッフと連携をとり同時に進行することが望ましい．
①両上肢の血圧測定を行い，血圧値と左右差の有無を確認する[*1]．
②血圧高値（収縮期血圧が180 mmHg以上または，拡張期血圧が105 mmHg以上）の場合，積極的に降圧療法を開始する．それでも収縮期血圧が185 mmHg以上，または拡張期血圧が110 mmHg以上の場合は，rt-PA静注療法は禁忌である．
③自動血圧計を装着し，実測値との誤差を確認する．
④神経徴候の観察を行う．
⑤アルテプラーゼ添付溶解液で溶解し，体重別投与量換算表（0.6 mg/kg＝34.8万国際単位/kg）に基づいて投与量を準備し，投与速度を確認する．
⑥静脈ラインより投与量の10%を急速投与し，残り90%を1時間かけて投与する．

[*1] 大動脈解離では血圧の左右差が出現することが多い．大動脈解離が原因で脳梗塞を発症する患者もいる．

rt-PA静注療法開始から投与後までの流れ

rt-PA静注療法開始から24時間は，神経徴候の密な観察と血圧測定を行う（表1）．

表1 治療開始後の神経学的評価と血圧モニタリング

治療開始後の神経学的評価		治療開始後の血圧モニタリング	
投与開始～1時間	15分ごと	投与開始～2時間	15分ごと
1～7時間	30分ごと	2～8時間	30分ごと
7～24時間	1時間ごと	8～24時間	1時間ごと

rt-PA静注療法を受ける患者の看護

　意識障害や失語などの症状をもっている患者も多いため，患者の状態に合わせて観察することが重要である．また，尿意や腹部症状などを的確に訴えることができないことも多い．そのため，患者に落ち着きのない行動がみられれば，その誘因を考えながらかかわる必要がある．

▼観察項目

循環動態	● 血圧値，血圧左右差 **看護のPOINT** ◎血圧の左右差が大きい場合，大動脈解離なども疑われるため，医師に報告し確認する． ● 心電図モニター：心拍数，不整脈 ● 発熱 ● 水分出納バランス
呼吸状態	● 呼吸様式，呼吸数，経皮的酸素飽和度（SpO$_2$）
神経徴候	● NHISS の観察項目に準じる ● 意識レベル：ジャパン・コーマ・スケール（JCS），グラスゴー・コーマ・スケール（GCS） ● 眼位，瞳孔の大きさ・左右差，対光反射の有無・速さ，眼球運動制限 ● 上下肢の運動障害の程度（痛み刺激を与える場合は，必要最小限で行う） ● 顔面麻痺，失調症状，感覚障害，言語障害，構音障害，消去現象の有無と程度 **看護のPOINT** ◎rt-PA 静注療法による症状の改善が認められず，脳梗塞の拡大や症候性頭蓋内出血により症候の増悪を認めることもあるため，神経徴候の密な観察とともに，経時的変化の有無に注意する．
頭蓋内出血	● 頭痛，悪心・嘔吐，急激な血圧上昇：頭蓋内出血の可能性を疑い，医師へ報告する **看護のPOINT** ◎症候性頭蓋内出血は，rt-PA 静注療法後 36 時間以内に発症するといわれており，密な観察や血圧測定が重要である．
出血傾向	● 消化管出血・血尿 ● 皮下出血の有無と拡大 ● 口腔や鼻腔からの出血 ● 採血痕など，穿刺部位からの後出血の増強 ● 自動血圧計の持続的圧迫による内出血斑

▼ケア項目

循環動態	●指示範囲内での血圧管理 ●血圧上昇因子の除外：尿意などの基本的欲求が満たされないことによる血圧上昇など ●指示内での安静保持
日常生活援助	●整容や口腔ケアなどは、出血を起こさないように、強い刺激や圧迫を避ける ●全身の皮膚の状態を観察し、皮下出血部にはマーキングし、拡大状況の把握に努める ●尿道損傷による出血を防ぐため、原則として尿道カテーテルの挿入は避ける ●適宜排尿誘導を行い、自然排尿を促す ●排尿がない場合は慎重に尿道カテーテルの挿入を行い、その後の血尿や腹部症状などに注意する ●排便コントロールを図る
環境調整	●安静制限による腰痛などに対して、良肢位の保持などを行い、苦痛の緩和に努める ●夜間は少しでも睡眠がとれるよう、環境調整（音・光・室温など）を図る
危険防止	●意識レベルや麻痺の変化に伴い、ベッドからの転落などのリスクがあることを理解し、早期から対策を講じる **看護のPOINT** ◎易出血状態のため、ベッド柵での打撲や点滴刺入部などにも注意が必要．必要に応じてベッド柵を保護する． ●ベッドを低床にし、ベッド柵を上げる ●ルートに余裕をもたせ、点滴接続部や刺入部を保護し、定期的に観察する ●必要時、家族の承諾のもとで固定具を使用する：使用の際は固定部の内出血斑の有無を必ず観察する ●興奮が強くなり、血圧上昇などをきたす場合に限り、医師と相談のうえ鎮静薬の投与を考慮する．rt-PA静注療法後は継続的な観察が必要なこと、脳梗塞の急性期であることを踏まえ、鎮静薬の投与による患者のメリット・デメリットを十分考慮し使用を決定する
近親者への援助	●家族は突然の脳梗塞の発症により、戸惑いや不安を抱いており、また、短時間で治療の意思決定を行わなければならない．そのため、症状や治療の説明で理解が不十分であれば補足説明を行い、必要と判断したら再度医師に説明を依頼する

▼患者指導項目

- 密な観察の必要性について説明し、協力が得られるようにする
- 頭痛などの自覚症状の変化があれば、すぐ知らせるよう説明する
- 出血しやすい状態であることを伝え、打撲などに注意するよう説明する
- 具体的な安静制限時間を説明する

●参考文献

1）日本脳卒中学会 脳卒中医療向上・社会保険委員会 rt-PA（アルテプラーゼ）静注療法指針改訂部会：rt-PA（アルテプラーゼ）静注療法適正治療指針第2版．2012年10月．
2）国立循環器病センター看護部編著：脳神経ナースのためのSCU・NCU看護力UPマニュアル．メディカ出版；2008．

2 脳血管内治療

病態関連図

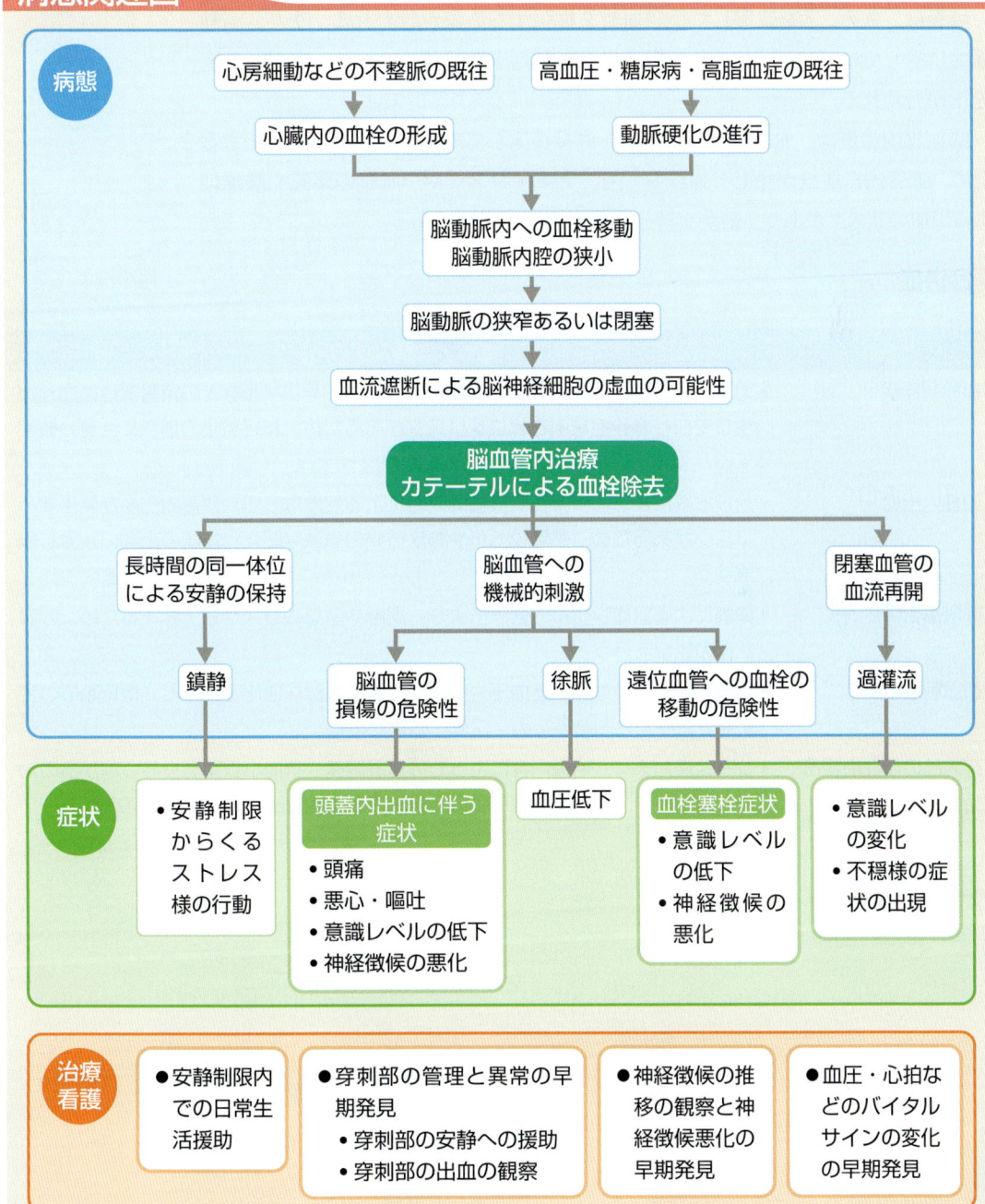

病態

心房細動などの不整脈の既往 → 心臓内の血栓の形成

高血圧・糖尿病・高脂血症の既往 → 動脈硬化の進行

↓

脳動脈内への血栓移動
脳動脈内腔の狭小

↓

脳動脈の狭窄あるいは閉塞

↓

血流遮断による脳神経細胞の虚血の可能性

↓

脳血管内治療　カテーテルによる血栓除去

- 長時間の同一体位による安静の保持 → 鎮静
- 脳血管への機械的刺激 → 脳血管の損傷の危険性／徐脈／遠位血管への血栓の移動の危険性
- 閉塞血管の血流再開 → 過灌流

症状

- 安静制限からくるストレス様の行動
- 頭蓋内出血に伴う症状
  - 頭痛
  - 悪心・嘔吐
  - 意識レベルの低下
  - 神経徴候の悪化
- 血圧低下
- 血栓塞栓症状
  - 意識レベルの低下
  - 神経徴候の悪化
- 意識レベルの変化
- 不穏様の症状の出現

治療看護

- 安静制限内での日常生活援助
- 穿刺部の管理と異常の早期発見
  - 穿刺部の安静への援助
  - 穿刺部の出血の観察
- 神経徴候の推移の観察と神経徴候悪化の早期発見
- 血圧・心拍などのバイタルサインの変化の早期発見

脳血管内治療の特徴と留意事項

　脳血管内治療は，閉塞した脳血管の再開通や脳動脈瘤の塞栓を目的として，経皮的にカテーテルを用いて行う治療である．発症8時間以内の急性期脳梗塞患者であれば，閉塞血管の再開通を目的として，ステント型血栓回収機器（ステントリトリーバー）やPenumbra（ペナンブラ）システム®などの器具を使い，血栓を除去する治療が行われる．また，頸動脈の高度狭窄により脳梗塞の発症リスクが高い場合は，ステントを留置して狭窄血管を拡張する治療が行われる．また，脳動脈瘤に対しては，破裂によるくも膜下出血の発症予防目的に，コイルを用いた塞栓術が行われる．

　脳血管内治療は，血管のなかに機器を直接挿入して病変部分にアプローチするため，血管内に血栓が生じて血栓塞栓症を起こすリスクや，血管の穿孔や解離による出血のリスクがあり，細かな神経徴候の観察が必要である．

合併症

合併症	観察・看護のポイント
血栓塞栓症	・カテーテル内，血管内皮の障害部位，ステントやコイルなどの留置部位に血栓が生じて血栓塞栓症を引き起こすリスクがあるため，神経徴候の増悪に注意し観察する
頭蓋内出血	・治療機器による血管穿孔や機械的刺激による解離などで，頭蓋内出血を発生するリスクがあるため，意識レベルや神経徴候の急激な悪化，血圧の上昇に注意し観察する
呼吸器合併症	・鎮静による意識レベルの低下により，誤嚥や窒息のリスクも上昇するため，呼吸状態の観察を行う
循環動態の変化	・治療手技による徐脈・低血圧や脳出血による急激な血圧上昇など，循環動態の変化をきたすこともあるため，注意が必要である
穿刺部の仮性動脈瘤	・シース径も太く，治療内容によっては抗凝固薬や抗血小板薬を投与しながらの治療となるため，穿刺部位の止血状況を観察し，穿刺部位の安静を保持する

脳血管内治療を受ける患者の看護

▼観察項目

循環動態	●血圧値，血圧左右差 ●心電図モニター：心拍数，不整脈 ●両足背・後脛骨動脈の触知 ●末梢冷感，チアノーゼ ●水分出納バランス
呼吸状態	●呼吸様式，呼吸数，経皮的酸素飽和度（SpO$_2$） ●鎮静レベル
神経徴候	●rt-PA投与後の脳血管内治療に対しては，NIHSSの観察項目に準じる[1] ●意識レベル：ジャパン・コーマ・スケール（JCS），グラスゴー・コーマ・スケール（GCS） ●眼位，瞳孔の大きさ・左右差，対光反射の有無・速さ，眼球運動制限 ●上下肢の運動障害の程度 **看護のPOINT** ◎穿刺部の安静時における下肢挙上は，出血の危険性があるため，運動障害の評価時には下肢を挙上しないようにする． 　例：下肢の足背底屈運動，極度に外転・外旋位をとっていないかの評価時など． ●顔面麻痺，失調症状，感覚障害，言語障害，構音障害，消去現象の有無と程度
頭蓋内出血	●頭痛，悪心・嘔吐，急激な血圧上昇：頭蓋内出血の可能性を疑い，医師へ報告する
出血傾向	●シース挿入部の出血・腫脹 ●皮下出血と拡大の有無 ●血液データ（活性凝固時間〈ACT〉，国際標準化比〈INR〉，活性化部分トロンボプラスチン時間〈APTT〉） ●穿刺部からの出血
その他	●感染徴候

[1]「脳卒中患者の観察に必要なフィジカルアセスメント」の項：p.31 参照．

▼ケア項目

循環動態	●指示範囲内での血圧管理 ●血圧上昇因子の除外：尿意などの基本的欲求が満たされないことによる血圧上昇など ●指示内での安静保持：特にシース挿入部の安静を確実に行う
日常生活援助	●整容や体位変換時は，安静を保持したうえで注意して行う ●全身の皮膚の状態を観察し，皮下出血部にはマーキングし，拡大状況の把握に努める ●安静度に合わせた日常生活援助を行う
環境調整	●治療後24時間は密な観察を継続するため，夜間は少しでも睡眠がとれるよう，環境調整（音・光・室温など）を図る ●安静制限による腰痛などに対して，良肢位の保持やマッサージなどを行い，苦痛の緩和に努める

危険防止	●意識レベルや麻痺の変化に伴い，ベッドからの転落などのリスクがあることを理解し，早期から対策を講じる ●易出血状態のため，ベッド柵での打撲やルートトラブルなどに注意する ●ベッドを低床にし，柵を上げる ●ルートに余裕をもたせ，点滴接続部や刺入部を保護し，定期的に観察する ●必要時，家族の承諾のもとで固定具を使用する：使用の際は固定部の内出血斑の有無を必ず観察する
近親者への援助	●家族は突然の脳梗塞の発症により，戸惑いや不安を抱いており，また，短時間で治療の意思決定を行わなければならない．そのため，症状や治療の説明で理解が不十分であれば補足説明を行い，必要と判断したら再度医師に説明を依頼する

▼患者指導項目

- 密な観察の必要性について説明し，協力が得られるようにする
- 頭痛などの自覚症状の変化があれば，すぐ知らせるよう説明する
- 出血しやすい状態であることを伝え，打撲などに注意するよう説明する

2 脳血管内治療

急性期再開通療法

目的

発症後8時間以内の急性期脳梗塞で，遺伝子組換え組織プラスミノゲンアクチベータ（rt-PA）の経静脈投与が適応外，または rt-PA の静脈投与により血流再開が得られなかった患者を対象とし，血流の再開通を図るために行う．脳組織の不可逆的障害が起こる前に，血栓回収療法などを用いて，閉塞した脳動脈の血流を再開通させる．可能な限り早期に治療開始することが望まれる．

国立循環器病研究センターでの脳血管内治療の適応

rt-PA 静注療法適応外例の場合

- 原則として発症8時間以内にこの治療が開始できる患者．
- 主幹動脈（内頸動脈，中大脳動脈，椎骨動脈，脳底動脈）の閉塞．
- CTや拡散強調画像（DWI）で広範囲な早期虚血所見なし（内頸動脈系は DWI ASPECTS ≧ 5〈図1〉，椎骨脳底動脈系では脳幹・小脳の1/2以下）．
- 神経徴候が中等症以上（NIHSS ≧ 6）．

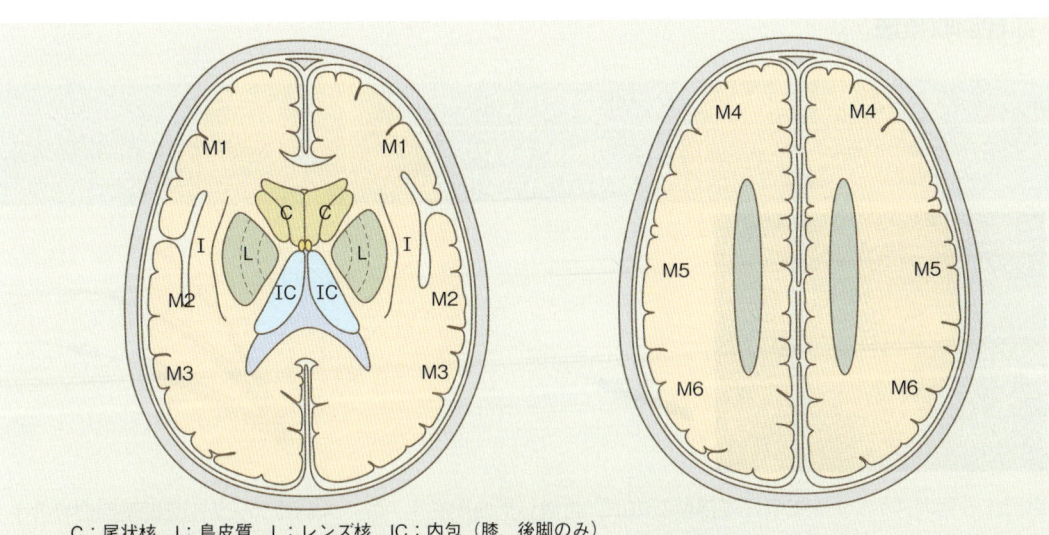

C：尾状核，I：島皮質，L：レンズ核，IC：内包（膝，後脚のみ）
M1：MCA（中大脳動脈）前方領域，M2：MCA側方領域，M3：MCA後方領域
M4：M1の頭側，M5：M2の頭側，M6：M3の頭側

図1　ASPECTS
一側の中大脳動脈領域を10個の部位に分け，早期虚血変化（淡い低信号）の有無を評価して，減点法によりスコアをつける．虚血変化が全くない場合に10点，中大脳動脈全域に虚血変化があれば0点となる．

rt-PA静注療法施行例の場合

- 主幹動脈（内頸動脈，中大脳動脈，椎骨動脈，脳底動脈）の閉塞．
- 静注後で神経学的改善がない．
- rt-PA静注後に閉塞血管の再開通を認めない．
- DWIで広範な早期虚血所見なし（内頸動脈系はDWI ASPECTS ≧ 5，椎骨脳底動脈系では脳幹・小脳の1/2以下）．
- 神経徴候が中等症以上（NIHSS ≧ 6）．

方法

カテーテル室搬送までの手順

脳血管内治療適応と判定後，カテーテル検査室へ搬送となる．

- **カテーテル検査室へ出棟前**

カテーテル検査を受ける患者の看護に準じるが，脳血管内治療で用いるシースのサイズが脳血管造影などの検査で使用するものに比べて大きいことや，術中に抗凝固薬を使用することを踏まえて観察を行う．

- **患者準備**

以下の患者の検査準備が終了したら，可及的早期に検査室へ搬送する．
- 両鼠径部剃毛，尿道カテーテル留置，鎮静薬投与のためのライン確保．
- カテーテル検査の承諾書．

血栓回収療法

ステント型血栓回収機器（ステントリトリーバー）		Penumbra（ペナンブラ）システム®
Solitaire™（ソリテア）	Trevo®（トレボ）プロビューレトリーバー	
自己拡張型のステントを血管閉塞部位で広げ，付着した血栓をステントごと回収することによって再開通を得る		太いカテーテルを閉塞部血栓の手前まで進めて，ポンプによる陰圧で血栓を吸引して回収する

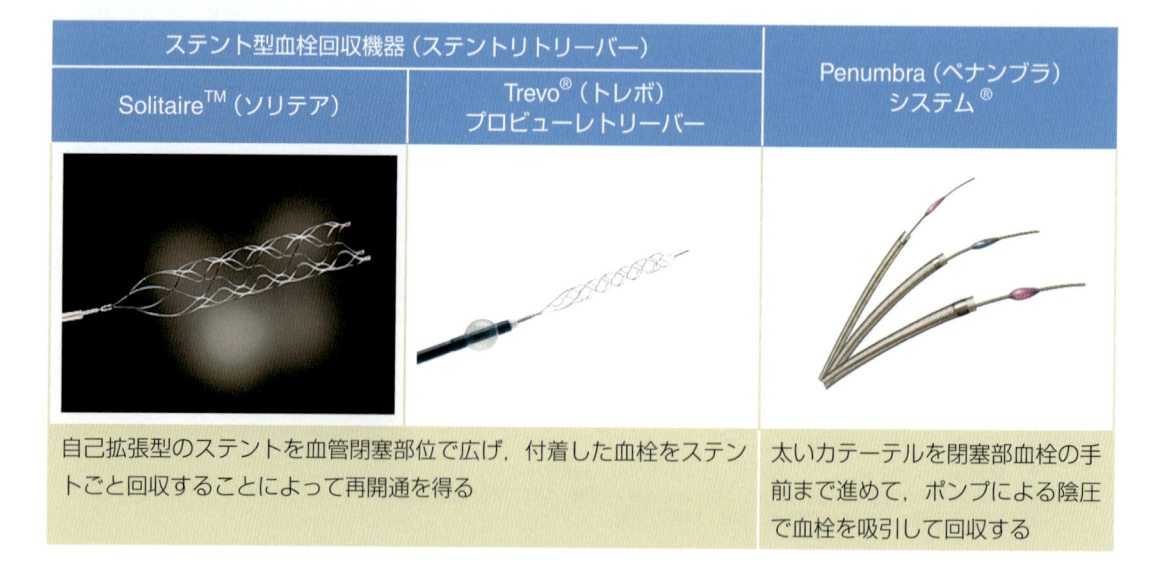

急性期再開通療法を受ける患者の看護

▼観察項目

循環動態[*1]	・血圧値，血圧左右差 ・心電図モニター：心拍数，不整脈 ・両足背・後脛骨動脈の触知 ・末梢冷感，チアノーゼ ・しびれ ・水分出納バランス
呼吸状態	・呼吸様式，呼吸数，経皮的酸素飽和度（SpO_2） ・鎮静レベル **看護のPOINT** ◎脳血管内治療中は，術中の体動を防ぐため，鎮静薬を使用することが多い．治療終了後は，神経徴候の観察が重要となるため鎮静薬は中止されるが，呼吸状態の低下が続いている場合には，覚醒不良によるものか，脳梗塞の症状悪化によるものかを判断するため，注意深く観察する必要がある．
神経徴候[*1]	・NIHSSの項目に準じる ・意識レベル：ジャパン・コーマ・スケール（JCS），グラスゴー・コーマ・スケール（GCS） ・眼位，瞳孔の大きさ・左右差，対光反射の有無・速さ，眼球運動制限 ・上下肢の運動障害の程度 **看護のPOINT** ◎シース挿入中の下肢挙上は，出血の危険性があるため，運動障害の評価時には下肢を挙上しないようにする． 例：下肢の足背底屈運動，極度に外転・外旋位をとっていないかの評価時など． ・顔面麻痺，失調症状，感覚障害，言語障害，構音障害，消去現象の有無と程度 **看護のPOINT** ◎脳血管内治療中には血栓が遠位部へ移動するリスクもあるため，塞栓症状に注意し，神経徴候を密に観察して経時的変化を見逃さない．
頭蓋内出血	・頭痛，悪心・嘔吐，急激な血圧上昇：頭蓋内出血の可能性を疑い，医師へ報告する
出血傾向	・穿刺部からの出血 ・皮下出血と拡大の有無 **看護のPOINT** ◎脳血管内治療中には抗凝固薬（ヘパリン®）を用いるため，出血傾向になりやすいこと，カテーテルや治療機器で血管壁を傷つける場合があることから，頭蓋内出血を合併する危険性があるため，厳重な注意が必要．
その他	・造影剤アレルギーによる皮疹 ・感染徴候

[*1] 血圧と神経徴候モニタリングの観察頻度は，rt-PA静注療法後の観察頻度に準じる▶1.

▶1「rt-PA静注療法」の表1：p.136参照.

▼ケア項目

循環動態	●指示範囲内での血圧管理 ●血圧上昇因子の除外：尿意などの基本的欲求が満たされないことによる血圧上昇など ●指示内での安静保持：特にシース挿入部の安静を確実に行う
日常生活援助	●整容や体位変換時は，安静を保持したうえで注意して行う ●全身の皮膚の状態を観察し，皮下出血部にはマーキングし，拡大状況の把握に努める ●尿道カテーテルの挿入中は，血尿や腹部症状などがないか注意する ●排便コントロールを図る
環境調整	●安静制限による腰痛などに対して，良肢位を保持するなどして，苦痛の軽減に努める ●夜間は少しでも睡眠がとれるよう，環境調整（音・光・室温など）を図る
危険防止	●意識レベルや麻痺の変化に伴い，ベッドからの転落などのリスクがあることを理解し，早期から対策を講じる **看護のPOINT** ◎易出血状態のため，ベッド柵での打撲や点滴刺入部などにも注意が必要．必要に応じてベッド柵を保護する． ●ベッドを低床にし，柵を上げる ●ルートに余裕をもたせ，点滴接続部や刺入部を保護し，定期的に観察する ●必要時，家族の承諾のもとで固定具を使用する：使用の際は固定部の内出血斑の有無を必ず観察する ●興奮が強くなり，血圧上昇などをきたす場合に限り，医師と相談のうえ鎮静薬の投与を考慮する．rt-PA静注療法後は継続的な観察が必要なこと，脳梗塞の急性期であることを踏まえ，鎮静薬の投与による患者のメリット・デメリットを十分考慮し使用を決定する
近親者への援助	●家族は突然の脳梗塞の発症により，戸惑いや不安を抱いており，また，短時間で治療の意思決定を行わなければならない．そのため，症状や治療の説明で理解が不十分であれば補足説明を行い，必要と判断したら再度医師に説明を依頼する

▼患者指導項目

- 密な観察の必要性について説明し，協力が得られるようにする
- 頭痛などの自覚症状の変化があれば，すぐ知らせるよう説明する
- 出血しやすい状態であることを伝え，打撲などに注意するよう説明する
- 具体的な安静制限時間を説明する

② 脳血管内治療

頸動脈ステント留置術（CAS）

CAS：carotid artery stenting

目的・適応

治療の目的は，脳梗塞予防であり，抗血小板薬を中心とした内科的治療が基本となる．頸動脈ステント留置術（CAS）は，頸動脈の狭窄率が50％以上の症候性病変または80％以上の無症候性病変を有し，外科手術の危険性が高い患者が適応となる．

方法

CASは，狭窄部をバルーンカテーテルで拡張し，ステント留置を行う治療である．

図1にステント留置術の手順を示す．まず，ガイディングカテーテルを総頸動脈まで進め，マイクロワイヤーを内頸動脈狭窄部の先へ通過させる（図1-a）．次に，マイクロワイヤーにかぶせて，ステントをシースに収納された状態で狭窄部まで進め，ステントを開く（図1-b）．ステントが開かれると，狭窄部の動脈硬化性プラークが押さえつけられて，血管内腔が広がる（図1-c）．

プラークを押し広げるときに，その破片や血栓が頭蓋内動脈へ流れ込んでしまうと，脳梗塞の合併症を起こすことがあるため，CAS術中には塞栓防止器材を用いて，遠位塞栓による脳梗塞を防ぐ．塞栓防止器材には，フィルター（図2-a）やバルーン（図2-b）を狭窄部より頭側に展開して塞栓子を捕捉・回収するタイプと，バルーンを総頸動脈と外頸動脈に展開して血液を逆流させて塞栓子を回収するタイプ（図2-c）がある．

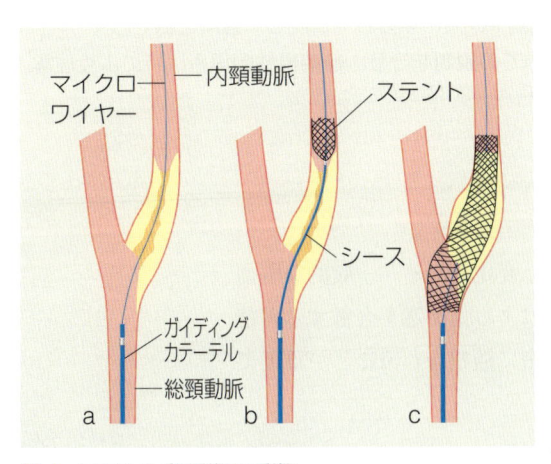

図1　ステント留置術の手順
（山上　宏：頸動脈ステント留置術．BRAIN NURSING 2014；30〈4〉：384-386 より）

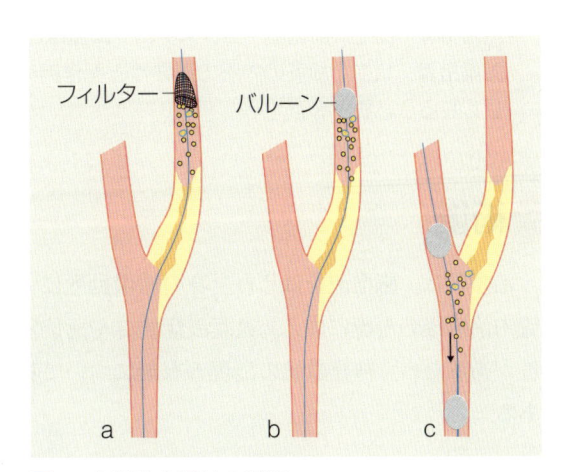

図2　塞栓防止器材の種類
（山上　宏：頸動脈ステント留置術．BRAIN NURSING 2014；30〈4〉：384-386 より）

頸動脈ステント留置術(CAS)を受ける患者の看護

術前

　術前は，患者が心身ともに安定した状態で手術に臨めるように援助する．術前検査がスムーズに受けられるよう援助し，検査結果を把握し異常の早期発見に努める．また，患者や家族の思いや理解度を確認しながらオリエンテーションを行い，オリエンテーション実施後も患者および家族の反応を観察し，不安や疑問について解決していくよう介入する．

▼観察項目

バイタルサイン アレルギーの有無 検査データ	●血圧 ●造影剤アレルギーの有無 ●腎機能，血糖値，コレステロール値，頸部エコー・MRI・ラジオアイソトープ（RI）の所見
一過性脳虚血発作（TIA）症状[1]	●神経徴候と持続時間 ●症状の出現頻度

[1]「一過性脳虚血発作（TIA）」の項：p.48 参照．

▼ケア項目

確実な薬剤投与	●医師の指示に従い，確実に抗血小板薬を投与する
術前オリエンテーション	●腎機能や心機能の評価，RIによる脳血流の評価やその手順などを説明する ●術後安静について：手術の流れと合併症について説明し，理解を得る

▼患者指導項目

- 生活指導：血圧，血糖値，コレステロール値などの管理や禁煙の重要性を説明し，理解を得ておく
- 服薬指導：抗血小板薬の内服の重要性と副作用についての説明を行う．無症候性の場合は特によく理解してもらう必要がある

術後

　治療後は，脳血流をはじめ全身の循環動態に大きな変化がある．一般的な脳血管内治療後の看護に加え，過灌流症候群や遠位塞栓による脳梗塞を合併する可能性があるため，神経徴候の出現の有無について特に密に観察を行うことが重要である．

▼観察・ケア項目

一般的な全身管理	● バイタルサイン，アレルギー症状（皮疹，頭痛，悪心など）の有無 ● 血栓塞栓症状の有無：足背動脈の触知，足趾色調 ● 徐脈，低血圧 　• 頸動脈分岐部付近には，頸動脈洞の圧受容器がある．血管が拡張されることにより圧受容体が興奮する結果，徐脈や低血圧が誘発される 　• 狭窄が分岐部にある場合や石灰化が強い場合に起こりやすい 　• 1週間程度遷延する場合や術後遅発性に起こる場合もあるため注意する 　• アトロピン硫酸塩，昇圧薬で対処するが，重症例では一時ペーシングを挿入することもある 【看護のPOINT】◎頸動脈狭窄症の患者は，冠動脈狭窄を合併していることがよくみられる．術後の徐脈・低血圧が誘因となり，狭心症や心筋梗塞を発症することがあるため，胸部症状，心電図波形の変化，不整脈の出現に注意が必要である．
過灌流症候群 頭蓋内出血	● 術前に脳血流障害が著しい場合，ステント留置により脳血流が急激に増加して（過灌流），頭痛，痙攣，さらには頭蓋内出血を起こすことがある ● 頭痛，悪心・嘔吐，急激な血圧上昇：頭蓋内出血の可能性を疑い，医師へ報告する 【看護のPOINT】◎CAS後の脳内出血は12時間以内に起こりやすいとされている．術前SPECTによる予測と，術後の頭痛や痙攣の評価により早期認知に努める． ◎過灌流状態にあると判断された場合には，厳重に血圧管理を行う．症候性となる危険が高ければ，鎮静薬による持続鎮静を行う．
出血傾向 穿刺部血腫	● 複数の抗血小板薬や抗凝固薬を使用しながら，太いシースを挿入するため，術後穿刺部からの出血や血腫形成の危険があり，注意が必要である ● 活性凝固時間（ACT）を計測し，予防に努める
日常生活援助	● 清潔援助，排泄援助など，安静度に合わせた援助を行う

▼患者指導項目

● 退院に向けて個々の患者に必要な生活指導を行う
● 術後の抗血小板薬の内服継続の重要性と副作用（出血傾向，日常生活における注意点）について説明する

●参考文献
1）坂井信幸監：脳神経血管内治療と看護のすべて—これからのニューロナース必携バイブル．メディカ出版；2011．p.104-106
2）山上　宏：頸動脈ステント留置術．BRAIN NURSING 2014；30（4）：384-386．

② 脳血管内治療

血管内塞栓術

目的

プラチナコイルや液体塞栓物質を経皮的に病変血管内に留置・流入し閉塞させることで，病変血管からの出血を予防する．

脳血管内治療は低侵襲であるため，患者・家族は脳血管撮影の延長上と安易に受け止めやすいが，重篤な合併症のリスクがある手術であることを理解してもらう必要がある．

適応

- 脳動脈瘤．
- 脳動静脈奇形（AVM）．
- 硬膜動静脈瘻（dural-AVF）．

方法

6～8 Fr（2～2.7 mm）の太さの管（シース）を主に大腿動脈（場合によっては上腕動脈）から血管内に穿刺し，ヘパリンを静注して血栓予防を行いながら，治療を進める．最近では，未破裂脳動脈瘤の治療の際には，術中の血栓塞栓症予防の目的で抗血小板薬を1～2剤内服させておくことが一般的である．

ヘパリン化の程度はACT（活性凝固時間）でモニタリングし，術中はACTを250～300秒に延長させておく必要がある[1]．万一，術中に血管の破裂が起こった場合，速やかにプロタミン硫酸塩を使用しヘパリンを中和する必要がある．シースからガイディングカテーテルを目的の血管に入れ，さらにこのなかにマイクロカテーテルを通して治療部位まで誘導する．マイクロカテーテルからコイルなど塞栓物質（表1）を目的の血管に注入することで病変血管を閉塞させる．

> **ここが重要！**
> ▶脳血管内治療の重大な合併症は血栓塞栓である（表2）．
> ▶血管内ではカテーテルは異物であり，常に血栓形成のリスクがある．

表1 塞栓物質の種類

固体	プラチナコイル	柔らかい形状記憶されたコイル
液体	Onyx®	接着しにくい物質で，ゆっくりと血管のなかで固まる
	NBCA	接着剤と似た構造で血管やカテーテルのなかで固まる

表2　血管内塞栓術による合併症

適応疾患	合併症
脳動脈瘤	くも膜下出血，脳梗塞
脳動静脈奇形	脳出血，脳梗塞
硬膜動静脈瘻	脳梗塞，脳出血，脳神経麻痺

適応疾患別の血管内塞栓術の実際

脳動脈瘤に対する血管内塞栓術

●目的
動脈瘤内腔を脳循環から遮断することで，脳動脈瘤の破裂（再破裂）を予防する．

●適応
最近では血管内塞栓術が普及し，脳血管内治療を第一選択とする施設も増えてきている．

動脈瘤の部位・大きさ・形状，患者の全身状態などさまざまな条件を考慮し，開頭術（クリッピング術）か血管内塞栓術か，より安全で確実な治療方法が選択される．「脳卒中治療ガイドライン2015」では，動脈瘤の部位，形状，大きさからみて血管内治療が可能と判断される場合には瘤内塞栓術を施行することがグレードBとして推奨されている[2]．

動脈瘤自体（dome）が小さい（15 mm以下），動脈瘤頸部（neck）が小さい（4〜5 mm以下），dome/neck rate 2以上，が適応とされている．クリッピング術に比べ再治療率が高く，根治性の面でクリッピング術に劣る．以前は，頸部径が4 mm以上，またはdome/neck rateが2以下の頸部の広い動脈瘤やlarge/giant aneurysm（巨大脳動脈瘤）では，コイルの親動脈への突出や不完全閉塞，再開通が多く，瘤内塞栓術は困難なことが多かった．ただし最近では，塞栓術中にバルーン付きマイクロカテーテルおよびコイルをコントロールしたり，動脈瘤頸部にステントを留置したりすることによって，前述のような動脈瘤に対しても，コイルが母血管に逸脱することなく高い塞栓率を達成できるようになっており，その適応は急速に拡大しつつある．

開頭術に比べ低侵襲であり，高齢，全身状態の不良例でも適応となりうる．開頭術では到達が困難な動脈瘤[*1]に対して第一選択となる．

破裂脳動脈瘤（くも膜下出血〈SAH〉），未破裂脳動脈瘤ともに治療対象であるが，SAHの場合，開頭術と違いスパズム期でも治療が可能である．

[*1] 脳底動脈瘤など椎骨脳底動脈系の動脈瘤，前床突起近傍の内頸動脈瘤．

●方法
マイクロカテーテルを瘤内に誘導し，そこからプラチナ製のコイルを瘤内に詰め

framing	filling	finishing
枠組みを形成	瘤内全体を充填	残った小さなスペースを充填

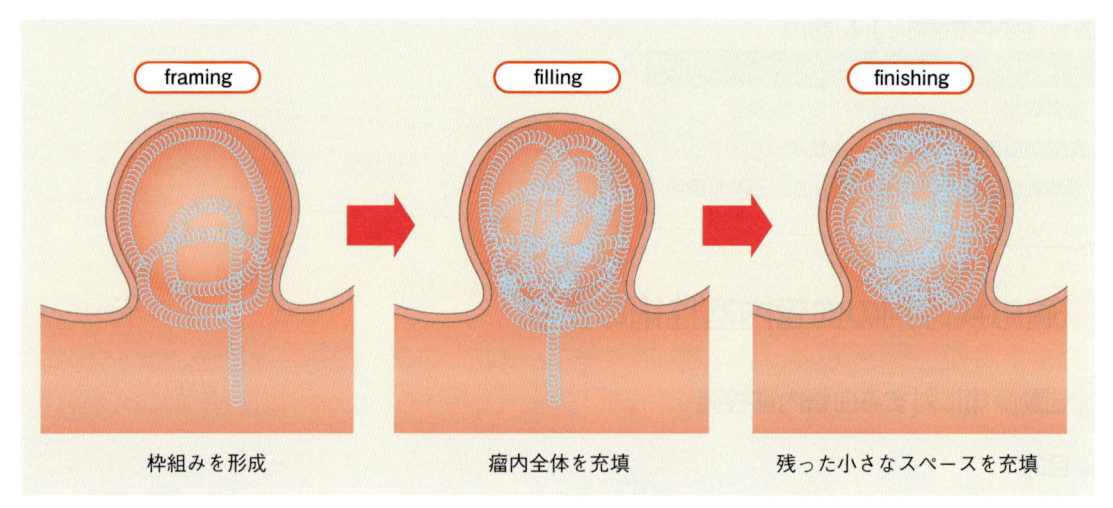

図1　血管内塞栓術の手順

ることで動脈瘤を血栓化させる．血栓化した瘤内には血液の流入がなくなり，動脈瘤の破裂を予防することができる．術中，塞栓率を計算しながらコイルを詰めていく．

　framing → filling → finishing の手順でコイル塞栓を行う（図1）．瘤内に造影剤の写らないところまで詰めても，コイルの体積閉塞率は30％程度である．このため，治療後数か月でコイルコンパクション[*2]を起こし再治療が必要な場合がある．脳動脈瘤が発生している親動脈を閉塞して動脈瘤への血流を遮断し血栓化させる親動脈閉塞術は，内頚動脈瘤，椎骨動脈瘤，椎骨動脈解離性動脈瘤に対して行う．ただし，術前に親動脈閉塞試験で虚血耐性を確認し，必要時は閉塞術に先立ってバイパス術を行い，側副血行路を作製することがある．

[*2] コイルコンパクション：数か月経過すると，コイルが血流に圧迫されて，詰めていた部分が圧縮される現象．

脳動静脈奇形（AVM）に対する血管内塞栓術

● 目的
　出血（再出血）や痙攣を予防，神経症状を改善するためにナイダスを閉塞させる．
　開頭術の前に脳深部からの流入動脈を塞栓させることで，手術の難易度が下がり安全にナイダスを摘出することができる．

● 適応
　ナイダス塞栓術や栄養血管塞栓術によって大きなナイダスを有するAVMの外科的手術の出血のリスク[*3]を軽減させる[▶1]．

[*3] リスク：根治に至らない部分の塞栓術は出血の危険性を増加させる可能性がある．外科的治療や放射線治療の前処置として行われることが多く，脳血管内治療単独での根治は困難である．

[▶1]「脳動静脈奇形（AVM）」の項：p.104 参照．

● 方法

　液体塞栓物質をナイダスに注入することで異常血管を閉塞させる．Onyx® などゆっくり固まる液体塞栓物質を使うことで，より多くの異常血管を閉塞させることができる．

硬膜動静脈瘻に対する血管内塞栓術

● 目的

　眼症状，神経症状を改善し，皮質（脳表）静脈への逆流による出血や梗塞を防止するために動静脈のシャントをなくすこと．

● 適応

　硬膜動静脈瘻（dural-AVF）は硬膜に発生した動静脈の瘻で，硬膜動脈からなる流入動脈から静脈洞に流入し，通常の流出静脈や脳表静脈に流出する．横・S状静脈洞部と海綿静脈洞部が好発部位である．

　動脈血が直接静脈系に流入するため静脈圧が亢進し，各種症状を呈する．進行性の眼症状，脳神経症状，出血発症，頭蓋内出血の可能性の高い皮質静脈への逆流を伴う場合は積極的に治療する．脳血管内治療が第一選択でシャントポイントを経静脈的塞栓術（TVE）で塞栓する．根治性はやや劣る場合も多いが，経静脈的にアプローチ困難な場合には，流入動脈からコイルや液体塞栓物質による経動脈的塞栓術（TAE）を行う．

　術前の検査をしっかり行い頭蓋内静脈への逆流の有無を確認して，手術の目的が症状の緩和のみか，頭蓋内出血や梗塞の予防であるのかを見極める必要がある．脳血管撮影の所見から Borden 分類[2] などをもとに治療計画を立てる．脳血管内治療が最も多く行われるが，定位放射線治療，脳血管内治療，外科的治療を併用し効果的な治療方法を選択する．

[2] 「硬膜動静脈瘻（dural-AVF）」の表1：p.114 参照．

● 方法

　瘻を完全に閉塞させるために，頸動脈的塞栓術，経静脈的塞栓術を組み合わせて治療する．

血管内塞栓術を受ける患者の看護

▼観察項目

循環動態	●血圧値，脈拍

> **看護のPOINT**
> ◎AVM は流入動脈とナイダスが完全閉塞していない場合などに，ナイダスの血流圧が上昇し脳出血を起こしやすい状態となるため，術後の血圧上昇を抑える必要がある．

●水分出納バランス

> **看護のPOINT**
> ◎脱水による虚血をきたさないよう水分出納バランスをチェックする．
> ◎心疾患を合併している場合，術後の輸液負荷によって心不全を起こしやすい．冠動脈病変がある場合，胸部症状と心電図変化に注意する．

●両足背・後脛骨動脈の触知
●末梢冷感，チアノーゼ
●しびれ

呼吸状態	●呼吸様式，呼吸数，経皮的酸素飽和度（SpO₂）

> **看護のPOINT**
> ◎造影剤に対するアレルギーがある場合は，血圧低下や呼吸困難を引き起こす可能性もある．術前から既往を確認しておく．

神経徴候	●意識レベル：ジャパン・コーマ・スケール（JCS），グラスゴー・コーマ・スケール（GCS） ●眼位，瞳孔の大きさ・左右差，対光反射
血栓塞栓症状	●意識レベルの推移 ●運動麻痺，感覚障害 ●失語

> **看護のPOINT**
> ◎術後に，血栓症による脳梗塞を発症することがあるため，その徴候を見逃さないよう観察する．
> ◎安静により運動障害に気がつかないことがあるため，頻回に訪室し意図的に会話して上肢の動きを観察することで，異常の早期発見に努める．

穿刺部の状態	●シース抜去後の止血状態 ・術中からヘパリン化しているため，患者は易出血状態であり止血に時間を要する
出血傾向	●血液データ：活性凝固時間（ACT），国際標準化比（INR），血小板数（PLT）

> **看護のPOINT**
> ◎ヘパリン起因性血小板減少症（HIT）はヘパリンの投与により血小板が減少し，十分なヘパリン投与にもかかわらず動静脈血栓症を起こす病態．この副作用を知っておくことは重要．

●シース穿刺部からの出血
●頭蓋内出血

深部静脈血栓症	● 下肢の太さの左右差や腫脹 ● 足関節屈曲時の腓腹筋の疼痛 **看護のPOINT** ◎ 脳血管内治療の際には，通常の検査より枕子による圧迫や安静の時間が長くなるため，大腿動脈穿刺であれば深部静脈血栓症に注意が必要となる．
安静に伴う苦痛	● 安静の必要性の理解度 **看護のPOINT** ◎ 全身麻酔からの覚醒直後や認知機能障害がある場合，安静が守られないことがある．術前から予測して観察，対応する． ● 同一体位保持による圧迫部位の発赤 ● 安静による腰痛

▼ ケア項目

出血・血栓塞栓予防	● 指示範囲内での血圧管理 ● 確実な輸液管理 ● 抗血栓薬の確実な投与 ● 術前からの弾性ストッキングの着用
穿刺部の管理	● シース抜去部の固定の確認 　・シースを入れたまま手術室から病棟に帰り，ACTを目安に医師がシースを抜去する ● 安静保持 　・指示があるまで仰臥位で絶対安静とし，医師の指示のもと受動体位変換可能となる 　・必要時は固定具を使用し，股関節の屈曲を防止する **看護のPOINT** ◎ 脳血管内治療では血管撮影の検査時と違い，直径2〜3mmと太いシースを使用するため，シース抜去後も安静時間が6〜12時間と長く苦痛も大きいことを考慮する． ● 医師による圧迫帯の解除 ● 歩行可能となった際，坐位時・初回歩行直後には必ず穿刺部に出血がないか確認する
深部静脈血栓症予防	● 早期離床 ● 術前からの弾性ストッキングの着用 **看護のPOINT** ◎ 術式，安静や麻痺による不動，血液凝固能の亢進などのリスクファクターをアセスメントし，早期離床，脱水予防，確実な薬剤投与により予防する．
日常生活援助	● 安静に合わせた日常生活援助
身体的・精神的苦痛の軽減	● 長時間の安静が必要なため，エアマットレスを使用する ● 腰痛時，腰の下にタオルを入れるなど，苦痛の軽減に努める ● ナースコールは手の届くところに設置し，位置を確認してもらう

▼患者指導項目

- 異常を感じたらナースコールで知らせるよう説明する

> **看護のPOINT**
> ◎穿刺部が濡れているように感じたり，足先のしびれがあるときなど，具体的に説明する．

- 安静の必要性を説明
  - 具体的に何時まで安静が必要なのか説明する
  - 頭をもち上げることも腹圧がかかり穿刺部からの出血のリスクとなることを説明する

> **看護のPOINT**
> ◎動かしてもよいのはどこか，どのような行為が禁止となるのか，具体的に説明する．

- 歩行可能となった際も，まだ出血のリスクがあるためトイレの後などは穿刺部を自分で確認するよう説明する．また，屈伸運動など鼠径部を深く曲げる動作は行わないよう説明する

> **看護のPOINT**
> ◎万一出血があればすぐに医師に連絡し，患者を臥床させ滅菌手袋を装着してガーゼで穿刺部を強く圧迫止血する．その後は再度安静臥床となり，医師の指示があるまで安静時間は延長されるため，患者に説明する．

- 術後から抗血小板薬の投与が開始されるため，その必要性と飲み忘れをしないよう説明する
  - 異物を用いた治療により血栓塞栓のリスクがあるため，1〜3か月間の内服が必要
- 脱水予防のため水分摂取を心がけるよう説明する
  - 脱水により血栓形成のリスクが高まる

●文献
1) 佐藤　徹ほか：これだけ押さえる！術中のケア重要8ポイント．BRAIN NURSING 2011；27（10）：34-42．
2) 日本脳卒中学会　脳卒中ガイドライン委員会編：脳卒中治療ガイドライン2015．協和企画；2015．p.199．

●参考文献
1) 橋本信夫編：ナースのための脳神経外科．改訂第2版．メディカ出版；2001．p.231-238．
2) 柳澤俊晴ほか：くも膜下出血の治療．レジデント2012；5（1）：73-74．
3) 菊田健一郎ほか：脳血管奇形の治療．レジデント2012；5（1）：88-95．
4) 峰松一夫ほか監，国立循環器病センター看護部編：標準脳血管障害ケアマニュアル．日総研；2003．p.115-117．
5) 石井　暁：これだけ押さえる！脳血管内治療の基本と重要5ポイント．BRAIN NURSING 2011；27（10）：14-24．
6) 竹下恵美：これだけ押さえる！術後管理のケア重要8ポイント．BRAIN NURSING 2011；27（10）：43-51．
7) 加藤貴之：コイル塞栓術．BRAIN NURSING 2012；28（1）：47-49．
8) 山浦　晶ほか編：標準脳神経外科学．第10版．医学書院；2005．p.204-221．
9) 比嘉　隆：脳動脈瘤コイル塞栓術．BRAIN 2013；3（1）：31-37．

3 開頭術

術後病態関連図

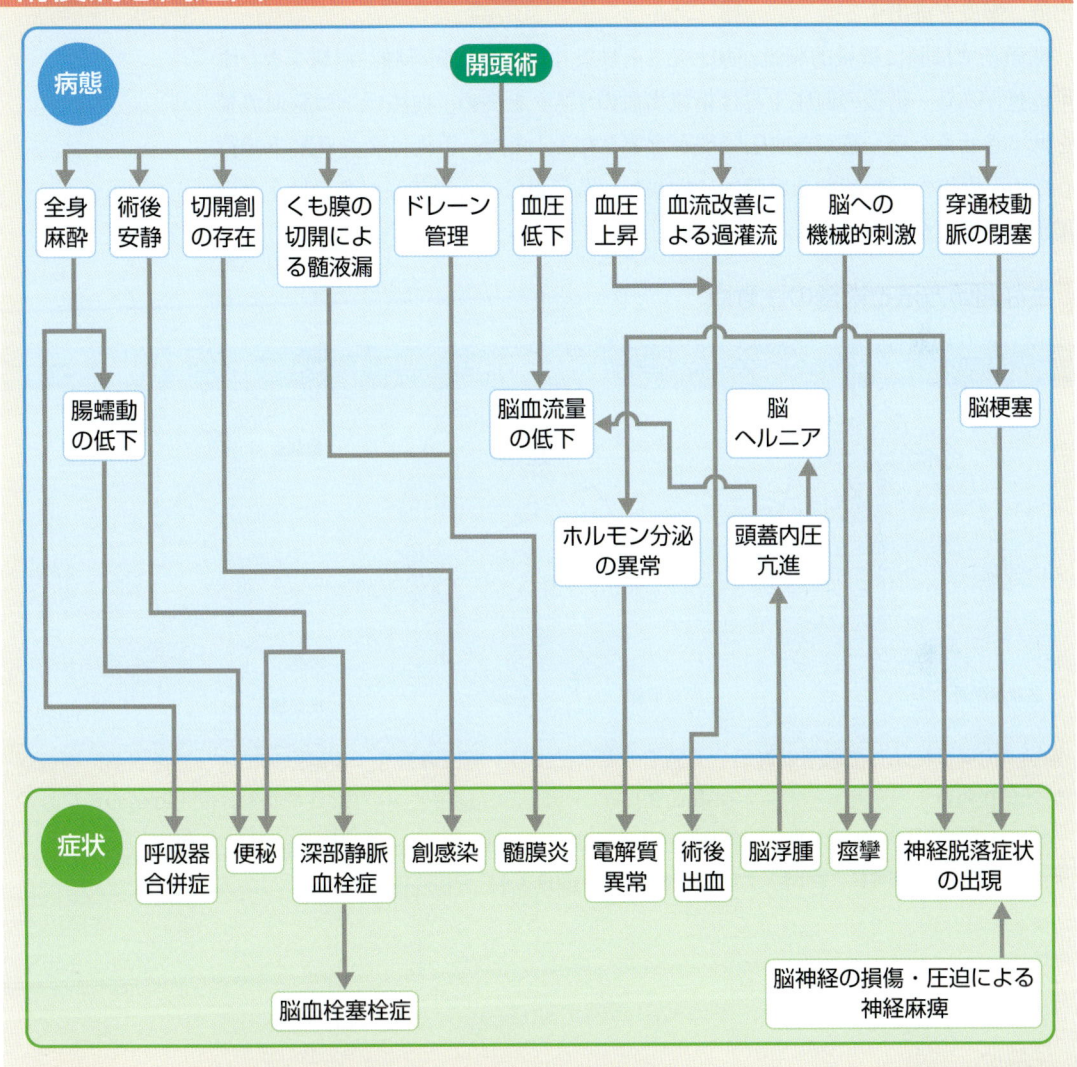

病態 — 開頭術
- 全身麻酔
- 術後安静
- 切開創の存在
- くも膜の切開による髄液漏
- ドレーン管理
- 血圧低下
- 血圧上昇
- 血流改善による過灌流
- 脳への機械的刺激
- 穿通枝動脈の閉塞

中間病態：
- 腸蠕動の低下
- 脳血流量の低下
- ホルモン分泌の異常
- 脳ヘルニア
- 頭蓋内圧亢進
- 脳梗塞

症状
- 呼吸器合併症
- 便秘
- 深部静脈血栓症 → 脳血栓塞栓症
- 創感染
- 髄膜炎
- 電解質異常
- 術後出血
- 脳浮腫
- 痙攣
- 神経脱落症状の出現
- 脳神経の損傷・圧迫による神経麻痺

治療看護

創部
- 感染予防・清潔の保持
- 創部の腫脹への対応
- 縫合部の癒合状態の観察
- 搔破予防のための瘙痒感への援助

- 神経徴候の推移の観察と異常の早期発見
- 術後出血の確認
- バイタルサイン（血圧，体温）の確認と異常の早期発見

- 苦痛の軽減
- 経口摂取の援助（悪心・嘔吐へのケア）

開頭術の特徴と留意事項

　開頭術は，頭皮を切開し骨をはずして，硬膜内の病巣を確認しながら行う手術である．開頭方法は治療部位により異なる．脳動脈瘤クリッピング術，脳腫瘍摘出術，もやもや病に対するバイパス術，脳出血血腫除去術，頭蓋内圧亢進時の外減圧術がある．

　術後は皮下，硬膜内・外，および脳槽・脳室内にドレーンを挿入し，血液，滲出液，髄液を排出する．

　開頭術では脳に機械的刺激が加わることにより，術後に脳浮腫，痙攣をきたす可能性がある．術後の血圧上昇は術後出血のリスクを高め，血圧低下は脳血流量を低下させるため，適切な血圧管理が重要となる．また，手術は全身麻酔下で行うため，術後の覚醒状態を経時的に観察し，原疾患による意識レベルの低下との鑑別が必要となる．

主な開頭方法と術後の注意点

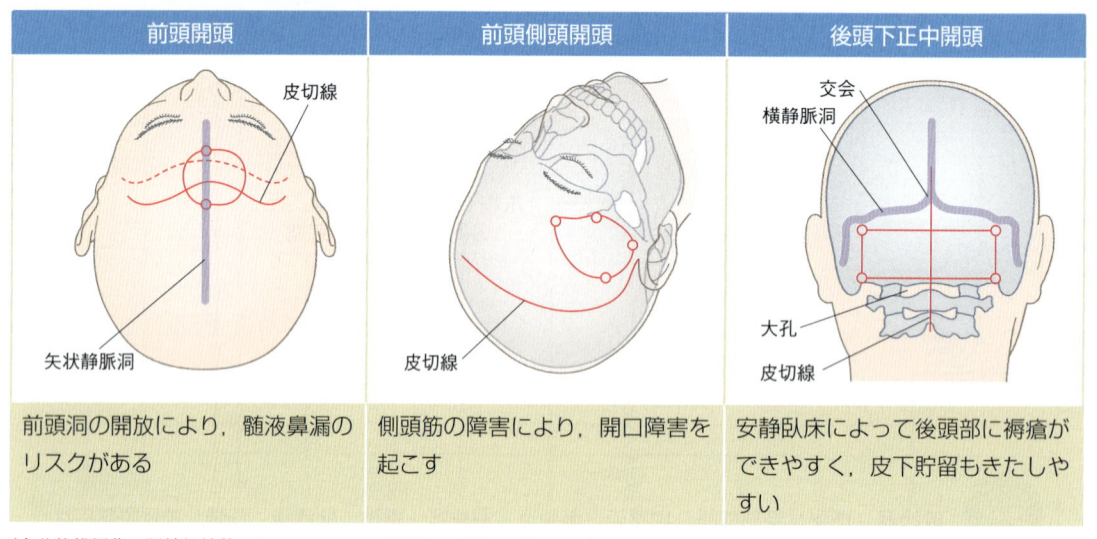

前頭開頭	前頭側頭開頭	後頭下正中開頭
前頭洞の開放により，髄液鼻漏のリスクがある	側頭筋の障害により，開口障害を起こす	安静臥床によって後頭部に褥瘡ができやすく，皮下貯留もきたしやすい

（大井静雄編著：脳神経外科ケアマニュアル．照林社；2005．p.216 より）

開頭術を受ける患者の看護

▼ 観察項目

神経徴候	● 意識レベル，麻酔からの覚醒状況 ● 瞳孔：大きさ，左右差，対光反射，眼位 ● 麻痺の有無と推移 **看護のPOINT** ◎ 手術部位から考えられる言語障害，視野障害の観察も必要.
循環動態	● 血圧，脈拍，脈圧 ● 水分出納バランス ● 心不全徴候 ● 不整脈，心電図変化
呼吸状態	● 呼吸数・様式，動脈血液ガスデータの推移，経皮的酸素飽和度（SpO₂） ● 胸部X線所見，肺野の聴取 ● 喫煙歴や呼吸器疾患の把握
頭蓋内圧亢進症状	● 頭痛，悪心・嘔吐，クッシング現象
深部静脈血栓症	● 下肢の太さの左右差や腫脹，足関節を屈曲したときに腓腹筋に疼痛がないか **看護のPOINT** ◎ リハビリ開始時に肺血栓塞栓症を起こすリスクが高まるため，初回の歩行時には必ず付き添い，呼吸状態を観察する.
全身状態	● 血液検査データ：カリウム（K），ナトリウム（Na），ヘモグロビン（Hb），D-ダイマー，血糖値 **看護のPOINT** ◎ くも膜下出血後の中枢性塩類喪失症候群により低Na血症をきたしやすいため，尿量と意識レベルの低下に注意が必要である. ◎ 下垂体後葉への刺激により抗利尿ホルモンの分泌低下から尿崩症を起こしやすいことにも注意が必要. ● 痙攣：術後出血や脳浮腫により痙攣を起こすことがある ● 栄養状態 ● 創痛 ● 腸蠕動
感染徴候	● 創部の皮膚の状態，創部からのリーク ● 発熱，血液データの炎症所見 ● 髄膜刺激症状，皮下貯留，ドレナージからの排液の量と性状 **看護のPOINT** ◎ 前頭洞の開放による髄液鼻漏や，創部の皮下貯留によって感染のリスクが高まる. 髄液には糖が含まれているため，尿糖測定用試験紙で鼻汁と髄液の判別をし，髄液鼻漏があればただちに医師へ報告する.

▼ケア項目

ドレーン管理	● 抜けないようなルート固定，安静の保持 ● ドレーンシステムを清潔に保つ
循環管理	● 指示範囲内での血圧管理 ● 吸引時は血圧を上げないよう短時間で行う **看護のPOINT** ◎血圧上昇が原因で，術後24時間以内（特に6時間）に脳内出血を起こす危険性が高くなる．指示範囲内の血圧を維持するよう，薬剤を投与し，コントロールする． ● 疼痛コントロール ● 15～30°ギャッチアップの体位を保ち，静脈還流を促す
呼吸管理	● 酸素投与 ● 去痰：吸引，体位ドレナージ ● 口腔ケア **看護のPOINT** ◎術後は麻酔の影響により肺の線毛運動が低下しており，排痰が困難な状態である．挿管管理により無気肺や肺炎も起こしやすい．去痰薬の使用や体位ドレナージで効果的な排痰ケアを行う．
感染予防	● 皮下貯留を軽減するため，指示範囲内での頭部の挙上 ● 創部の清潔保持 　・切開創は術後48時間で上皮化するが，脆弱であるため縫合不全に注意する．必要時，ドレッシング材は医師によって清潔に交換されるため，汚染時は医師に報告し，交換を依頼する 　・洗髪の許可が出れば抜鉤前から洗髪可能であるが，創部は力を入れず泡でやさしく洗浄する．ガーゼ保護は要しないが，感染徴候の観察は継続して行う ● 血糖コントロール **看護のPOINT** ◎血糖コントロールの不良な患者は，血流障害から創部への酸素供給が低下し創部治癒遅延をきたす．また，免疫細胞の活性も低下し易感染状態となるため，術前からの血糖コントロールは重要である． ● 抗菌薬の投与 ● 各種ラインの清潔管理
深部静脈血栓症予防	● リスクに応じた予防法の実施 　・早期離床 　・足関節の運動 　・弾性ストッキングの着用 　・間欠的空気圧迫法 　・低用量未分画ヘパリンの投与 **看護のPOINT** ◎術式，安静や麻痺による不動，血液凝固能の亢進などのリスクファクターをアセスメントし，早期離床，脱水予防，確実な薬剤投与によって予防する． ◎安静臥床時にも足関節の屈伸運動などを行い，予防に努める．

全身管理	●鎮痛薬の投与
	●体温管理
	●褥瘡予防
	・褥瘡好発部位の除圧：体位変換，適切なマットレスの選択
	> **看護のPOINT** ◎後頭部に創がある場合は，創部周囲に褥瘡をきたしやすいため，除圧のできる枕を選択する。
	●排便コントロール：便秘による血圧上昇をきたさないよう行う

▼患者指導項目

- 現在の安静度，ドレナージ，ライン，治療，検査の必要性を説明する
- 異常時のナースコール指導
  - 髄液鼻漏のリスクのある患者には鼻をかまないよう，鼻汁があればすぐに知らせるよう指導する

●参考文献
1) 近藤靖子編著：初めての脳神経外科看護．メディカ出版；2014．p.50-81．
2) 国立循環器病センター看護部編著：脳神経ナースのためのSCU・NCU看護力UPマニュアル．メディカ出版；2008．p.86-112．
3) 大井静雄編著：脳神経外科ケアマニュアル．照林社；2005．p.214-218．
4) 菊池晴彦総監，田村綾子ほか編：脳卒中看護実践マニュアル．メディカ出版；2009．p.213-220．

③ 開頭術
クリッピング・トラッピング術

術後病態関連図

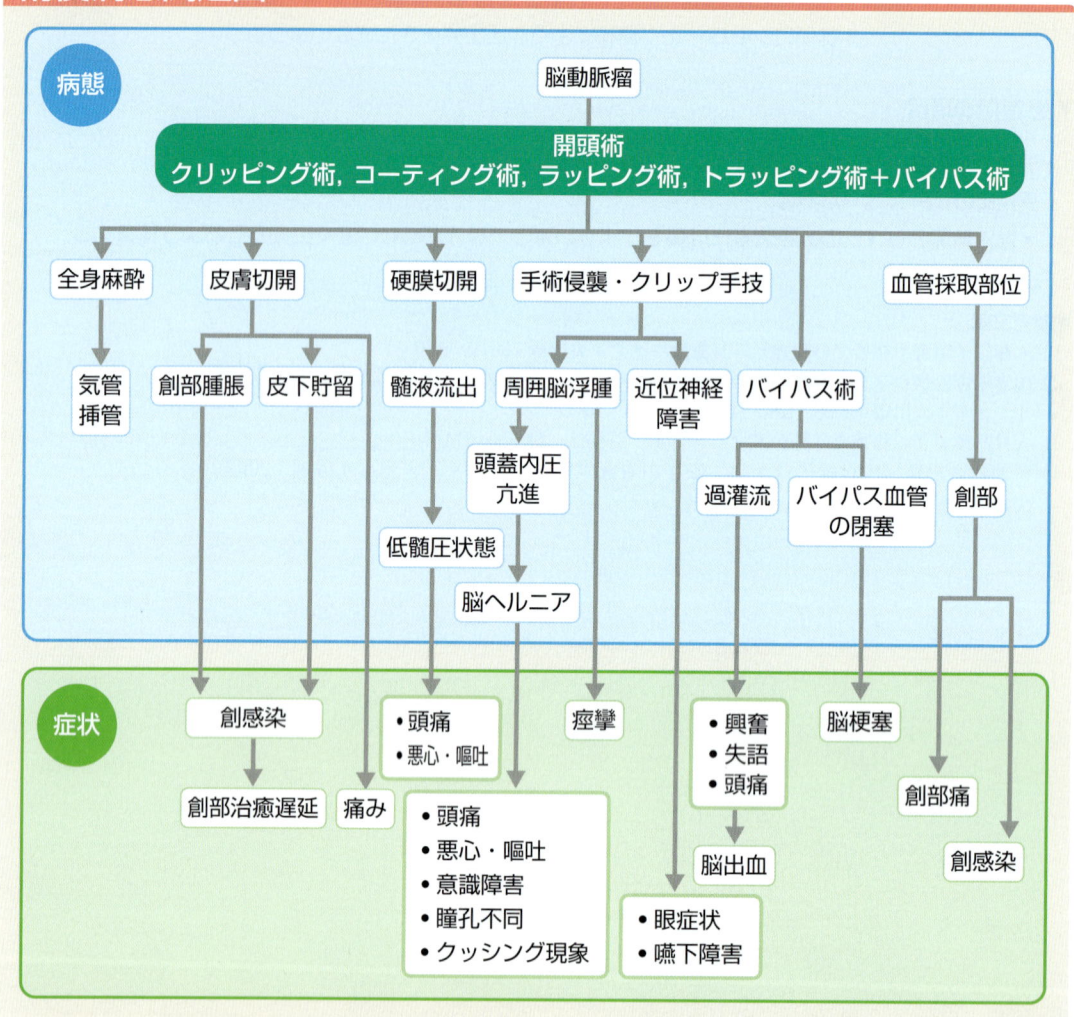

病態

脳動脈瘤
↓
開頭術
クリッピング術，コーティング術，ラッピング術，トラッピング術＋バイパス術

- 全身麻酔 → 気管挿管
- 皮膚切開 → 創部腫脹／皮下貯留
- 硬膜切開 → 髄液流出 → 頭蓋内圧亢進 → 低髄圧状態 → 脳ヘルニア
- 手術侵襲・クリップ手技 → 周囲脳浮腫／近位神経障害
- バイパス術 → 過灌流／バイパス血管の閉塞
- 血管採取部位 → 創部

症状

- 創感染 → 創部治癒遅延
- 痛み
- 頭痛／悪心・嘔吐
- 頭痛／悪心・嘔吐／意識障害／瞳孔不同／クッシング現象
- 痙攣
- 興奮／失語／頭痛 → 脳出血
- 眼症状／嚥下障害
- 脳梗塞
- 創部痛
- 創感染

治療看護

術直後～24時間
- 術後出血の確認

創部
- 感染予防・清潔の保持
- 創部の腫脹への対応
- 縫合部の癒合状態の観察
- 掻破予防のための瘙痒感への援助

- 神経徴候の推移の観察と異常の早期発見
- バイタルサイン（血圧，体温）の確認と異常の早期発見

- 苦痛の軽減
- 経口摂取の援助（悪心・嘔吐へのケア）

目的

クリッピング・トラッピング術は，脳動脈瘤患者に対してくも膜下出血を防ぐことを目的として行う．脳動脈瘤の頸部で瘤内への血流を遮断したり（クリッピング術），親動脈ごと血流を遮断したり（トラッピング術）することで再出血を予防する．

適応（未破裂脳動脈瘤の場合）

- 大きさが 5〜7 mm 以上．
  - 5 mm 未満であっても，①症候性，②後方循環，前交通動脈，および内頸動脈–後交通動脈部などの部位に存在する，③ dome neck aspect 比が大きい，不整形・ブレブを有する，などの形態的特徴をもつ脳動脈瘤については，治療を検討することが推奨される．
- 年齢が 70 歳以下（原則として患者の余命が 10〜15 年以上ある）．
- その他の条件が手術を妨げない限り手術が勧められる．

方法（図1）

瘤の部位・大きさ・形状，関連血管の状況により，術式が選択される．

頸部クリッピング術

動脈瘤に明確な頸部がある場合に適応される基本的な術式．脳動脈瘤頸部にクリップをかけ，瘤内に流入する血流を完全に遮断する．

トラッピング術

巨大脳動脈瘤（large/giant aneurysm）や紡錘状脳動脈瘤のように頸部が広いなど，形状により頸部にクリップをかけることが困難な場合に行われる．脳動脈瘤頸部付近の血管の両端（末梢側と中枢側）にクリップをかけ，血流を

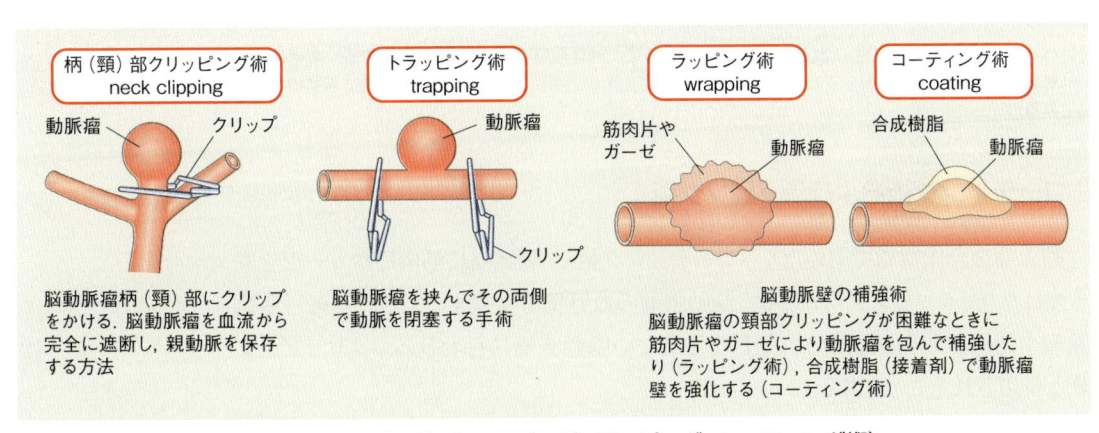

図1 脳動脈瘤の手術の方法（クリッピング・トラッピング・ラッピング・コーティング術）

（峰松一夫ほか監，国立循環器病センター看護部編：標準脳血管障害ケアマニュアル．日総研；2003．p.110 より）

完全に遮断する方法．これにより，この血管の血流は完全に遮断されてしまうため，必要に応じて血流を保てるよう，同時にバイパス術が行われる．

バイパス術

トラッピング術と併用する．

●ハイフローバイパス

橈骨動脈や浅伏在静脈などからグラフトを採取し，血管と血管を吻合する．

橈骨動脈からのグラフト採取時は，事前にアレンテスト[*1]で血流の評価を行う．

[*1] アレンテスト：患者に手を強く握らせ，手掌・手指への血流を止める．その状態で橈骨動脈，尺骨動脈を検者が指で圧迫し手掌を開かせる．蒼白になっていれば，圧迫できていると判断できる．蒼白になっているのを確認し，橈骨動脈あるいは尺骨動脈の圧迫を解除する．3〜5秒以内に赤くなれば手掌の動脈弓が開存していることが確認されたことになる．蒼白のまま，あるいは紅潮するのに10秒以上かかる場合は，グラフト採取に適さない．

適応

- 内頸動脈系の large/giant aneurysm：トラッピング術と併用する．
- 椎骨動脈系の紡錘状脳動脈瘤や血栓化動脈瘤：近位閉塞と併用する．

●ローフローバイパス

頭皮を栄養する血管を頭蓋内血管に吻合する．

内頸動脈（IC）系の脳動脈瘤の破裂予防	浅側頭動脈－中大脳動脈（STA-MCA）バイパス術
椎骨動脈（VA）系の脳動脈瘤の破裂予防	後頭動脈－後下小脳動脈（OA-PICA）バイパス術 後頭動脈－前下小脳動脈（OA-AICA）バイパス術 浅側頭動脈－上小脳動脈（STA-SCA）バイパス術
脳血管狭窄・閉塞による脳梗塞予防	

ここが重要！
- 内頸動脈の遮断時＝ハイフローバイパスではない．
- バルーン閉塞試験（BOT）[*2]で神経徴候が出現すればハイフローバイパス，無症状であればローフローバイパス．

[*2] バルーン閉塞試験（BOT）：試験的に血管を閉塞して，神経脱落症状の有無を評価する．術中に治療対象血管を一時的にクリップし血流を途絶えさせて，そのときに対側から血流を維持できているかをみる．

コーティング術およびラッピング術

動脈瘤を合成樹脂で固めたり（コーティング術），動脈瘤に筋肉片やガーゼを巻きつけたり（ラッピング術）して，脳動脈瘤の血管壁を補強する方法．解離性脳動脈瘤や紡錘状脳動脈瘤など，頸部をもたない脳動脈瘤に行われる．クリッピング術と併用されることもある．

クリッピング・トラッピング術を受ける患者の看護

術前

脳動脈瘤が破裂するとくも膜下出血を引き起こし，生命へ大きく影響を及ぼすため，手術までは破裂をきたさないよう，生活指導や管理を行う必要がある．そのため，血圧や症状の変化の観察，不安などの精神的負担を軽減できるようなサポートを密に行う．

▼観察項目

神経徴候	●術前の症状（眼症状や頭痛など）が増強していないか
頭蓋内圧亢進症状	●意識レベル：ジャパン・コーマ・スケール（JCS），グラスゴー・コーマ・スケール（GCS） ●瞳孔所見：瞳孔不同，共同偏視 ●血圧上昇，脈拍上昇 ●頭痛，悪心・嘔吐
眼症状	●眼球位置，眼球運動制限，眼振，瞳孔不同，開眼状況，複視，視野欠損，開眼不可 ・瘤が増大し脳神経を圧迫することにより起きる
運動麻痺	●バレー徴候，ミンガッツィーニ徴候，ドロッピングテスト ●刺激に対する反応 ●脱力，しびれ，麻痺

▼ケア項目

血圧管理	●血圧の上昇を軽減する援助を行う ●確実な薬剤投与 ・高血圧は脳動脈瘤に負荷を与え，破裂のリスクファクターとなるため，収縮期血圧が高めに経過した場合は指示範囲内になるように，降圧薬でコントロールする ●排便コントロール：怒責は急激な血圧上昇・頭蓋内圧上昇をきたす ●医師からの術前の説明（インフォームドコンセント）前後で血圧を測定し，急激な変化がないか確認する
確実な治療	●薬物療法
精神的サポート	●検査・治療のインフォームドコンセントに立ち会い，理解度の把握や患者の精神状態の観察，聞き取りを行う ●状況に応じて抗不安薬を与薬する ・破裂に対する不安により，精神的に不安定になる場合もある．患者の表情や言動を観察し，傾聴や説明の追加を行う．必要に応じて抗不安薬や睡眠導入薬を投与する
グラフト側の保護 （ハイフローバイパス例）	●グラフト側での採血や末梢ルート確保を避ける

▼患者指導項目

- 頭痛や悪心など，異常出現時は早急に報告するように説明する
- 確実に内服するように説明する
- 怒責をかけたり，急激に血圧が上昇するような過剰な運動は避けるよう説明する
- ハイフローバイパスを行う場合は，グラフト側の皮膚を傷つけないよう説明する

術後

　新たな神経脱落症状がないか，術後のCT所見と合わせて綿密に観察を行う．また，手術侵襲により脳梗塞や脳浮腫，痙攣をきたすこともあるため，頭蓋内圧亢進を予防し，異常時に早期に対応することが大切である．後出血や脳動脈瘤の部位によっては神経脱落症状が出る可能性もある．

　全身麻酔の影響と開頭による髄液の流出から，術後に悪心・嘔吐が続くことがあるが，可能な限り経口摂取を促す．

　創部の感染予防のため，創部周囲の衛生的な環境整備が必要である．また，術後の創痛や頭痛，麻酔覚醒後の消化器症状による悪心など患者の苦痛は大きい．身体的苦痛から患者の不安も助長されるため，苦痛を軽減するケアや精神的サポートも重要となる．

　ここでは，未破裂脳動脈瘤患者の観察・ケア項目を記載するが，破裂脳動脈瘤（くも膜下出血）の場合は，その影響（病巣部の機能破綻）や脳浮腫，頭蓋内圧亢進症状などの観察やケアも重要となる[1]．

　また，開頭のアプローチ部位により術後管理に違いがあるので注意する（表1）．

[1]「くも膜下出血（SAH）」の項：p.84参照．

表1　アプローチ部位による術後管理の違い

アプローチ部位	動脈瘤の部位	術後管理の注意点など
前頭側頭開頭（pterional approach）	中大脳動脈（MCA），前交通動脈（A-com），内頸動脈-後交通動脈分岐部（IC-PC），脳底動脈（BA）	通常の開頭手術アプローチと同じ
半球間裂アプローチ（interhemispheric approach）	前交通動脈，遠位部前大脳動脈（distal ACA）	前頭洞を開放するときに，副鼻腔と術野がつながることにより，術後に髄液鼻漏が起こることがある →感染のリスクが高まる．髄液鼻漏があれば，速やかに医師に報告する →患者には臥床安静を指示し，鼻をすすらないように指導する
後頭下開頭術（suboccipital approach）	椎骨動脈（VA）系（椎骨動脈，後下小脳動脈〈PICA〉，前下小脳動脈〈AICA〉）	術後，仰臥位では後頭部に皮下貯留が起こりやすいため，安静解除後はできるだけ坐位で過ごす

▼観察項目

眼症状	●脳神経障害による症状の観察：複視，視野欠損，眼球位置，眼球運動制限，眼振，瞳孔不同，開眼状況 **看護のPOINT** ◎内頸動脈-後交通動脈分岐部（IC-PC）では動眼神経（Ⅲ）が近接しており，術前に症状がない場合でも術後に症状が出現する可能性があるため，密な観察が必要である．
運動麻痺	●新たに麻痺や眼症状などの神経脱落症状が出現していないかを術直後から観察する ●意識レベルの低下があれば，全身麻酔の覚醒遅延によるものかどうかの判別が必要になるため，密な観察が必要となる 　•バレー徴候，ミンガッツィーニ徴候，ドロッピングテスト 　•痛み刺激に対する反応 　•脱力，しびれ **看護のPOINT** ◎グラフトに橈骨動脈を使用した場合，攣縮を起こしやすいため，麻痺や神経脱落症状の観察が重要．
神経徴候	●意識レベルの推移，痙攣，新たな局所症状の出現がないか 　•意識障害（JCS，GCS）：刺激に対する反応の速さ，遅延の有無 　•頭痛，悪心・嘔吐 　•瞳孔不同，共同偏視 　•血圧上昇，脈拍上昇：クッシング現象 　•徐脈 　•バレー徴候，ミンガッツィーニ徴候 　•痙攣：手術侵襲や軽度の脳浮腫により痙攣を起こすこともあるため，早急な対応が必要となる 　•嚥下障害，感覚障害など **看護のPOINT** ◎悪心・嘔吐は麻酔や髄液漏出の影響か，術後合併症によるものか判断が難しいため，意識レベルや瞳孔所見など複数の所見を総合して観察する必要がある． ◎麻酔覚醒後の神経徴候の変化は特に重要である． ◎ハイフローバイパス症例では，手術中の内頸動脈遮断やバイパスによる血流変化により穿通枝が閉塞する可能性があるため，抗血小板薬の内服を継続する必要がある．
ドレーン	●術直後は皮下に貯留する血液や滲出液を排除するために皮下ドレーンが留置される ●ドレーンからの排液の性状・量を観察する 　•急激に排液が増えるようであれば創部からの出血が疑われる 　•髄液の混入があれば医師に報告する
創部	●皮膚切開部の治癒状況，皮膚剥離部に皮下貯留が起こることがあるため，創部周辺の痛みや皮膚色，出血や滲出液の有無を観察する 　•創部痛 　•頭痛，創部腫脹，皮下貯留，滲出液 　•側頭筋切開に伴う開口障害 皮膚切開部（抜鉤前）
グラフト採取部	●創部の状態：創部痛，腫脹，発赤，熱感，皮膚色，滲出液

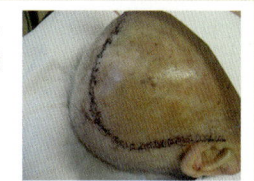

呼吸状態	●喫煙の有無，麻酔薬の量，手術中の水分出納バランスの把握が必要である
	・呼吸様式・数・音，含気の状態とその左右差
	・気道内分泌物の量・性状
	・動脈血液ガスデータ
	・胸部X線所見
感染徴候	●創部の状態：発赤，腫脹，滲出液，痛み
	●発熱
	●ライン挿入部の状態
	●ドレーンからの排液の性状：白濁，混濁
	●尿の性状，浮遊物
	●検査データ：白血球数（WBC），C反応性蛋白（CRP），細菌培養検査所見
その他	●栄養状態，食事摂取状況
	●排便状況
	●疼痛の有無・程度，鎮痛薬使用後の効果
	●精神状態，言動，表情，睡眠状況
	●インフォームドコンセントに対する反応，理解度

▼ケア項目

血圧管理	●血圧の上昇を軽減する援助を行う
	●確実な薬剤投与，排便コントロール
	・術直後は急な血圧上昇をきたさないようにする
	・術後1週間を目処として，クリップが確実にかけられているかを評価（3D-CTAまたは脳血管造影）する．評価されるまでは術前と同様に血圧上昇に注意する
確実な治療	●薬物療法
	看護のPOINT ◎手術中の内頸動脈遮断やバイパスによる血流変化により穿通枝が閉塞する危険性があるため，抗血小板薬の内服を継続する必要がある．
精神的サポート	●検査・治療のインフォームドコンセントに立ち会い，理解の程度や不安の有無を把握する
悪心・嘔吐	●薬剤投与
	●嘔吐時は速やかに対応し，環境整備する
	●経口摂取が進まない場合は，摂取可能なものを提案する
疼痛コントロール	●確実な薬剤投与
	●冷罨法

創部の管理[*3]	●創部の初回洗髪の時期は，既往歴や栄養状態により医師が判断する
	●創部の清潔保持に努める
	●皮下貯留があるときは，圧迫包帯で圧迫する．包帯のずれがあれば巻き直す
	●熱感，腫脹，発赤，切開創からの滲出液や排膿は，感染の可能性が高いため早急に対応する

看護のPOINT
◎破裂脳動脈瘤などで意識レベルが清明でない場合は，創部治癒過程の瘙痒感により，創部の清潔保持が困難になることがあるため，患者の意識レベル，病識の把握が重要である．

[*3] 米国疾病管理予防センター（CDC）手術部位感染予防ガイドラインによると，「一時的に閉鎖した切開創は，術後24～48時間の間は滅菌した被覆材（ドレッシング）で保護する（IA：全ての病院に強く推奨）」，「一時的閉鎖した切開創を48時間以降，被覆すべきか否か，また，手術創を被覆しないでシャワー浴/入浴する適切な時期については勧告がない」としている．

▼患者指導項目

- 頭痛や悪心など，症状出現時には早急に報告するよう説明する
- 確実に内服するよう説明する
- 皮下ドレーン抜去後は創部周囲の腫脹が眼瞼にまで及ぶため，開眼できないほど腫脹する場合もある
  - 患者には数日で改善することを説明し，不安の軽減を図る
  - 視野制限による衝突などの危険性があるため，環境整備を行うとともに患者にも歩行時に十分注意することを説明する
- 創部のケアについて
  - 創の治癒過程で瘙痒感があるが掻かないように説明する
  - 洗髪方法を説明する
  - 皮下貯留がある場合は，可能な限り坐位などとし，頭部挙上することを説明する

●参考文献

1) 山浦　晶ほか編：標準脳神経外科．第9版．医学書院；2002．
2) 峰松一夫総監，伊藤文代編：新版 国循SCU・NCU看護マニュアル．メディカ出版；2014．
3) 峰松一夫ほか監，国立循環器病センター看護部編：標準脳血管障害ケアマニュアル．日総研；2003．p.110.
4) 馬場元毅：JJNブックス　絵でみる脳と神経―しくみと障害のメカニズム．第3版．医学書院；2009．
5) 市川高夫訳：手術部位感染予防SSI防止ガイドライン（CDCガイドライン）；1999．
http://hica.jp/reference/cdcssi.pdf

4章 治療別看護

③ 開頭術

血腫除去術

術後病態関連図

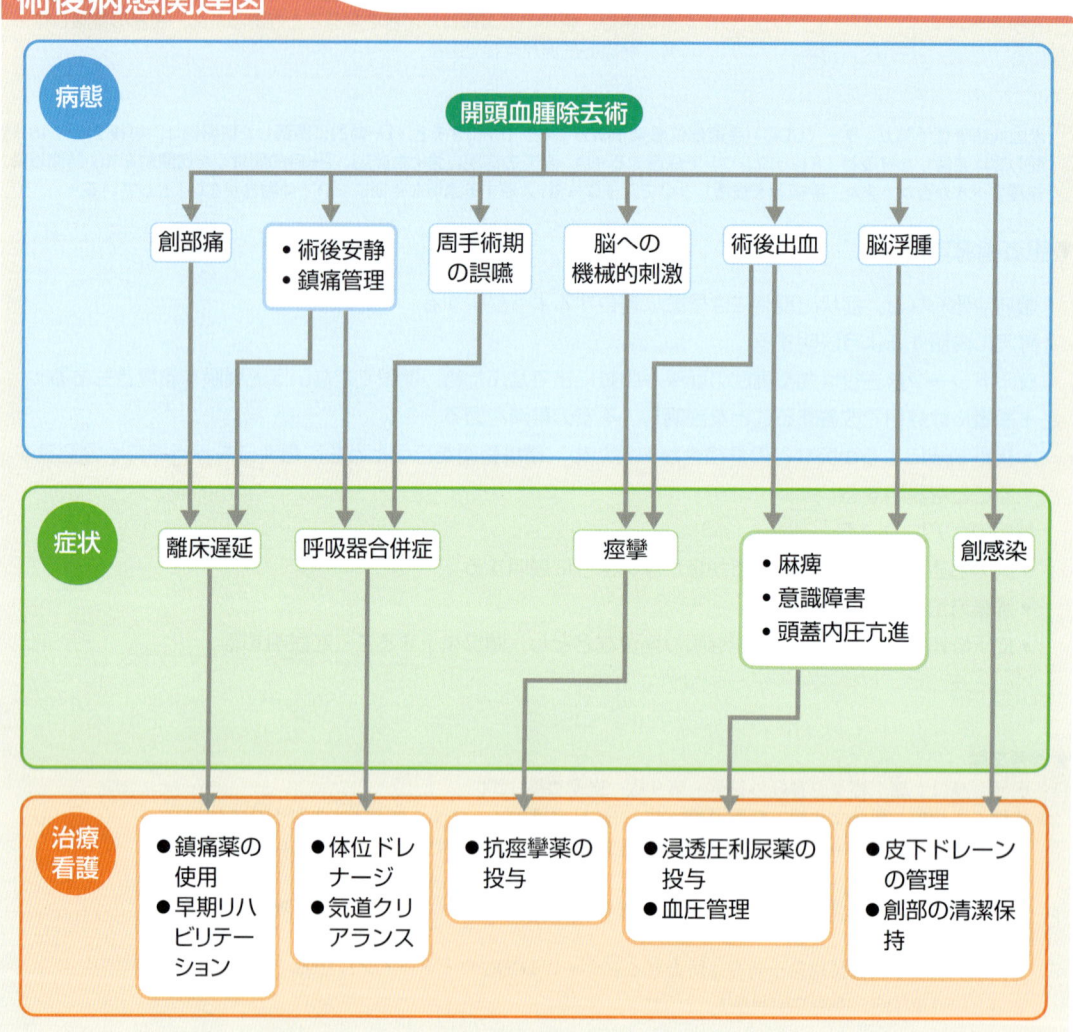

病態

開頭血腫除去術
- 創部痛
- 術後安静／鎮痛管理
- 周手術期の誤嚥
- 脳への機械的刺激
- 術後出血
- 脳浮腫

症状

- 離床遅延
- 呼吸器合併症
- 痙攣
- 麻痺
- 意識障害
- 頭蓋内圧亢進
- 創感染

治療・看護

- 鎮痛薬の使用
- 早期リハビリテーション
- 体位ドレナージ
- 気道クリアランス
- 抗痙攣薬の投与
- 浸透圧利尿薬の投与
- 血圧管理
- 皮下ドレーンの管理
- 創部の清潔保持

目的

脳出血は脳実質内に血腫を形成する．開頭血腫除去術により，血腫と血腫周囲の脳浮腫による占拠性効果や頭蓋内圧亢進による二次的脳損傷を除去し，予後を改善する．

適応

血腫除去術の適応となる脳出血の原因には，高血圧，脳動静脈奇形の破綻，もやもや病，外傷などがあるが，多くは高血圧性脳出血である．一般に血腫が比較的大きく，意識障害のある場合，すなわち神経学的重症度分類（表1）で2～4bの場合に適応となる．

脳出血の部位に関係なく，血腫量10 mL未満の小出血または神経学的所見が軽度な症例は手術の適応にならない．また，意識レベルが深昏睡（ジャパン・コーマ・スケール〈JCS〉でIII-300）の症例も，予後を考慮すると血腫除去術の適応とはならない．

被殻出血，皮質下出血，小脳出血では，条件により手術適応がある（表2）．脳室穿破があったり，それによる水頭症を疑う場合には脳室ドレナージが考慮される．視床出血には手術を勧めるだけの根拠はない．脳幹出血には手術の適応はない[1]．

表1 高血圧性脳出血の神経学的重症度分類（Neurological Grading：NG）

重症度	基準	JCS
1	意識清明あるいは錯乱	0またはI
2	傾眠	II-10
3	昏迷	II-20，II-30
4a	半昏睡（脳ヘルニア徴候[*1]なし）	III-100
4b	半昏睡（脳ヘルニア徴候[*1]あり）	III-200
5	深昏睡	III-300

[*1] 脳ヘルニア徴候：①一側あるいは両側の瞳孔散大（>5 mm）と対光反射消失，②一側あるいは両側の除皮質硬直や除脳硬直．

（金谷春之ほか：高血圧性脳出血における新しいNeurological GradingおよびCTによる血腫分類とその予後について．脳卒中の外科研究会講演集1978；7：266 より筆者訳）

表2 局在別の血腫除去の適応

血腫の局在	血腫除去の適応
被殻出血	神経学的所見が中等症，血腫量31 mL以上でかつ血腫による圧迫所見が高度（グレードC1）
皮質下出血	脳表から深さが1 cm以下のもの（グレードC1）
小脳出血	最大径が3 cm以上で神経学的症候が増悪している場合，または小脳出血が脳幹を圧迫し，脳室閉塞による水頭症をきたしている場合（グレードC1）

（日本脳卒中学会 脳卒中ガイドライン委員会編：脳卒中治療ガイドライン2015．協和企画；2015．p.155 より）

方法

血腫除去術としては，主に開頭血腫除去術とCT定位的血腫吸引術がある．

開頭血腫除去術は，一般に血腫が大きく意識障害がある場合に選択される．また，脳ヘルニア徴候がみられるときは，救命的処置としてただちに開頭血腫除去術が必要となる．皮膚を大きく切開し，直下の頭蓋骨を広範囲に除去した後，顕微鏡下で血腫を取り除き，出血している血管部分の止血をする．

> **ミニ知識　CT定位的血腫吸引術**
> CTを用いて脳内血腫の位置を計測したうえで頭蓋骨に小さな穴を開け，目標とする部位に正確に刺入針を挿入し，注射器を用いて血腫を吸引除去する．脳出血の止血が完成した後，翌日〜数日の間に行う．手術侵襲は少なく，局所麻酔や静脈麻酔下でも行うことができるが，血腫吸引除去の術中に再出血を起こした場合は，開頭術と比べて止血が困難である．
> 近年は，内視鏡を使用した血腫除去術が脳外科手術でも取り入れられている．軽度〜中等度の血腫に対しては，この方法が用いられることもある．

血腫除去術を受ける患者の看護

術前

脳出血は急激に発症し，意識障害が進行すると，緊急開頭血腫除去術となることがある．手術適応となる脳出血の場合，すでに意識障害が進行しているため，手術まで継続的に密な神経徴候の観察を行うことが必要である．指示された降圧を行い，さらなる血腫の増大や症状の悪化を防いでいかなければならない．また，頭蓋内圧亢進により悪心・嘔吐のある患者が多いため，肺炎を予防するためにも，誤嚥には十分な注意が必要である

家族は緊急入院・手術といった状況に混乱や不安を抱えている．患者の病状に関する理解や受け入れ状況を確認し，精神的サポートを行うことも必要である．

▼ 観察・ケア・患者指導項目
「脳出血患者の看護」に準ずる[1]．

[1]「脳出血」の項：p.80参照．

術後[2]

血腫が大きい場合は，術後も脳浮腫が悪化する可能性があり，術後出血によってさらに増強することがあるため，脳浮腫のピークを過ぎるまでは頭蓋内圧亢進症状に注意が必要である．再出血を予防するためにも，指示範囲内で血圧管理を継続する．術後も意識障害や片麻痺が残存していることが多いが，脳浮腫の増強や再出血による悪化がないか観察する．

嘔吐による誤嚥性肺炎を発症している場合は，全身麻酔の影響や意識障害によってさらに悪化するリスクが高い．呼吸理学療法や体位ドレナージを行い，気道クリアランスに努める．全身状態が安定していれば，術後早期からリハビリテーションを開始する．

▶2 「開頭術」の項：p.159参照．

▼観察項目

バイタルサイン	●血圧，脈拍，呼吸，体温
神経徴候	●意識レベル（ジャパン・コーマ・スケール〈JCS〉，グラスゴー・コーマ・スケール〈GCS〉），全身麻酔からの覚醒状況 ●瞳孔の異常：瞳孔不同，対光反射の消失，瞳孔散大 ●麻痺の有無と推移，痙攣 ●頭蓋内圧亢進症状（頭痛，悪心・嘔吐）
水分出納バランス	●in-outバランスのチェック，電解質（血液データ）
創部	●感染徴候，髄液漏・皮下貯留，疼痛の有無と推移 ●皮下ドレーンからの排液の量と性状

▼ケア項目

血圧管理	●後出血を回避するため，指示された範囲内に降圧を行う
頭部挙上	●頭部を15〜30°挙上させる：脳の静脈還流を是正し，皮下貯留を軽減する
呼吸管理	●適切な酸素投与，気道確保 ●排痰ケア，体位ドレナージ
ドレーン管理	●ドレーンシステムを清潔に保ち，創部に対しては清潔操作を行う ●ライントラブルのないよう，確実な固定，ライン整理を行う
疼痛コントロール	●鎮痛薬の使用

▼患者指導項目

- 患者の意識レベル・麻酔覚醒状況に合わせて，術後の状態（安静度や留置されているライン類，検査処置の内容）について説明する
- 症状の出現・増悪があれば，すぐに知らせるように指導する

●文献
1) 日本脳卒中学会　脳卒中ガイドライン委員会編：脳卒中治療ガイドライン2015．協和企画；2015．p.155．

●参考文献
1) 厚東篤生ほか：脳卒中ビジュアルテキスト．第3版．医学書院；2008．
2) 松谷雅生ほか編：脳神経外科 周手術期管理のすべて．第4版．メジカルビュー社；2014．
3) 児玉南海雄監：標準脳神経外科学．第12版．医学書院；2011．
4) 峰松一夫総監，伊藤文代編：新版 国循SCU・NCU看護マニュアル．メディカ出版；2014．

3 開頭術

ドレナージ術

術後病態関連図

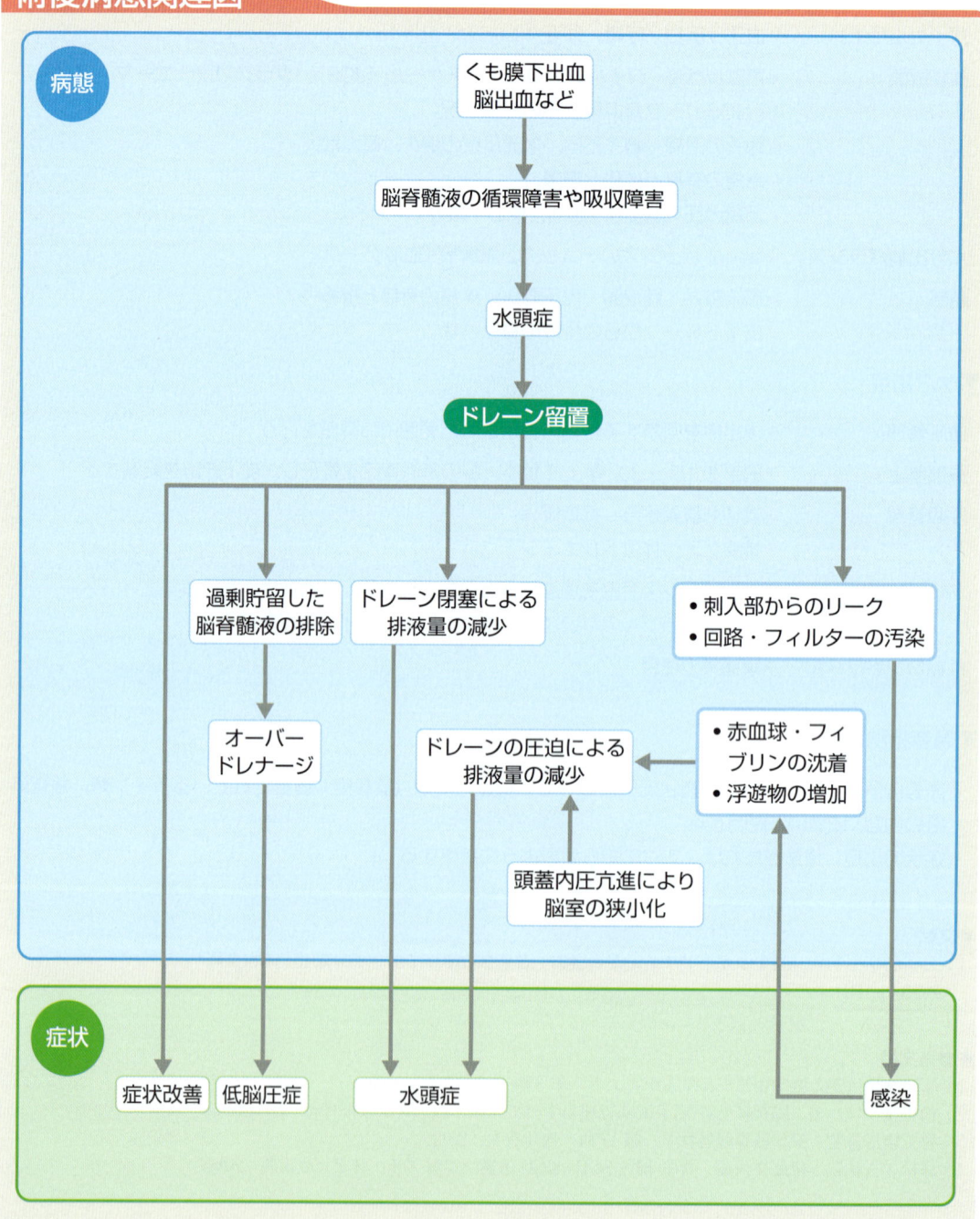

病態

くも膜下出血
脳出血など
↓
脳脊髄液の循環障害や吸収障害
↓
水頭症
↓
ドレーン留置
├─→ 過剰貯留した脳脊髄液の排除 → オーバードレナージ → 症状改善／低脳圧症
├─→ ドレーン閉塞による排液量の減少
├─→ ドレーンの圧迫による排液量の減少 → 水頭症
│   ↑ 頭蓋内圧亢進により脳室の狭小化
│   ← ・赤血球・フィブリンの沈着 ・浮遊物の増加
└─→ ・刺入部からのリーク ・回路・フィルターの汚染 → 感染

症状: 症状改善　低脳圧症　水頭症　感染

目的

ドレナージ術の目的は，髄液や血液を排除することと，脳圧をモニターしてコントロールすることである．

種類(図1)と適応

種類	目的など	適応	抜去の目安
脳室ドレーン	・脳室に留置して髄液を排出し，頭蓋内圧を正常に保つ	・髄液の通過障害，吸収障害による水頭症 ・脳室内出血，くも膜下出血，あるいは出血が脳室内に穿破し水頭症を併発しているときや頭蓋内圧亢進を認めている場合 ・脳腫瘍，髄膜炎，外傷などによって水頭症を呈している場合 ・V-Pシャントが感染した場合	・2週間が限度 ・長期になる場合にはドレーンの入れ替え手術が必要
脳槽ドレーン	・くも膜下出血後の脳血管攣縮の原因と考えられている血性の髄液を体外に排出させ，頭蓋内圧をコントロールする	・くも膜下出血開頭手術後（wash out促進のため）	・2週間が限度 ・長期になる場合にはスパイナルドレーンに入れ替える
硬膜下ドレーン	・慢性硬膜下血腫の穿頭洗浄術後に残存血腫と洗浄液を排出させ，圧迫された脳が元に戻るように促す	・慢性硬膜下血腫の穿頭洗浄術後	・CTで硬膜下血腫が排出され圧迫された脳の回復状態を確認した後，術後1～2日
スパイナルドレーン	・腰椎穿刺部からドレーンを挿入し，髄液を排出させる ・手術室以外での挿入が可能である ・髄液の急激な排出は脳ヘルニアを起こす危険がある	・くも膜下出血後，脳血管内治療を施行し，血性髄液を体外に排出させる場合 ・脳室・脳槽ドレーン留置が長期になり，抜去後まだドレナージが必要な場合 ・正常圧水頭症で髄膜炎を併発し，シャント術がすぐに行えない場合 ・外減圧術後などで皮下に髄液の貯留がある場合 ・髄液鼻漏を起こしている場合 ・非交通性の水頭症では禁忌	・2週間が限度 ・それ以上必要な場合には入れ替える ・抜去後は，皮膚の孔から髄液がみられるため，絹糸などで縫合を行う
皮下ドレーン	・皮下にたまった血液を外に出し，皮下血腫を予防する	・開頭術後	・基本的に術翌日のCT後

種類	目的など	適応	抜去の目安
硬膜外ドレーン	・硬膜外血腫の開頭術後に残存血腫などを排出させ創の早期治癒を図る	・硬膜外血腫の術後	・術後のCTにて血腫の残存状態を確認後

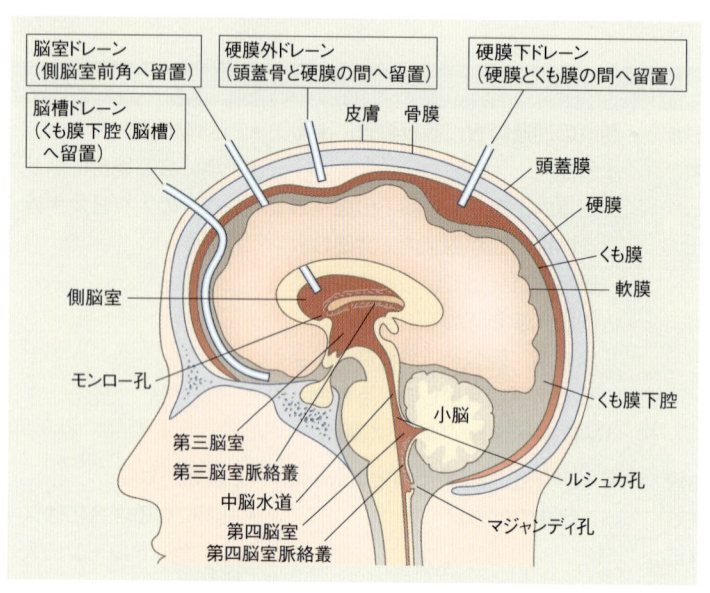

図1 ドレーンの挿入部位

セッティングと管理方法

ドレーンのセッティングを図2に示す．ドレーンの種類別の管理方法は以下のとおりである．

脳室・脳槽・スパイナルドレーン	・ギャッチアップの角度を医師に確認し調節する．その状態で外耳孔を0点と設定し，医師に指示された設定圧値に回路をセットする ・デジタル式計量器を用いて排液量を測定する
硬膜下ドレーン	・ベッドの端に排液バッグを固定し，自然排液を促す ・デジタル式計量器を用いて排液量を測定する
皮下ドレーン	・SBバック®の吸引ボトルのゴム球を作動させ膨張させることで，陰圧により持続吸引する ・ゴム球は医師が操作するため，看護師はゴム球の大きさと排液の状態を観察する ・SBバック®を医師が指示する高さに吊り下げて固定する ・排液量はバッグの目盛で確認する

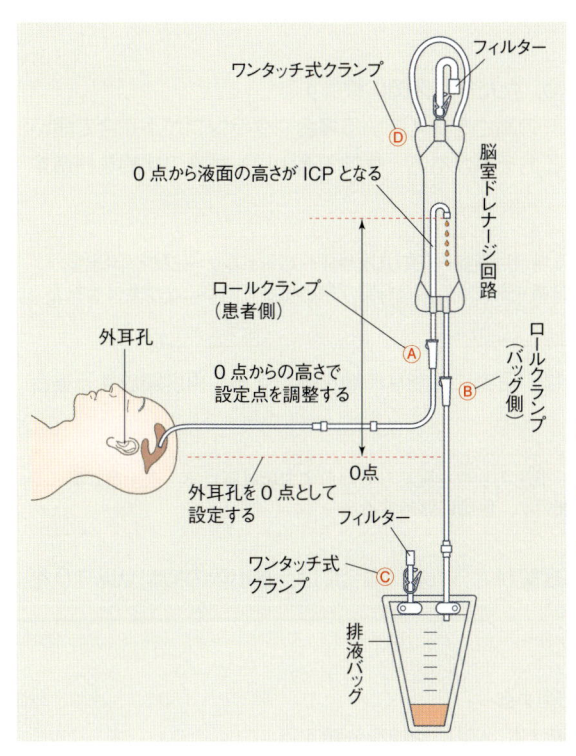

図2 ドレーンのセッティング

ドレナージを開始するときのクランプ開放順序
Ⓓ→Ⓒ→Ⓑ→Ⓐ
ドレナージを中断するときのクランプ閉鎖順序
Ⓐ→Ⓑ→Ⓒ→Ⓓ

(百田武司ほか編:エビデンスに基づく脳神経看護ケア関連図. 中央法規；2013．p.271 より)

Ⓓのクランプを開放するのを忘れるとオーバードレナージとなってしまうので，セッティングした後，必ず一番に開放する．開放後はしばらく排液の状態を観察する．
ICP：頭蓋内圧．

ドレナージ術を受ける患者の看護

▼ 観察項目

設定圧	●医師が指示した圧に設定されているか ●外耳孔と0点が一致しているか
排液	●性状[*1] 　・血性，淡血性，淡々血性，キサントクロミー，透明など 　・性状に変化がないか 　・赤血球，フィブリンの沈着，感染による混濁，脳組織の混入 ●流出状態：1～2時間ごとに流出量を測定 　・流出量に変化はないか
髄液面	●拍動の有無と拍動の位置 　・拍動の位置により，頭蓋内圧が推測できる 　・心拍に一致した拍動があれば回路の閉塞はないと判断できる
刺入部	●髄液の漏れ
ドレナージ回路 排液バッグ	●クランプが開いているか，回路の破損や汚染，屈曲による通過障害 ●エアフィルターの汚染 ●排液バッグの汚染

[*1] 赤血球の溶血は12～14時間で始まり，9日で終わる．キサントクロミー（髄液が黄色調を示す）は4時間以内に始まり，3週間は続く．髄膜炎になると，髄液内の白血球の増加，蛋白の増加，糖の低下，細菌が検出され，多核球優位となる．排液の性状・浮遊物の有無や検査データを観察することにより異常の早期発見ができる．

▼ケア項目

ドレーン管理	●鮮血の流出は再出血を示唆するため，ただちに医師に報告する ●清拭時などクランプを閉じてベッドの高さを変えている場合やクランプが不完全で緩い場合は，オーバードレナージとなるおそれがある．ケアの途中にも排液の状態を観察することが大切である **看護のPOINT** ◎流出量が極端に増加している場合は頭蓋内圧の亢進やオーバードレナージが，流出量が減少している場合は回路の閉塞や脳腫脹により脳室が狭小化していることが考えられるため，原因を追究する． ●食事などでクランプを閉じる場合は，医師に可能な時間を確認する．再度開放する場合は必ず0点を合わせる **看護のPOINT** ◎クランプを開放する場合は，流出の状態を確認してからその場を離れる．流出量が明らかに多い場合は，原因検索を行い，医師に報告する．
危険防止	●治療に関する留意点を説明しても理解が得られない場合には，最小限の抑制や見守りを行う
感染予防	●回路内の逆流を避ける ●サイフォン内の排液貯留や逆流を避ける ●エアフィルターなどの汚染時はただちに医師に交換を依頼する ●バッグや回路が床につかないように工夫する ●吸引している場合は，回路は吸引瓶と反対側に留置する
閉塞予防	●血性の排液時，浮遊物による混濁を認める場合には閉塞しやすいため頻回に観察する ●ルートの屈曲やねじれを解除する ●必要時以外のクランプの閉鎖は避ける
移動時	●検査などで移動する場合は，確実にクランプを閉じる．また，チェンバー上部のエアフィルター部も汚染を防ぐためコッヘルで止める ●移動中に落下したり，誤って抜去したりしないように注意する ●帰室後は，指示された圧設定を行い，必ず看護師2名でダブルチェックを行う

▼患者指導項目

- 安静が守れるよう，ドレナージの仕組みについて説明する．身の回りの物は起き上がらなくても手が届くように配置する
- ルートが絡まったり，屈曲したり断裂したりしないように注意を促す
- 頭痛や悪心などの症状があったり，起き上がりたいときなどは，ナースコールで知らせてもらうように説明する
- 家族への説明：ドレナージの必要性，ドレナージ中の注意点

●参考文献
1）峰松一夫総監，伊藤文代編：新版 国循SCU・NCU看護マニュアル．メディカ出版；2014．
2）児玉南海雄監：標準脳神経外科学．第12版．医学書院；2011．
3）百田武司ほか編：エビデンスに基づく脳神経看護ケア関連図．中央法規；2013．

3 開頭術

頸動脈内膜剥離術（CEA）

CEA：carotid endarterectomy

術後病態関連図

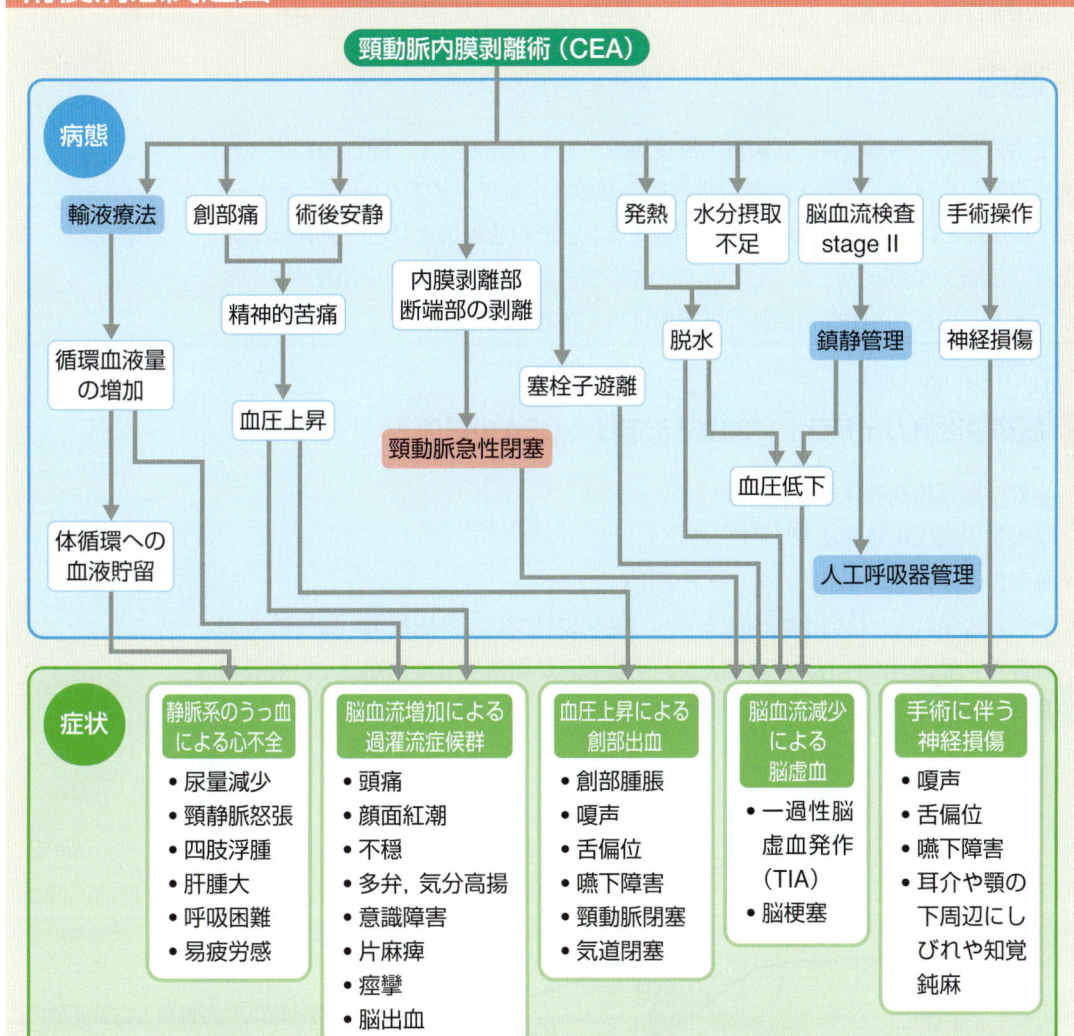

頸動脈内膜剥離術（CEA）

病態

- 輸液療法 → 循環血液量の増加 → 体循環への血液貯留
- 創部痛 → 精神的苦痛 → 血圧上昇
- 術後安静 → 精神的苦痛 → 血圧上昇
- 内膜剥離部断端部の剥離 → 塞栓子遊離 → 頸動脈急性閉塞
- 発熱 → 脱水 → 血圧低下
- 水分摂取不足 → 脱水 → 血圧低下
- 脳血流検査 stage II → 鎮静管理 → 人工呼吸器管理
- 手術操作 → 神経損傷

症状

静脈系のうっ血による心不全
- 尿量減少
- 頸静脈怒張
- 四肢浮腫
- 肝腫大
- 呼吸困難
- 易疲労感

脳血流増加による過灌流症候群
- 頭痛
- 顔面紅潮
- 不穏
- 多弁, 気分高揚
- 意識障害
- 片麻痺
- 痙攣
- 脳出血

血圧上昇による創部出血
- 創部腫脹
- 嗄声
- 舌偏位
- 嚥下障害
- 頸動脈閉塞
- 気道閉塞

脳血流減少による脳虚血
- 一過性脳虚血発作（TIA）
- 脳梗塞

手術に伴う神経損傷
- 嗄声
- 舌偏位
- 嚥下障害
- 耳介や顎の下周辺にしびれや知覚鈍麻

治療・看護

心不全症状が出現している場合
- 薬物療法：利尿薬
- 安静の保持
- 酸素療法

過灌流障害の症状が出現している場合
- 人工呼吸療法
- 鎮静管理
- 血圧管理：降圧薬
- 安静の保持

脳虚血症状が出現している場合
- 輸液療法
- 血圧管理
- 安静の保持

外科的治療
- 血腫除去術
- 再手術

4 治療別看護

179

目的

　頸部頸動脈の分岐部の粥状（アテローム）動脈硬化性狭窄病変（内頸動脈狭窄症）は，脳血流量の低下や頭蓋内塞栓による脳虚血発作の原因となる[1]．そのため，頸動脈内膜剥離術（CEA）により頸動脈を切開し，変性肥厚した内膜アテローム病変を取り除き，血行を再建する．

[1]「脳梗塞」の項：p.58 参照．

適応

　手術の適応に関しては，症候性・無症候性それぞれに対して，頸部頸動脈の血管狭窄率，当該施設での周術期合併症率を基準とするガイドラインが示されている．症候性とは，頸部頸動脈に狭窄病変を有し，それを原因とした一過性脳虚血発作（TIA）や脳梗塞を起こした症例のことである．また，「脳卒中治療ガイドライン2015」における頸部頸動脈の狭窄率はNASCET法（図1）によって示されている．

「脳卒中治療ガイドライン2015」におけるCEAの適応[1]

- 症候性頸動脈高度狭窄（＞70％）（グレードA）．
- 症候性頸動脈中等度狭窄（グレードB）．
- 無症候性頸動脈高度狭窄（グレードB）．

　いずれの場合も，抗血小板療法を含む（無症候性では，降圧療法，脂質低下療法を含む）最良の内科的治療に加えて，手術および周術期管理に熟達した術者と施設において行うことが推奨されている．

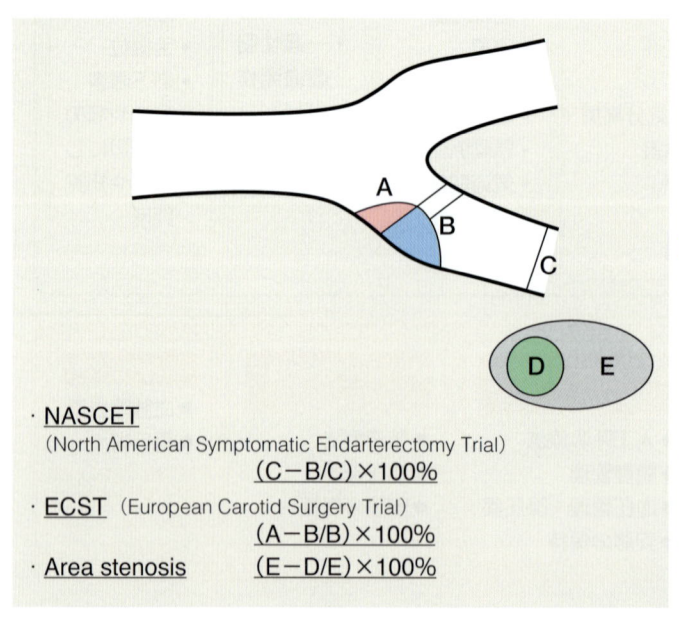

図1　狭窄部位の内腔面積と血管面積の比

（堤由紀子：狭窄率．日本脳神経超音波学会・栓子検出と治療学会合同ガイドライン作成委員会：頸部血管超音波検査ガイドライン．Neurosonology 2006；19（2）：58 より）

- NASCET（North American Symptomatic Endarterectomy Trial）
  　$(C-B/C) \times 100\%$
- ECST（European Carotid Surgery Trial）
  　$(A-B/B) \times 100\%$
- Area stenosis　$(E-D/E) \times 100\%$

頸動脈の狭窄率を表す方法には，NASCET法，ECST法，Area stenosis法の3とおりがある．NASCET法が一般的で，遠位端の血管径が観察困難な場合に最低限としてECST法が用いられ，狭窄面の不正がある場合でECST法でも評価が困難な場合にArea stenosis法が用いられることが多い．狭窄率はArea stenosis法≧ECST法≧NASCET法の順に大きい値になる．

方法

　手術は全身麻酔下で行われる．高位病変に対しては，下顎をより挙上できることで有用とされる経鼻挿管で行われることがある．また，血流遮断による脳虚血予防のためプロポフォールなど脳保護薬の投与や，頸動脈クランプ時にはヘパリンの投与も行われる．

CEAの実際

- 術中は内頸動脈を遮断して内膜の剥離を行う．そのため，血行力学的な脳虚血を起こす可能性がある．
- 側副血行路に乏しく，血流遮断に耐えられないと判断された場合には，内シャントを留置して血行を温存しながら行う場合もある
- 脳虚血の合併症としてはこれら手術の頸動脈操作に伴う塞栓症を起こす可能性がある

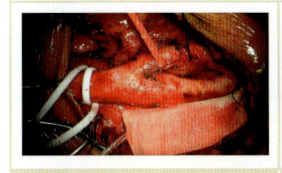

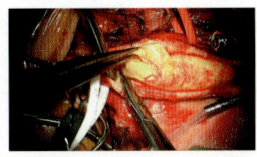

| ①頸動脈剥離と病変部露出 | ②上甲状腺動脈，総頸動脈，内頸動脈，外頸動脈の遮断と動脈切開 | ③内膜アテローム病変の切除後 | ④縫合，血行再開 |

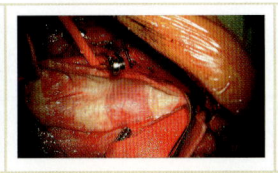

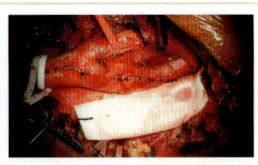

神経損傷による合併症（図2）

　頸動脈の周囲には多くの神経が混在している．頸動脈の剥離や術野の確保などの術操作によって損傷すると，それぞれ以下のような障害が生じる可能性がある．これらは多くの場合，数週間〜数か月で消失する．

- 上喉頭神経：嗄声（声帯の運動障害），嚥下障害．
- 舌下神経：障害側の舌半分の萎縮，舌突出時の障害側への偏位．
- 迷走（反回）神経：一側の声帯麻痺．
- 大耳介神経：耳介や顎の下周辺にしびれや知覚鈍麻が出現．

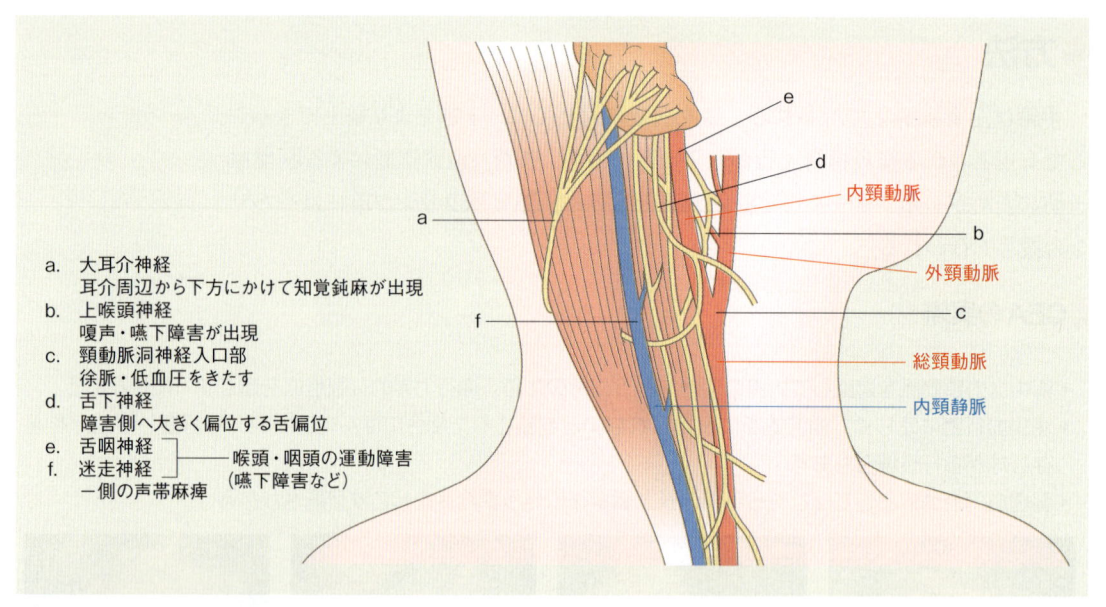

a. 大耳介神経
　耳介周辺から下方にかけて知覚鈍麻が出現
b. 上喉頭神経
　嗄声・嚥下障害が出現
c. 頸動脈洞神経入口部
　徐脈・低血圧をきたす
d. 舌下神経
　障害側へ大きく偏位する舌偏位
e. 舌咽神経
f. 迷走神経 ┐── 喉頭・咽頭の運動障害
　　　　　 ┘　 （嚥下障害など）
　一側の声帯麻痺

内頸動脈
外頸動脈
総頸動脈
内頸静脈

図2　頸部解剖とその損傷による障害
（峰松一夫総監，伊藤文代編：新版 国循SCU・NCU看護マニュアル．メディカ出版；2014．p.97より一部追加）

頸動脈内膜剥離術（CEA）を受ける患者の看護

術前 [2]

　TIAや脳梗塞を起こす可能性があるため，頸部頸動脈の狭窄率やその推移，プラークの性状，脳血流の状態（血流量，血液量，酸素摂取率），側副血行路の状態を把握し，血栓性・塞栓性機序あるいは血行力学性機序により脳虚血の起きやすさを予測し，TIAの症状や頻度を把握する．

　血栓の形成を抑制するために抗血小板薬を服用するので，確実に服薬できているかを確認し，手術前には中止するかを主治医に確認する．また，血行力学的に脳虚血が起こるのを防ぐため，脱水を避ける．

[2] 詳細は，「一過性脳虚血発作（TIA）」「脳梗塞」の項：p.53，64参照．

術後

　術中の内頸動脈遮断や頸動脈操作による脳虚血に加えて，内膜剥離部や断端部などから遊離した血栓が塞栓子となったり，剥離による手術部位の急性閉塞から脳梗塞を起こす可能性がある．また，過灌流症候群やそれに伴う脳内出血，内膜剥離部や縫合部からの出血，術操作による神経損傷，心疾患などの全身合併症を起こすリスクがある．そのため，頸部および全身の安静，循環管理，神経徴候の

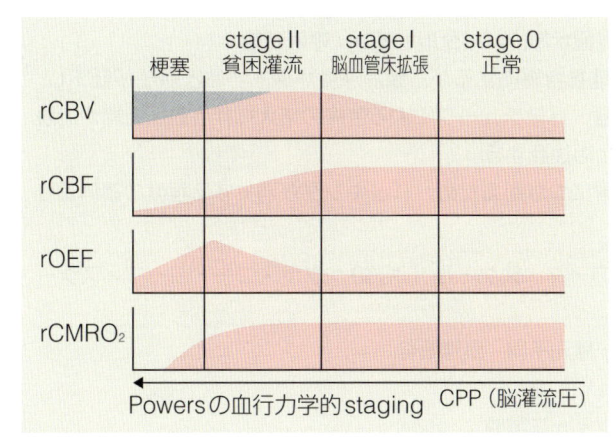

図3 脳血流検査と過灌流症候群
(峰松一夫総監，伊藤文代編：新版 国循SCU・NCU看護マニュアル．メディカ出版；2014．p.96より)

脳灌流圧（CPP）は，脳血流検査（PET，SPECT）によって得られた情報（局所脳血液量〈rCBV〉，局所脳血流量〈rCBF〉，局所脳酸素摂取率〈rOEF〉，局所脳酸素代謝率〈rCMRO₂〉）をもとに，Powersの血行力学的stagingのstage 0～Ⅱに分類される．stage Ⅱでは過灌流症候群のリスクが高いとされている．

観察が重要となる．

過灌流症候群のハイリスク症例（図3）に対しては，鎮静・挿管管理下に帰室する．速やかに頸動脈エコー検査を行い，血流速度の上昇（流速が術前の1.5倍以上），すなわち過灌流症候群が疑われる場合は，検査所見が改善するまで鎮静・挿管管理を継続し，厳重な血圧管理が行われる．また，脳血流検査では健側比1.3倍で過灌流症候群と診断される．

▼ 観察項目

| 循環動態 | ●バイタルサイン：血圧，脈拍，体温
　・脳血流の自動調節能が破綻しているため，血圧の低下・上昇ともに予防し，昇圧薬や降圧薬を使用しながら至適血圧を保つ
　・術後吸収熱や感染症に伴う発熱による脱水に注意する
●過灌流症候群：頭痛，顔面紅潮，不穏，多弁，気分高揚，意識障害，片麻痺，痙攣（前駆症状，随伴症状），頸動脈エコー所見，脳血流所見
　・術後24～48時間から3～5日後に発症し，その後は脳血流自動調節能の回復に伴って遅くとも術後2週間程度で消退する．長期にわたり注意を要する
　・リスクファクター：高齢者，高血圧，脳梗塞既往者，脂質異常症，糖尿病，術中のヘパリン過剰投与
●水分出納バランス
　・脱水は血液粘稠度の上昇や循環血液量の減少により脳虚血を起こしやすくする
　・多量の輸液や輸血による過剰な水分は循環血液量の増加により過灌流症候群や脳出血，心不全などの合併症を起こしやすくする
●心不全徴候：浮腫，呼吸困難，中心静脈圧（CVP），胸部X線所見
●冠動脈症候群：胸痛，動悸，呼吸困難，モニター心電図や12誘導心電図の虚血性変化・不整脈・T波異常所見
　・頸動脈狭窄症では，冠動脈病変の合併が多くみられる．既往がある場合は，帰室時に必ず12誘導心電図を観察する
●貧血：術中出血量，出血の有無，採血データ（ヘモグロビン〈Hb〉）
　・循環血液量が減少し，脳虚血を起こす可能性がある
●腎機能低下：尿量，採血データ（血液尿素窒素〈BUN〉，クレアチニン〈Cre〉）
　・頸動脈狭窄症病変では，腎動脈病変の合併が多い |

循環動態 （つづき）	●鎮静の効果と副作用：覚醒状態，バイタルサイン，呼吸状態 ・鎮静管理中は血圧管理を容易にするが，鎮静深度が深すぎると血圧が低下し，浅すぎると人工呼吸器・挿管チューブによる苦痛の増大に伴う血圧上昇や危険行動の出現をきたすため注意する ・バッキングは血圧上昇につながるため，バッキングが消失する程度の鎮静深度が望ましい
神経徴候	●意識障害：ジャパン・コーマ・スケール（JCS），グラスゴー・コーマ・スケール（GCS） ●瞳孔の異常：対光反射，瞳孔不同，眼球偏位 ●視野欠損，複視 ●バレー徴候，ミンガッツィーニ徴候 ●脱力，しびれ，動かしにくさ ●構音障害・失語，しゃべりにくさ ●痙攣（前駆症状，随伴症状） ●頭蓋内圧亢進症状：頭痛，悪心・嘔吐 ●クッシング徴候：血圧上昇，徐脈，脈圧増大
術式に伴う神経麻痺	●嗄声，舌偏位，嚥下障害，耳介や顎の下周辺のしびれや知覚鈍麻，しゃべりにくさ ・術中操作や内膜剥離部や血管縫合部からの創部出血は頸部組織の圧排（上喉頭神経，舌下神経，迷走〈反回〉神経が圧迫を受けること）によって起きる
創部の状態 ドレーン	●創痛，出血，感染徴候，皮下ドレーンからの排液の量・性状 ・ドレーンの急激な排液量の上昇は創部出血の可能性がある ・創部出血は気道への圧排で気道閉塞を起こすため注意する
呼吸状態	●一般所見：呼吸数，呼吸パターン，呼吸困難，呼吸音聴診（エア入り，痰貯留音，水泡音，気道狭窄音） ●経皮的酸素飽和度（SpO_2）のモニタリング，動脈血液ガスデータ（動脈血二酸化炭素分圧〈$PaCO_2$〉，動脈血酸素分圧〈PaO_2〉） ・脳血流は血中二酸化炭素濃度が上昇すると増加し，低下すると減少する ・術後は脳血流量を維持するために，$PaCO_2$ は正常の 40 mmHg 前後で維持する ●胸部 X 線所見 **看護のPOINT** ◎多量の輸液や輸血によりガス交換能が障害されやすいため注意する． ●人工呼吸装着中の所見：モード設定，自発呼吸・バッキング・ファイティングの有無，挿管チューブの長さ・深さ ・鎮静管理や人工呼吸器装着の影響で分泌物の貯留が起こりやすいため，酸素化不良や無気肺に注意する

その他	●出血傾向 　・術前からの抗血小板薬や術中のヘパリン投与により，術後も出血のリスクがある ●栄養状態：食事摂取量，採血データ（総蛋白〈TP〉，アルブミン〈Alb〉） 　・低栄養状態は血漿浸透圧が低下し，血管内脱水をきたす ●排便：排便回数，便の性状，腸蠕動音 ●精神状態：言動，表情，睡眠状況 　・ストレスによりせん妄やICUシンドロームをきたし，安静保持ができなかったり，興奮状態によって血圧上昇をきたす ●安静やライン類についての理解度

▼ケア項目

循環管理	●指示範囲内での血圧管理 　・咳嗽，嘔吐，疼痛，便秘，ストレスなどのさまざまな苦痛で血圧上昇をきたすため，ニーズの把握に努め，誘因を除去する ●輸液管理 ●水分出納バランスの管理 ●鎮静管理 　・鎮静薬の確実な投与を行い，覚醒状態や血圧に応じて指示に従い，鎮静薬の投与量を調整する 　・覚醒を助長しないよう，刺激となる処置は最小限に行う
呼吸管理	●確実な酸素投与 ●去痰：呼吸理学療法（体位ドレナージ，スクイージング） **看護のPOINT** ◎$PaCO_2$の低下をきたさないよう，呼吸数が増加する要因（発熱，疼痛，ストレスなど）の除去に努める． ●鎮静中の人工呼吸器管理
体温管理	●室温調整 ●低体温時は電気毛布での保温 ●冷罨法 　・必要時は解熱薬を使用する．その際は血圧低下に注意する
創部・ドレーン管理	●頸部の安静保持 　・頸部の伸展・屈曲・回旋運動は頸動脈の出血をきたす可能性がある．そのため，ナースコールなど患者に必要なものは無理なくとれるように配置するなど，環境整備に努める 　・頸部の回旋を避けるため，頸部の両側に砂嚢（2〜3kgのもの）を設置する ●創部の清潔保持 ●ドレーンの圧調整部位に触れないようにし，高さを保持する

身体的苦痛の軽減	●疼痛コントロール 　・疼痛はその苦痛に伴って血圧上昇をきたすため早期にコントロールする 　・鎮痛薬の使用の際には血圧低下に注意する ●安静に伴う苦痛を軽減するため，体位変換や良肢位の保持，ポジショニングを行う ●ADLが制限されるため，患者のニードを把握して必要な日常生活援助や環境整備を行う
危険防止	●安静度の遵守 　・急激な頭部挙上は血圧低下を起こすので指示された安静度を守る ●ライン類の整理やルートの長さなどの調整 ●ナースコールが活用できない場合は適宜，身体抑制や見守りを行う
精神的サポート	●不安や疼痛など，患者が思いを表出しやすいような関係をつくる ●説明や傾聴に努め，不安や精神的苦痛の軽減を図る ●プライバシー保護に努める

▼ 患者指導項目

安静の必要性	●指示された安静度を守ることを説明する ●頸部は過伸展，過屈曲，回旋運動を避ける必要があることを説明する
症状出現時の報告の必要性	●自覚症状が出現した際はナースコールで知らせるように説明する
日常生活中の注意点	●脱水を予防するために，1,000〜1,500 mL/日の飲水が必要なことを説明する

●文献
1）日本脳卒中学会　脳卒中ガイドライン委員会編：脳卒中治療ガイドライン2015．協和企画；2015．p.127．

●参考文献
1）松谷雅生ほか編．脳神経外科 周術期管理のすべて．改訂第3版．メジカルビュー社；2009．
2）峰松一夫ほか監，国立循環器病センター看護部編：標準脳血管障害ケアマニュアル．日総研；2003．
3）峰松一夫総監，伊藤文代編：新版 国循SCU・NCU看護マニュアル．メディカ出版；2014．
4）橋本洋一郎監：まるごと一冊！脳梗塞（BRAIN NURSING 夏季増刊）．メディカ出版；2012．
5）落合慈之監，森田明夫ほか編：脳神経疾患ビジュアルブック．学研メディカル秀潤社；2009．
6）平野照之監：この1冊でパーフェクトマスター！脳神経疾患の画像の見かた．メディカ出版；2010．

③ 開頭術

バイパス術

術後病態関連図

バイパス術

病態
- 輸液療法 → 循環血液量の増加 → 体循環への血液貯留
- 創部痛 → 精神的苦痛 → 血圧上昇
- 術後安静 → 血圧上昇
- 啼泣 → $PaCO_2$ 低下 → 脳血管収縮
- 発熱 → 脱水 → 血圧低下
- 水分摂取不足 → 脱水 → 血圧低下

症状

静脈系のうっ血による心不全
- 尿量減少
- 頸静脈怒張
- 四肢浮腫
- 肝腫大
- 呼吸困難
- 易疲労感

脳血流増加による過灌流症候群
- 頭痛
- 意識障害
- 痙攣
- 脳出血

血圧上昇による吻合部出血
- 意識障害
- 麻痺
- 頭蓋内圧亢進症状
- 脳梗塞

血圧低下・脳血流減少による脳虚血
- 吻合枝閉塞
- 一過性脳虚血発作（TIA）
- 脳梗塞

治療看護

心不全症状が出現している場合
- 薬物療法：利尿薬
- 安静の保持
- 酸素療法

過灌流症候群の症状が出現している場合
- 血圧管理：降圧薬
- 安静の保持

脳虚血症状が出現している場合
- 輸液療法
- 血圧管理
- 安静の保持

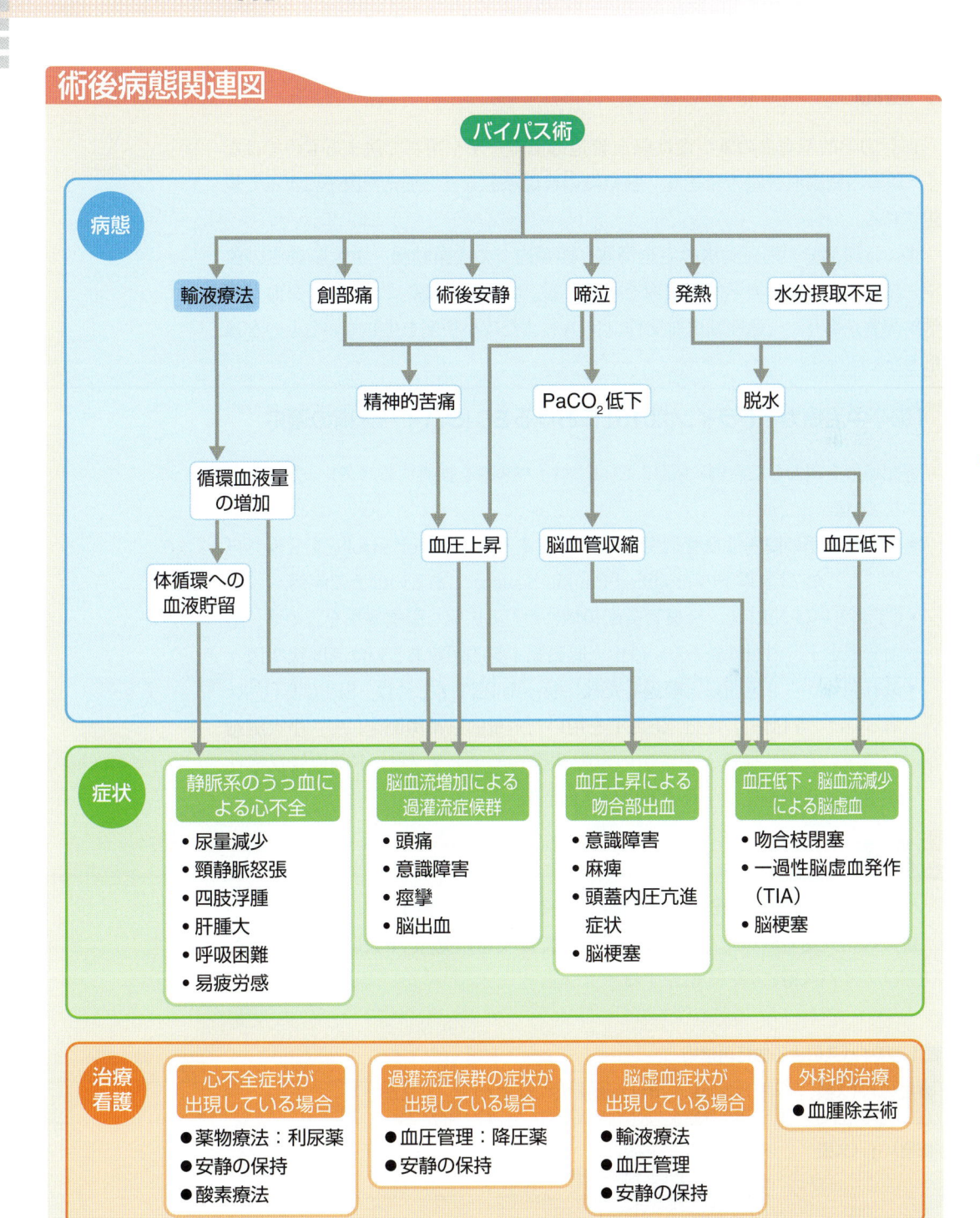

外科的治療
- 血腫除去術

目的

頭蓋外主幹動脈閉塞および頭蓋内主幹動脈閉塞・狭窄症，もやもや病に伴う血行力学的脳虚血に対して，頭蓋外–頭蓋内の血管を吻合し，血行再建を図る（EC-IC バイパス術）．

適応

血行力学的脳虚血の重症度は脳血管造影上の狭窄や閉塞で決まるものではなく，頭蓋内側副血行路の発達度，脳組織の代謝状態などを加えた因子によって規定される．

多くは頸部での内頸動脈の完全閉塞，頭蓋内での内頸動脈–中大脳動脈の狭窄・閉塞による血行力学的脳虚血を対象とし，これらの病変による顕著な血行力学的障害があり，一過性脳虚血発作（TIA）または小梗塞を生じているものが適応となる．

「脳卒中治療ガイドライン2015」におけるEC-ICバイパス術の適応[1]

- 下記適応を満たした症例に限り，EC-IC バイパス術を推奨する（グレード B）とされている．
  - 内頸動脈系の閉塞性血管病変による TIA あるいは minor stroke を 3 か月以内に生じた 73 歳以下の modified Rankin Scale が 1 あるいは 2 の症例．
  - CT あるいは MRI 上，一血管支配領域にわたる広範な脳梗塞巣を認めず，脳血管撮影上，内頸動脈あるいは中大脳動脈本幹の閉塞あるいは高度狭窄例．
  - 最終発作から 3 週間以上経過した後に行った PET もしくは，SPECT（^{133}Xe あるいは ^{123}I-IMP），cold Xe CT を用いた定量的脳循環測定にて，中大脳動脈領域の安静時血流が正常値の 80% 未満かつアセタゾラミド脳血管反応性が 10% 未満の脳循環予備力が障害された例．

方法

バイパスによる血行再建術には直接法と間接法がある（表1）．

複数の術式をもつバイパス術だが，ここでは浅側頭動脈–中大脳動脈（STA-MCA）バイパス術について紹介する．

表1 バイパスによる血行再建術

直接バイパス術 （EC-IC bypass）	浅側頭動脈–中大脳動脈（STA-MCA）バイパス術 浅側頭動脈–上小脳動脈（STA-SCA）バイパス術
間接バイパス術	EMS（側頭筋移植術） EDAS（浅側頭動脈–硬膜縫合術） EDAMS（側頭筋移植術と浅側頭動脈–硬膜縫合術の合併法） など

COLUMN

バイパス術適応のエビデンスとなった臨床試験

■ **JET（Japanese EC-IC Bypass Trial）study**[1]

脳梗塞や一過性脳虚血発作（TIA）の再発予防の面から，症候性内頸動脈および中大脳動脈閉塞・狭窄症を対象に，EC-ICバイパス術の有効性が検討された，国内で行われた研究．「脳卒中治療ガイドライン2015」において，その結果がEC-ICバイパス術の適応のエビデンスとなっている．

■ **JAM（Japan Adult Moyamoya）trial（出血発症成人もやもや病の治療指針に関する研究）**[2]

もやもや病に対する虚血予防にはバイパス術が有効であることが証明されている．出血例に対しても再出血予防効果がJAM trialで証明された．

脳出血，脳室内出血，くも膜下出血の発作を1年以内に認めたウィリス動脈輪閉塞症例を対象として，バイパス術の適応について行った前向き無作為振り分け試験で，登録から5年間追跡調査を行ったものである．この結果において出血発症のもやもや病におけるバイパス術の再出血予防効果が証明された[3]．

● 文献
1) JET Study Group：Japanese EC-IC Bypass Trial（JET Study）：中間解析結果（第二報）．脳卒中の外科 2002；30（6）：434-437．
2) Miyamoto S, et al.；JAM Trial Investigators：Effects of extracranial-intracranial bypass for patients with hemorrhagic moyamoya disease：results of the Japan Adult Moyamoya Trial. Stroke 2014；45（5）：1415-1421．
3) 峰松一夫総監，伊藤文代編：新版 国循SCU・NCU看護マニュアル．メディカ出版；2014．

浅側頭動脈-中大脳動脈（STA-MCA）バイパス術

外頸動脈の分岐であり，頭皮を栄養する浅側頭動脈と中大脳動脈の皮質枝を吻合し，バイパスを通して頭蓋内の血流増加を図る[2]．

バイパス術を受ける患者の看護

術前

バイパス術の適応となる頭蓋外主幹動脈閉塞および頭蓋内主幹動脈閉塞・狭窄の主な疾患としては，もやもや病，内頸動脈閉塞症，中大脳動脈閉塞・狭窄症などがある．これらの疾患で，術前に最も注意すべきなのは脳出血と脳虚血である．したがって，ここでは脳出血と脳虚血に分けて述べる．

脳出血予防

バイパス術の適応があり，脳出血を生じる疾患はもやもや病▶1である．もやもや病の発生時期は，小児期と成人期の二峰性がある．小児では脳虚血を発症しや

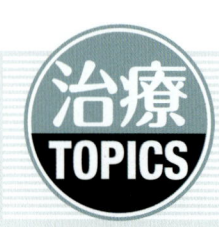

治療TOPICS 脳血流検査とバイパス術

脳灌流圧（CPP）は，脳血流検査（PET）によって得られた情報（局所脳血液量〈rCBV〉，局所脳血流量〈rCBF〉，局所脳酸素摂取率〈rOEF〉，局所脳酸素代謝率〈rCMRO_2〉）をもとに，Powersの血行力学的stagingのstage 0〜IIに分類される．バイパス術の適応は，stage IIとされている[1]．

脳循環動態の把握にはPETが理想的な検査であるが，その維持に多額の費用とマンパワーを要すること，検査中の安静が保てないことなどを理由にPETが行えないこともある．その場合，SPECTやXe（キセノン)-CTを行って安静時とアセタゾラミド（ダイアモックス®）負荷時のCBFを測定し，局所脳血管反応性（rCVR）を算出してstage診断する方法も行われる．rCVRが低下かつ安静時CBFが低下した例はPETでのstage II相当と診断される．また，バイパス術の適応となるということは，脳血管床が代償性に最大拡張しているため，術後バイパスからの血流増加により過灌流となる可能性もある．

[1]「頸動脈内膜剥離術（CEA）」の図3：p.183参照.

すく，成人では脳出血と脳虚血の発生がほとんど半数ずつである．つまり，特に成人もやもや病では，脳出血の発生に注意が必要である．

これは，側副血行路として怒張したもやもや血管に対する血行力学的ストレスが原因となって，脆弱化した小動脈壁やもやもや血管末端の仮性動脈瘤が，血圧上昇に伴って破綻および破裂することによって生じる．このとき脳虚血予防のために抗血小板薬を服用していると重篤になりやすい．したがって，血圧の変動に注意し，至適血圧が維持できるように血圧管理に努める．

[1]「もやもや病」の項：p.118参照.

脳虚血予防

脳虚血を生じる疾患は，もやもや病や内頸動脈閉塞症[2]，中大脳動脈閉塞・狭窄症[2]がある．

もやもや病は，ウィリス動脈輪部の慢性的な進行性閉塞により，側副血行路として発達した特異な血管網がある．脳血流は側副血行路に委ねられており，血行力学的機序によって一過性脳虚血発作（TIA）が引き起こされ，場合によっては脳梗塞となる．

内頸動脈閉塞症や中大脳動脈閉鎖症・狭窄症は，血管の動脈硬化性病変によって主幹動脈が閉塞や狭窄したものが多く，血栓性・塞栓性機序によるTIAや脳梗塞などの脳虚血を生じる可能性がある．また，病変の進行は緩徐であり，側副血行路が発達していることが多い．そのため，病変部の血管支配領域の血流は側副血行路に委ねられており，血行力学的機序による脳虚血を生じる可能性がある．

したがって，血管閉塞の状態や血管狭窄の部位・程度，脳血流の状態（血流量，血液量，酸素摂取率），側副血行の状態を把握し，脳虚血の生じやすさを予測しながら観察する．

脳虚血の予防のために，抗血小板薬を服用するので，確実に服薬できているかを確認し，手術前に中止するかを主治医に確認する．また脳虚血を防ぐためには，脱水による循環血液量の低下や過換気（動脈血二酸化炭素分圧〈$PaCO_2$の低下〉）による脳血流の低下を予防することが重要である．

▶2 「一過性脳虚血発作（TIA）」，「脳梗塞」の項：p.48，p.58参照．

術後

血圧の上昇は吻合部血管からの出血や過灌流を引き起こす．また血圧の低下は吻合部の血流を低下させ虚血やバイパスの閉塞をまねくため，厳重な血圧管理に努める．

血行力学的脳虚血を起こさないように，循環血液量の低下（脱水）に注意する．そして，発熱による代謝亢進は，脳酸素代謝量の増悪や脱水をまねくため，早期解熱を図る．さらに，解熱や疼痛コントロール目的で坐薬を使用する際には，血圧が低下することがあるので血圧の変動には注意する．

術後の輸液療法としては循環血液量の増加を目標とするため，心不全の出現に注意する必要がある．

▼観察項目

| 循環動態 | ●バイタルサイン：血圧，脈拍，脈圧，体温
・術後は，脳血流の自動調節能が破綻しているため，血圧の低下・上昇ともに予防し，至適血圧に保つ
●過灌流症候群：脱力や失語などの脳局所症状，頭痛，意識障害，痙攣（前駆症状，随伴症状），脳出血，脳血流検査所見
●水分出納バランス
●心不全徴候：四肢浮腫，呼吸困難，中心静脈圧（CVP），胸部X線所見
●冠動脈症候群：胸痛，動悸，呼吸困難，モニター心電図や12誘導心電図の虚血性変化，不整脈，T波異常所見
・頭蓋外主幹動脈閉塞および頭蓋内主幹動脈閉塞・狭窄例では，冠動脈病変の合併が多くみられる．既往がある場合は，帰室時に必ず12誘導心電図を観察する
●貧血：術中出血量，出血の有無，採血データ（ヘモグロビン〈Hb〉）
・循環血液量が減少し，脳虚血を起こす可能性がある |

神経徴候	● 意識障害：ジャパン・コーマ・スケール（JCS），グラスゴー・コーマ・スケール（GCS） ● 瞳孔の異常：対光反射，瞳孔不同，眼球偏位 ● 視野欠損，複視 ● バレー徴候，ミンガッツィーニ徴候 ● 構音障害，失語，失調 ● 痙攣（前駆症状，随伴症状） ● TIA・TIA 様症状[*1]：脱力，しびれ，動かしにくさ，しゃべりにくさ，持続時間，誘発原因 ● 頭蓋内圧亢進症状：頭痛，悪心・嘔吐 ● クッシング徴候：血圧上昇，徐脈，脈圧増大 **看護のPOINT** ◎合併症による出血や脳浮腫をきたした場合，不安定な脳循環では，わずかな圧迫でも局所灌流が低下して脳梗塞が起きやすくなるので注意する．
呼吸状態	● 呼吸数，呼吸パターン，呼吸困難，呼吸音聴診（エア入り，痰貯留音，水泡音，気道狭窄音） ● 経皮的酸素飽和度（SpO_2）のモニタリング，動脈血液ガスデータ（$PaCO_2$，動脈血酸素分圧〈PaO_2〉） 　・脳血流は，血中二酸化炭素濃度が上昇すると増加し，低下すると減少する 　・術後は脳血流量を維持するために，$PaCO_2$ は正常値（38〜40 mmHg）で維持する **看護のPOINT** ◎多量の輸液や輸血によりガス交換能が障害されやすいため注意する． ● 胸部 X 線所見
創部の状態 ドレーン	● 創痛 ● 浅側頭動脈（STA）の触知 　・触知ができないことは，バイパスの閉塞が示唆される 　・触知時に圧迫が強くならないように注意し，触知してよいかを医師に確認する ● 皮下貯留：腫脹の有無，硬さやその程度 　・STA 貫通部の硬膜が開いているため，流出した髄液が皮下に貯留する場合がある．多量の皮下貯留は STA を伸展させてしまうため，穿刺・吸引が必要となる場合がある ● 皮下ドレーンからの排液の量・性状 　・ドレーンが閉塞すると，皮下血腫や皮下貯留をきたす．これらは STA を伸展させ，バイパスの閉塞を引き起こす．また，ドレーンにより皮下に過度の陰圧がかかっても同様のことが起こる．そのためドレーンの閉塞や設定圧の状態に注意する ● 創部周辺皮膚の色調：壊死 　・栄養血管である STA を剥離された皮膚は乏血状態になりやすく，皮弁辺縁部の壊死や癒合不全をきたす可能性がある ● 創部縫合不全 ● ガーゼ汚染

その他	●出血傾向
	・術前から抗血小板薬投与により出血のリスクがある
	●栄養状態：食事摂取量，採血データ（総蛋白〈TP〉，アルブミン〈Alb〉）
	・低栄養状態では血漿浸透圧が低下し，血管内脱水をきたす
	●排便：排便回数，便の性状，腸蠕動音
	●精神状態：言動，表情，睡眠状況
	・ストレスによりせん妄やICUシンドロームをきたし，安静保持ができなかったり，興奮状態によって血圧上昇をきたしたりする
	●安静やライン類についての理解度

[*1] TIA様症状：バイパス術後，特に脳血流量（CBF）の低下が著明なもやもや病の患児では，術後数日の間に手術側の脳にTIAと同様の一過性の発作を認めることがある．症状は脱力発作，四肢のしびれ，言語障害などで，いずれも一過性で脳卒中へ移行することは少ない．多くは術後2～3日目に認められ，術後2週間以内に消失する．SPECT上，局所的な過灌流を示すこともあれば，低灌流のこともあり，慢性的な虚血状態にあった脳循環動態が急に変化し，外頸動脈つまりバイパス依存型の循環動態への移行過程の現象とされている．

▼ケア項目

循環管理	●指示範囲内での血圧管理
	・咳嗽，嘔吐，疼痛，便秘，ストレスなど，さまざまな苦痛で血圧上昇をきたす可能性があるため，ニーズの把握に努め，誘因を除去する
	●輸液管理
	●水分出納バランスの管理
呼吸管理	●確実な酸素投与
	●呼吸理学療法
	看護のPOINT ◎$PaCO_2$の値が正常となるように，呼吸数が増加する要因（発熱，疼痛，ストレスなど）の除去に努める． ◎ストローの使用や温かいものを冷ます動作，口笛をしないようにさせる．
体温管理	●室温調整
	●低体温時は電気毛布での保温
	●冷罨法
	・必要時は解熱薬を使用し，その際の血圧低下に注意する
創部・ドレーン管理	●バイパス部（STA）を圧迫しないようにする
	・皮下貯留の予防あるいは改善を目的に圧迫包帯を巻くことがある．その際は，STAの拍動を妨げないようにSTAを避けて巻く．眼鏡にも注意する
	●ドレーンの圧調整部位に触れないようにし，高さを保持する
	●創部周辺の皮膚を清潔に保ち，血流が低下しないように冷罨法を避ける
身体的苦痛の軽減	●疼痛コントロール
	・疼痛は苦痛に伴って血圧上昇をきたすため早期にコントロールする
	・鎮痛薬使用の際には血圧低下に注意する
	●安静に伴う苦痛を軽減するため，体位変換や良肢位の保持，ポジショニングを行う
	●ADLが制限されるため，患者のニーズを把握して必要な日常生活援助や環境整備を行う
	・ナースコールは症状が出現した際を考慮して患側に設置する

危険防止	●安静度の遵守
	●急激な頭部挙上は血圧低下を起こすので指示された安静度を守る
	●ライン類の整理
	●ナースコールが活用できない場合は適宜，身体抑制や見守りを行う
精神的サポート	●不安や疼痛など，患者が思いを表出しやすいような関係をつくる
	●訴えの傾聴に努め，精神的苦痛の軽減を図る
	●プライバシーの保護に努める
小児の場合	●不要なルートを早期に抜去する
	●両親との面会時間の延長を考慮する
	●安楽で安寧な環境を整える

> **看護のPOINT**
> ●啼泣すると過換気により $PaCO_2$ が低下し，脳血流が低下するので，啼泣しないような工夫をする．
> ●両親がいないことの寂しさや不安，環境によるストレスなどの軽減や除去に努める．

▼患者指導項目

安静の必要性	●指示された安静度を守ることを説明する
症状出現時の報告の必要性	●自覚症状が出現した際はナースコールで知らせるように説明する
日常生活中の注意点	●脱水を予防するために，1,000～1,500 mL/日の飲水が必要なことを説明する
	●眼鏡や帽子は，STAを圧迫することのないように，サイズの小さいものは使用しないことを説明する

●文献

1) 日本脳卒中学会　脳卒中ガイドライン委員会編：脳卒中治療ガイドライン2015．協和企画；2015．p.135．
2) Miyamoto S, et al. ; JAM Trial Investigators : Effects of extracranial-intracranial bypass for patients with hemorrhagic moyamoya disease : results of the Japan Adult Moyamoya Trial. Stroke 2014 ; 45 (5) : 1415-1421.

●参考文献

1) 松谷雅生ほか編：脳神経外科 周術期管理のすべて．改訂第3版．メジカルビュー社；2009．
2) 峰松一夫ほか監，国立循環器病センター看護部編：標準脳血管障害ケアマニュアル．日総研；2003．
3) 高木康行ほか：脳卒中ビジュアルテキスト．第2版．医学書院；2004．
4) 橋本洋一郎監：まるごと一冊！脳梗塞（BRAIN NURSING 夏季増刊）．メディカ出版；2012．
5) 落合慈之監，森田明夫ほか編：脳神経疾患ビジュアルブック．学研メディカル秀潤社；2009．
6) 平野照之監：この1冊でパーフェクトマスター！脳神経疾患の画像の見かた．メディカ出版；2010．
7) 端　和夫編：脳神経外科臨床マニュアルⅠ巻．改訂第4版．シュプリンガー・ジャパン；2010．

③ 開頭術

シャント術

術後病態関連図

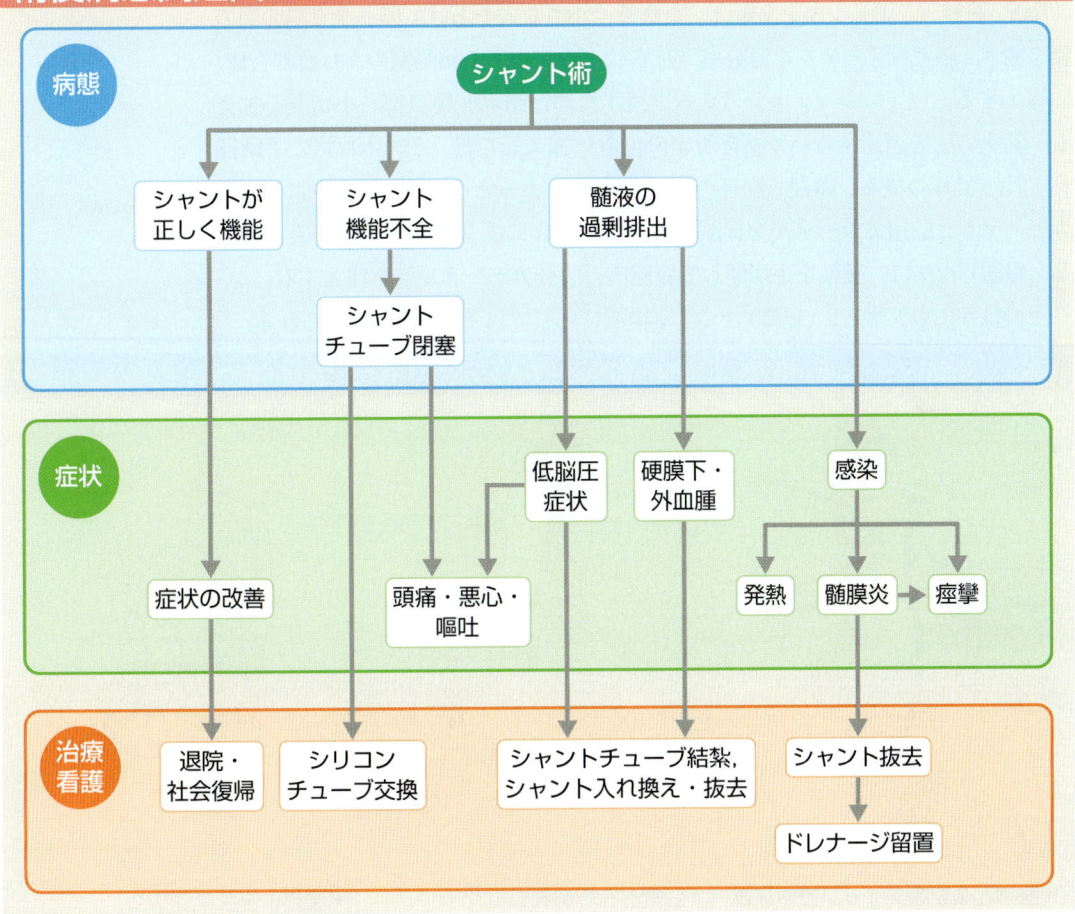

病態

シャント術
- シャントが正しく機能
- シャント機能不全 → シャントチューブ閉塞
- 髄液の過剰排出

症状
- 症状の改善
- 頭痛・悪心・嘔吐
- 低脳圧症状
- 硬膜下・外血腫
- 感染 → 発熱／髄膜炎 → 痙攣

治療・看護
- 退院・社会復帰
- シリコンチューブ交換
- シャントチューブ結紮，シャント入れ換え・抜去
- シャント抜去 → ドレナージ留置

目的

シャント術は，脳室などにたまった脳脊髄液を身体のほかの部位に流すことで，脳室を正常な大きさに保つことを目的とする．主に水頭症の治療で行われる．

方法

脳室-腹腔（V-P）シャント術は，頭蓋骨に小さな穴をあけて頭蓋骨と脳の間の膜を開き，脳室カテーテルを側脳室（左右に1つずつある側脳室のうち通常右側）に挿入する．皮下にシャントシステムを通すため，頸部と側腹部に小切開を加える．脳室の圧を調節するバルブを所定の位置に挿入した後，トンネル状の手術器具を使って耳の後ろ，頸部，胸部の皮下に腹腔カテーテルを通し，皮下に通したカテーテルと脳室カテーテルを接続する．脳室からの脳脊髄液の流出が良好なことを確認した後に，腹膜を小切開して腹腔内に腹腔カテーテル端を挿入する．

そのほかにもシャント（短絡）をつくる場所に応じて以下のように分けられる．

脳室-腹腔（V-P）シャント術	脳室-右心房（V-A）シャント術	腰椎-腹腔（L-P）シャント術
・脳室と腹腔をチューブでつなぎ髄液を脳室から腹腔に流す方法 ・髄液は腹腔内の血管に吸収される	・脳室と右心房をつなぐ ・V-Pシャントができない場合（腹部の術後，腹膜炎など）に行われるが，感染すると血管閉塞や全身の感染・腎機能障害など致命傷となるため，特別な場合のみに行われる	・腰椎と腹腔をつなぐ ・非交通性の水頭症には行えない ・変形性脊椎症の変化の強いものや腰仙部に創がある場合，るい痩が著明な場合は好ましくない

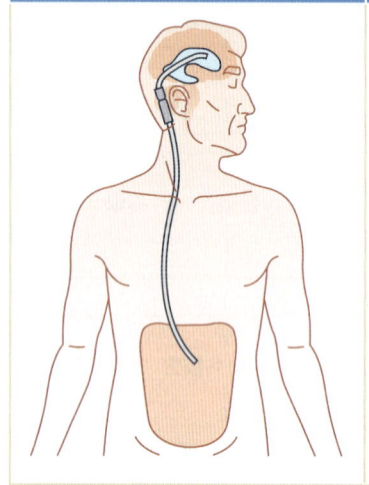

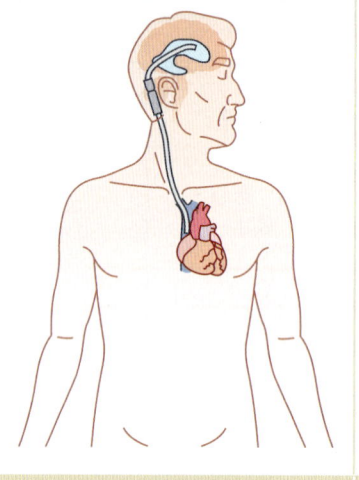

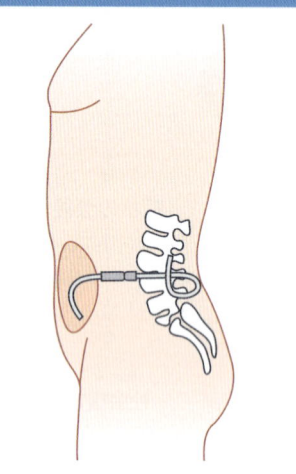

> **ミニ知識** シャントバルブには，高圧・中圧・低圧バルブと圧可変式バルブがある．現在使用されているシャントバルブはほとんどが圧可変式バルブである．術直後はオーバードレナージによる低髄圧を避けるため，やや高めの圧で設定し，症状や画像所見を考慮して徐々に適正な圧に調整する．

合併症

シャント術後には，シャントチューブのトラブルやシャント機能不全，シャント感染が起こる危険性がある（図1）．

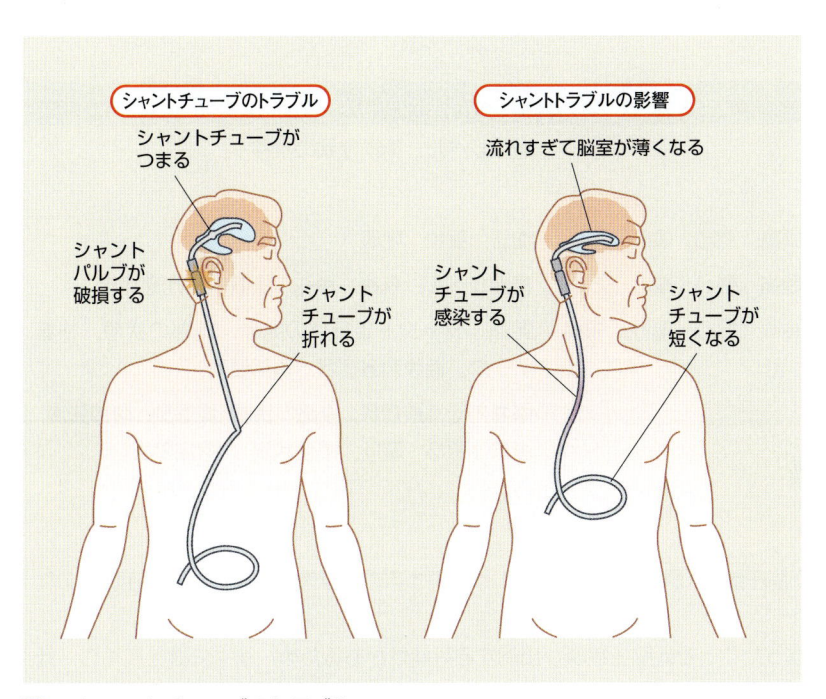

図1　シャントチューブのトラブル

シャント術を受ける患者の看護

術前

手術に向けての検査が行われる時期であるため，検査がスムーズに不安なく受けられるよう，また，最良の状態で手術が受けられるよう援助することが必要である．

術後の変化を見落とさないためにも，術前の患者の状態をしっかりと観察することが重要である．認知症症状や歩行障害がある場合は，転倒・転落などの危険防止に努め，必要時は日常生活動作（ADL）の介助を行う．

観察項目，ケア項目，患者指導項目は，水頭症患者の看護に準じる[1]．

[1]「水頭症」の項：p.127 参照．

術後

シャント効果の確認とともに低脳圧症状の出現がないか注意深く観察し，安静度の拡大に向けて援助する．また，シャント感染やシャント機能不全について指導する．

▼観察項目

	主観的項目	客観的項目
シャント効果		意識レベル，術前症状の推移
合併症の有無		
低脳圧症状	頭痛，悪心・嘔吐	血圧，脈拍，呼吸
硬膜外・硬膜下血腫	頭痛，悪心・嘔吐	意識レベル，麻痺，瞳孔，頭蓋内圧亢進症状
シャント感染	食欲，悪心・嘔吐，頭痛	発熱，シャント走行部の発赤，創部の状態，検査データ，髄膜刺激症状，項部硬直
シャント機能不全		頭蓋内圧亢進症状，腹部の状態（腸蠕動，腹部膨満，腹痛，悪心・嘔吐，排便状況），意識障害

▼ケア項目

- 術直後は頭部挙上による低脳圧症状（頭痛，悪心・嘔吐）が出現することが考えられるため，症状があればすぐに水平位に戻す
- 髄液の流出がスムーズになったことで低脳圧症状が出現する可能性があるため，徐々に頭を高くし，低脳圧に慣れるようにする．それでも効果がないときには，シャント圧の変更，シャントチューブの結紮，シャントシステムの抜去を考慮する必要がある

▼患者指導項目

長期的に気をつけなければならない感染徴候，シャント機能不全について観察する．

シャント感染	●走行部に沿った発赤がないか，患者と一緒に確認する ●髄膜炎の症状（発熱，頭痛，項部硬直，悪心・嘔吐，乳幼児：不機嫌，痙攣，学童期以降：ケルニッヒ徴候[1]，ブルジンスキー徴候[2]）について説明する ●下痢の持続，腹部膨満，便秘などに注意する
シャント機能不全	●歩行状態・尿失禁の有無，記憶を主とした認知障害について（術前の症状に戻っていないか）観察する ●頭痛，悪心・嘔吐がないか観察する
緊急受診方法	●上記にあげるような症状がみられたときには，受診するよう指導する
小児の場合	●成長に伴いチューブが短くなるため，急激な身長の伸びがあれば，水頭症の症状の出現に注意が必要であることを説明する

[1] ケルニッヒ徴候：仰臥位で股関節を曲げ，股関節を押さえながら下腿を伸ばすと，正常なら下肢をまっすぐに伸ばすことができるが，下腿を持ち上げると膝が屈曲し，まっすぐに伸ばすことができないこと．

[2] ブルジンスキー徴候：仰臥位の患者の頭を他動的に屈曲させると，股関節と膝関節に自動的な屈曲が起こること．

圧可変式バルブを使用している場合	●磁気の影響を受けやすいことを説明し，磁気枕や磁気ネックレス，磁気ブレスレットの使用は避けることを指導する ●他院で MRI 検査を受けるときには事前に医療者へ知らせる必要があることを説明する

● 参考文献
1）峰松一夫ほか監，国立循環器病センター看護部編：標準脳血管障害ケアマニュアル．日総研；2003．p.131-141．
2）峰松一夫総監，伊藤文代編：新版 国循 SCU・NCU 看護マニュアル．メディカ出版；2014．p.141-145．

特殊な治療

脳動静脈奇形(AVM)に対するガンマナイフ治療

ガンマナイフの構造と特徴

　ガンマナイフは定位脳放射線治療装置の一つである(図1).半球状のセントラルボディ上に配置されたコバルト60(Co^{60})線源からガンマ線が1点に集束するようにつくられている.1か所から放出されるガンマ線は組織に影響を及ぼさない低レベルであっても,焦点となる病変にはガンマ線が集中し高線量となるため,効果を発揮する.
　このように,正常組織への被曝が少ないため,皮膚炎,脱毛,骨髄機能抑制などの副作用が生じない.開頭術では到達困難な深部の病変や数ミリの小さな病変に対して,低侵襲で正確に照射することが可能である[*1].

[*1] 実際,ガンマナイフ治療は,転移性脳腫瘍の半数以上に施行されている.

目的

　病変に対し高線量ガンマ線を一括照射することで,周囲の正常神経組織への影響を最小限に抑え病巣を破壊する.これによって脳動静脈奇形の異常血管を閉塞させ,ナイダスからの出血やそれに伴う神経障害を予防する.

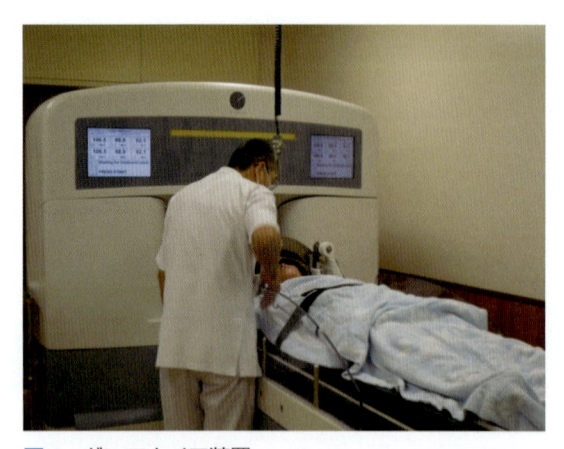

図1　ガンマナイフ装置

適応

- 脳腫瘍，脳動静脈奇形，硬膜動静脈瘻（dural-AVF）．
- 限局性の小病変が治療に最も適しており，平均径で3 cm程度のもの．
- 脳動静脈奇形では，Spetzler-Martin（スペッツラー・マーチン）分類 grade 1 〜 3 [*1] が治療適応となる．

[*1] 「脳動静脈奇形（AVM）」の表1・2：p.106-7 参照．

方法

放射線の照射は1日で全て終わるため，通常2泊3日で行われる．治療時間は病変の数や大きさによって異なり，数10分〜数時間を要する．

ガンマナイフ治療の流れ（図2）

① **フレーム装着・固定**：
  - 正確な照射野の設定のため，フレームを4本のスクリューを用いて装着する（図3）．
  - 局所麻酔を使用するが，小児や協力を得られない患者の場合は全身麻酔が必要となる．およそ10歳以上は塩酸ペンタゾシン（ソセゴン®），ミダゾラムで鎮静し，10歳未満は挿管・全身麻酔下管理となる．

② **MRI（CT）撮影**：フレームに座標決定のためのインジゲーターを装着して行う．

③ **脳血管造影** [*2]：脳動静脈奇形は血管が複雑であるため，血管の全体像をしっかり把握したうえで治療を行う必要がある．

[*2] 造影剤アレルギーがあれば行わないこともある．

④ **治療計画（患者はフレームを装着したまま病棟で待機）**：画像をもとに周囲の正

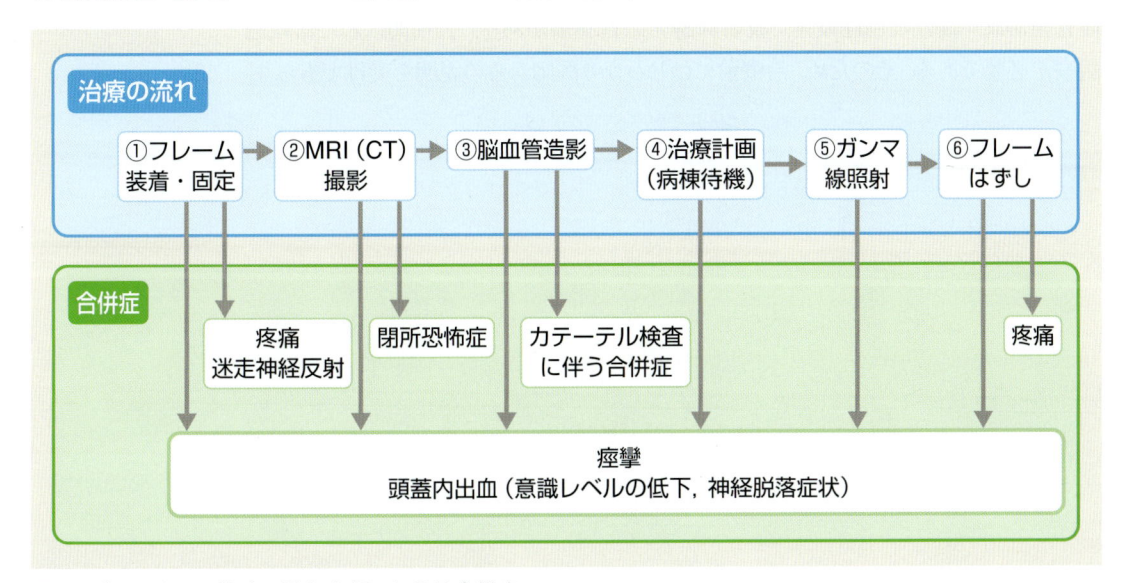

図2 ガンマナイフ治療の流れと起こりうる合併症

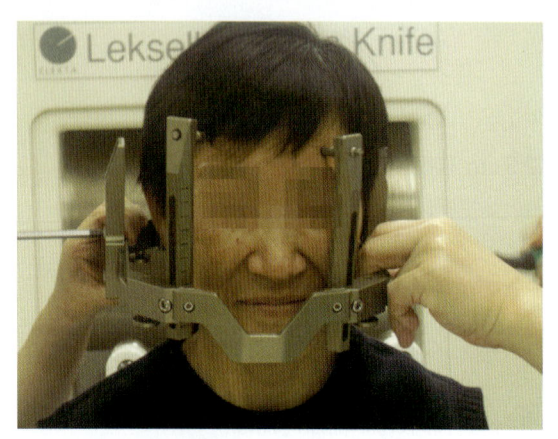

図3 フレーム装着時

常組織への被曝を最小限に抑え，病変部には可能な限り大量の照射が行えるよう線量を計算し計画を立てる．
⑤ ガンマ線照射
⑥ フレームはずし：フレーム固定時よりも疼痛が生じやすい．

ガンマナイフ治療後

ガンマナイフ治療の効果は徐々に得られるが，閉塞まで3年程度を要する．治療後はMRIでの経過観察を繰り返し，脳血管撮影で完全閉塞を確認する．

合併症

ガンマナイフ治療の当日には痙攣発作が起こりやすい．また，すぐには現れないが長期的に起こりうる合併症として，脳浮腫，出血，不完全閉塞，囊胞形成，血管腫形成，慢性被包性血腫，放射線誘発悪性腫瘍があり，長期間にわたる経過観察が必要である．そのため，治療前にはしっかり医師からの説明を受けてもらう．

AVMに対するガンマナイフ治療を受ける患者の看護

治療中

　フレーム装着中は急変に備え（気道確保や酸素投与の障害になる），速やかにフレームを除去できるようにしておく．カテーテル検査も行うため，穿刺部の観察や穿刺部位の安静も必要となる．

▼観察項目

神経徴候	● 意識レベル ● 瞳孔：大きさ，左右差，対光反射，眼位 ● 麻痺の有無と推移 ● 病巣により症状はさまざまで，病巣から出現する症状を予測して観察する **看護のPOINT** ◎ 治療後は特に痙攣を起こしやすいので，注意が必要． ◎ 病変部位からの頭蓋内出血のリスクがあることを理解して観察する．
循環動態	● 血圧，脈拍，不整脈 ● 足背動脈，後脛骨動脈の触知 ● 末梢冷感，チアノーゼ ● しびれ **看護のPOINT** ◎ 疼痛によって迷走神経反射を起こすことがあるため，脈拍・血圧・意識レベルに注意する．
呼吸状態	● 呼吸様式，呼吸数，経皮的酸素飽和度（SpO_2） **看護のPOINT** ◎ 鎮静による呼吸抑制がないか，呼吸器使用時は適切な呼吸管理ができているか観察する．
フレーム固定	● フレーム固定の緩み **看護のPOINT** ◎ 通常，ピンは4点で固定されているが，開頭術後の患者は3点固定となる場合もあり不安定となるため，特に注意が必要．
全身状態	● 痙攣 ● 疼痛 **看護のPOINT** ◎ フレーム装着中のピン刺入部の疼痛は，ピンの緩みが原因のことがある．その際は医師へ報告し再固定してもらう．
精神状態	● 治療に対する不安
血栓塞栓症状	● 意識レベルの推移 ● 運動麻痺，感覚障害，失語
穿刺部の状態	● カテーテル検査時の穿刺部位からの出血・血腫

▼ケア項目

確実な薬剤投与	●出棟前にガンマナイフ治療の前投薬としてジアゼパム（セルシン®）を与薬する ●フレーム装着後から，抗菌薬・鎮痛薬・潰瘍予防薬を毎食後に与薬する
金属類の除去	●義歯，ヘアピン，指輪など金属類は全てはずす ●サーモ機能のついた尿道カテーテルは使用しない ●コンタクトレンズ，湿布もはずす **看護のPOINT** ◎金属や付属品によるMRIでの吸着事故や熱傷は死亡に至る危険性があるため，出棟時の確認は非常に重要である．
精神的サポート	●フレームを装着したままで病室待機となる場合は，移送前にフレームを帽子などで覆い，患者の外観へ配慮する
苦痛の軽減	●カテーテル検査に伴う長時間の安静による苦痛の軽減 ●フレーム装着中の苦痛の軽減 **看護のPOINT** ◎フレームを装着しながら病棟で待機する場合，形の変わりやすいビーズ枕を使用するなど体位や枕を調整し，頭頸部の苦痛の軽減に努める．
日常生活援助	●食事の援助：フレームを装着しながら飲食できるよう工夫する **看護のPOINT** ◎口元のフレームが飲食の邪魔になるため，ストローでの飲水や食べやすいパン食への変更などを考慮し，準備しておく． ●排泄援助 **看護のPOINT** ◎腕からカテーテル検査をした場合，患者はトイレまでの歩行は可能であるが片手が使えず，さらにフレームが重く視野も狭いため不自由である．看護師が付き添い，介助する必要がある． ●足からカテーテル検査をした場合はベッド上安静となるため，必要時尿道カテーテルを留置する
急変への備え	●病棟待機中は，工具を置いておき，痙攣などの急変時に速やかにフレームをはずせるようにしておく ●日ごろからガンマナイフ治療に携わるスタッフ全員で急変時のシミュレーションを行い，対応の手順を共有しておく **看護のPOINT** ◎ガンマナイフ室での治療中，病棟待機中，それぞれの場面を想定してシミュレーションしておくことで，必要物品の場所の把握や具体的な対応手順を身につけておく．

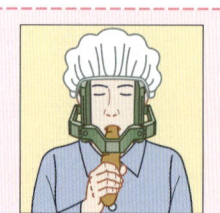

▼患者指導項目

- ナースコールを手元に置き，痙攣などの症状出現時にはすぐ知らせるよう説明する
- 歩行が可能な場合は，フレーム装着中は歩行が不安定となること，トイレなど必要時は看護師が付き添うことを説明する
- 足からカテーテル検査を行った場合は，下肢を曲げないようベッド上安静の必要性を説明する

治療後

治療後当日に痙攣を起こすことが多いため，早期発見しすぐに対処できるようにしておく．

▼観察項目

神経徴候	●意識レベル ●瞳孔：大きさ，左右差，対光反射，眼位 ●麻痺の有無と推移 ●病巣により症状はさまざまで，病巣から出現する症状を予測して観察する
循環動態	●血圧，脈拍 ●足背動脈，後脛骨動脈の触知 ●末梢冷感，チアノーゼ ●しびれ
呼吸状態	●呼吸様式，呼吸数，経皮的酸素飽和度（SpO_2）
全身状態	●痙攣 ●疼痛の評価：疼痛の程度をスケールで評価し推移を把握する ●悪心
血栓塞栓症状	●意識レベルの推移 ●運動麻痺，感覚障害，失語
穿刺部の状態	●カテーテル検査時の穿刺部位からの出血・血腫

▼ケア項目

確実な薬剤投与	●フレーム装着後から，抗菌薬・鎮痛薬・潰瘍予防薬を毎食後に与薬する
疼痛コントロール	●フレーム除去後に疼痛が生じやすいため，医師に疼痛時の指示を確認し，内服，坐薬，静脈注射で疼痛コントロールを図る
日常生活援助	●カテーテル検査による安静が解除となれば特別な安静の必要はないため，通常どおりの生活を送ってもらう
急変への備え	●治療後は痙攣を起こしやすいため，吸引や酸素投与ができる環境を整えておく

▼ 患者指導項目

- ナースコールを手元に置き，異常時はすぐ知らせるよう説明する
  - フレーム固定ピンからの出血時
  - 痙攣時　など
- 洗髪は退院翌日から可能であるが，しばらくは痂皮が残るため強くこすらないよう指導する
- ガンマナイフ治療後は安静の必要はないが，カテーテル検査に伴う安静が必要であるため安静時間について説明する

● 参考文献
1) 木田義久編：ガンマナイフの臨床．メディカ出版；2008．p.62-70．
2) 森　久恵：脳血管疾患に対するガンマナイフ治療．脳と循環 2012；17 (1)：59-64．
3) 城鞍英史：定位放射線治療．児玉南海雄ほか編：脳神経外科学大系第 8 巻　出血性脳血管障害．中山書店；2004．p.330-343．
4) 大井静雄編著：脳神経外科ケアマニュアル．照林社；2005．p.292-295．
5) 橋本信夫編：ナースのための脳神経外科．改訂第 2 版．メディカ出版；2001．p.204．
6) 中谷幸太郎：転移性脳腫瘍の手術―開頭術かガンマナイフか．BRAIN 2013；3 (1)：47-52．

5章 症状別看護

1 意識障害

病態関連図

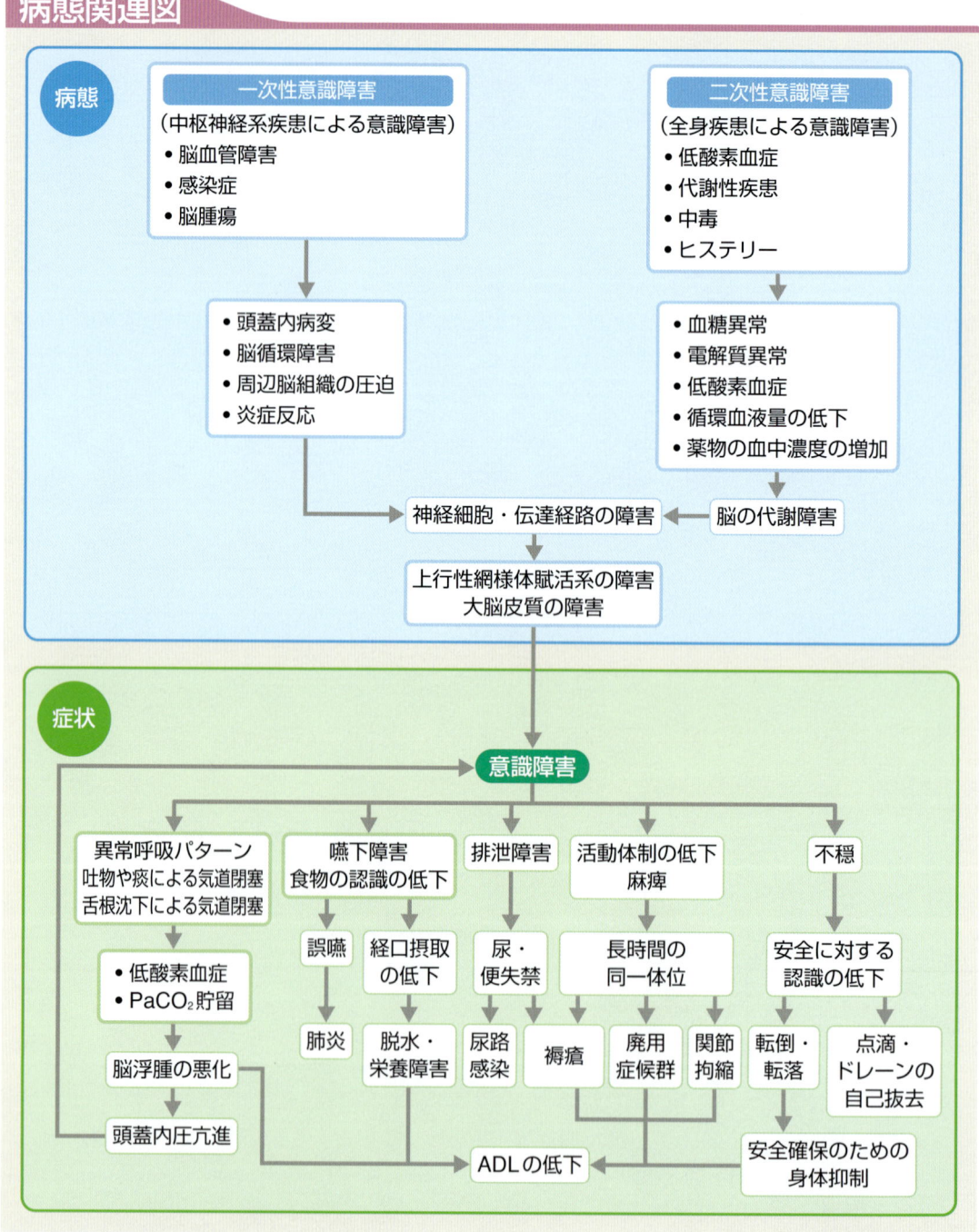

病態

一次性意識障害
（中枢神経系疾患による意識障害）
- 脳血管障害
- 感染症
- 脳腫瘍

↓
- 頭蓋内病変
- 脳循環障害
- 周辺脳組織の圧迫
- 炎症反応

二次性意識障害
（全身疾患による意識障害）
- 低酸素血症
- 代謝性疾患
- 中毒
- ヒステリー

↓
- 血糖異常
- 電解質異常
- 低酸素血症
- 循環血液量の低下
- 薬物の血中濃度の増加

↓ → 神経細胞・伝達経路の障害 ← 脳の代謝障害

↓
上行性網様体賦活系の障害
大脳皮質の障害

症状

→ **意識障害**

- 異常呼吸パターン
  吐物や痰による気道閉塞
  舌根沈下による気道閉塞
  → ・低酸素血症
    ・$PaCO_2$貯留
  → 脳浮腫の悪化
  → 頭蓋内圧亢進

- 嚥下障害
  食物の認識の低下
  → 誤嚥 → 肺炎
  → 経口摂取の低下 → 脱水・栄養障害

- 排泄障害
  → 尿・便失禁 → 尿路感染

- 活動体制の低下 麻痺
  → 長時間の同一体位 → 褥瘡／廃用症候群／関節拘縮

- 不穏
  → 安全に対する認識の低下
  → 転倒・転落
  → 点滴・ドレーンの自己抜去
  → 安全確保のための身体抑制

→ ADLの低下

治療看護	呼吸管理	栄養管理	日常生活援助	安全確保
	●気道確保，吸引 ●酸素吸入 ●人工呼吸器管理 ●口腔ケア	●経口摂取の介助 ●経管栄養 ●輸液管理，中心静脈栄養	●排泄援助 ●清潔援助 ●体位変換 ●ポジショニング ●リハビリテーション	●環境整備 ●必要時，身体拘束

定義

　意識が正常・清明であるとは，自己と周囲の環境を正しく認識し，外部からの刺激に対して十分な注意と適切な対応が可能な状態のことをいう．意識が障害されると，外的刺激が加えられても，自己および状況が認識できず適切に反応できない状態となる．

　意識は意識水準（覚醒度）と意識内容（認識機能）の2つの要素から成り立っている．

- **意識水準（覚醒度）**：どれだけ覚醒しているかということで，刺激しないとすぐに眠り込むが，覚醒しているときにはほぼ正常に反応を示す傾眠，強い刺激でやっと覚醒し簡単な指示に反応する昏迷，強い刺激で合理的な反応を示す半昏睡，自発運動はまったくないが強い刺激にわずかな動きがある昏睡，まである．
- **意識内容（認識機能）**：思考や行動など意識の質のことであり，これが障害されると判断や計算，記銘などが正常にできなくなり，錯覚，幻覚，妄想などとよばれる状態になる．

病態生理

　意識の維持・調節には，延髄から中脳に至る脳幹網様体と視床下部が大きく関与していると考えられている．

　意識の調節系は上行性網様体賦活系と視床下部賦活系の2つに大別され，これらからのインパルスが視床を経由して，びまん性に大脳皮質の活動を維持・調整し，意識の清明が維持されている．網様体の限局性の障害でも大脳の広範囲な障害でも意識障害が引き起こされる．

　意識障害は，脳そのものに原因がある一次性意識障害と，脳以外の臓器に機能障害があり，脳の機能維持に必要な酸素やブドウ糖，電解質の供給が障害されることによって二次的に起こる二次性意識障害の2つに分けられる（表1）．

表1 意識障害の主な原因疾患

一次性意識障害	中枢神経系疾患による意識障害	・脳血管障害：くも膜下出血，脳出血，高血圧性脳出血，閉塞性脳血管障害，脳梗塞，脳動静脈奇形，もやもや病 ・感染症：髄膜炎，脳炎，硬膜下膿瘍，脳膿瘍 ・頭部外傷：脳挫傷，びまん性脳挫傷，硬膜下血腫，硬膜外血腫，外傷性くも膜下出血，脳震盪 ・てんかん，水頭症，脳腫瘍
二次性意識障害	全身疾患による意識障害	・心臓・血管：ショック，うっ血性心不全，心筋梗塞，アダム・ストークス発作による全脳虚血 ・肺・気道：慢性肺気腫，肺線維症による低酸素症・高二酸化炭素血症 ・内分泌：糖尿病性昏睡，低血糖性昏睡，甲状腺機能亢進症，甲状腺機能低下症，副腎クリーゼ，その他の内分泌疾患 ・肝臓：肝性昏睡 ・腎臓：腎性昏睡（尿毒症） ・その他：ヒステリー，心因性意識消失

（松月みどり：意識障害．高橋章子編：救急看護―急性期病態にある患者のケア．医歯薬出版；2001．p.146 より）

検査・診断

　意識障害を評価する尺度として，ジャパン・コーマ・スケール（JCS）およびグラスゴー・コーマ・スケール（GCS）が用いられる．これらの尺度は，客観的に評価しやすく，どちらも数値化されているため，症状の推移（経過）が把握しやすい．しかし，同じ数値でも状態には差があるため，判断に迷うときには数値だけではなく文章も添えることで状態がよりわかりやすくなる[1]．

[1]「脳卒中患者の観察に必要なフィジカルアセスメント」の項：p.32 参照．

治療

　初期の処置後に原疾患に対する治療を行う．

疾患	初期の処置
くも膜下出血	・再破裂防止：鎮静，血圧管理 ・脳血管造影，クリッピング術など
高血圧性脳出血	・血腫増大の防止：血圧管理，脳浮腫改善 ・濃グリセリン（グリセオール®），D-マンニトールの投与
頭部外傷	・頭蓋内圧のコントロール，浸透圧利尿薬の投与 ・脳灌流圧の維持 ・ショック時：輸血，カテコールアミンの投与
脳梗塞	・低酸素症の回避，脳循環障害の改善，血圧管理，高血糖や不整脈の治療
急性呼吸不全	・呼吸維持，気道確保，酸素投与，人工呼吸器の装着，動脈血液ガス分析の解釈
薬物中毒	・呼吸・循環維持，血管確保，吸収阻止（胃洗浄，下剤，吸着剤），吸収薬の排除（強制利尿，血液浄化吸着療法），拮抗薬，解毒薬の投与
糖尿病性昏睡	・血管確保，急速大量輸液，インスリン投与，昏睡の種類の鑑別
肝性昏睡・腎不全	・酸素投与，血管確保，緊急血液検査，超音波検査

疾患	初期の処置
急性心不全	・起坐位，血管確保，血行動態の把握

（小沼武英：局所性脳外傷．中村紀夫監：脳脊髄外傷 その治療・看護（BRAIN NURSING 冬季増刊）．メディカ出版；1992．p.72-82 より）

意識障害のある患者の看護

標準看護計画

観察項目

神経徴候	・意識レベル：JCS，GCS ・瞳孔（径，左右差，対光反射），眼球位置，眼球運動障害・視野障害・半側空間無視 ・聴力・視力障害 ・麻痺レベル，脱力・しびれ，感覚障害 ・不随意運動 ・悪心・嘔吐，頭痛，眩暈，感覚異常，幻視・幻聴など ・バレー（Barré）徴候，ミンガッツィーニ（Mingazzini）徴候，ドロッピングテスト，刺激に対する反応 ・異常姿勢：除脳硬直，除皮質硬直
バイタルサイン	・体温 ・脈拍：数，リズム，不整脈の有無 ・血圧：脳灌流圧を維持するため，至適血圧を保つ必要がある ・呼吸：数・呼吸パターン，呼吸音，胸郭の動き，喀痰，臭気など
全身状態	・表情，言動，行動 ・皮膚の状態 ・体型 ・排尿・排便状況 ・栄養状態：血液データ，体格指数（BMI），体重の推移
検査データ	・血液検査，髄液検査 ・X線検査，MRI検査，核医学検査，超音波検査 ・心電図，脳波
既往歴	・内服薬の種類，服薬状況 ・高血圧，糖尿病，肝・腎・心疾患，痙攣発作

ケア項目

意識状態に応じた日常生活の援助	・意識障害の程度に合わせて，食事・排泄・清潔などの援助を行う ・便秘によるイレウスの併発やそれに伴う随伴症状の出現，下痢による脱水症状，低栄養，電解質異常，臀部の皮膚トラブルなどの出現に注意する ・ADLの自立，向上に向けて，できることは見守り・励まし合いながら，ゆっくりと行えるように支援する ・生活のリズムを整える
体温管理	・清潔で適切な被服・寝具を選択する ・冷罨法・温罨法を適切に使用する
環境整備	・室温・湿度を適切に保つ ・騒音や光など，快適に過ごせる環境を保つ
確実な治療	・適切な輸液・内服を管理する ・適切な安静が守れるように環境を整える ・検査・処置がスムーズに行われるように準備・介助を行う
合併症の予防	・呼吸管理：正確な酸素投与・吸入療法 ・褥瘡予防：意識障害の程度に合わせて体圧分散マットレスを選択する ・拘縮予防：リハビリテーション，良肢位の保持

患者指導項目

家族に許可範囲で行えるリハビリテーションや日常生活援助の方法を説明する
回復期・慢性期ではリハビリテーションや日常生活援助の方法を説明する
必要時，在宅介護に向けて，活用できる社会福祉支援について説明する
在宅介護に向けての日常生活援助について説明する

看護の実際

- 全身状態, 神経徴候の観察を行い, 異常の早期発見・対応に努める(図1). また, 意識障害により引き起こされる二次合併症の予防に努めることが大切である.

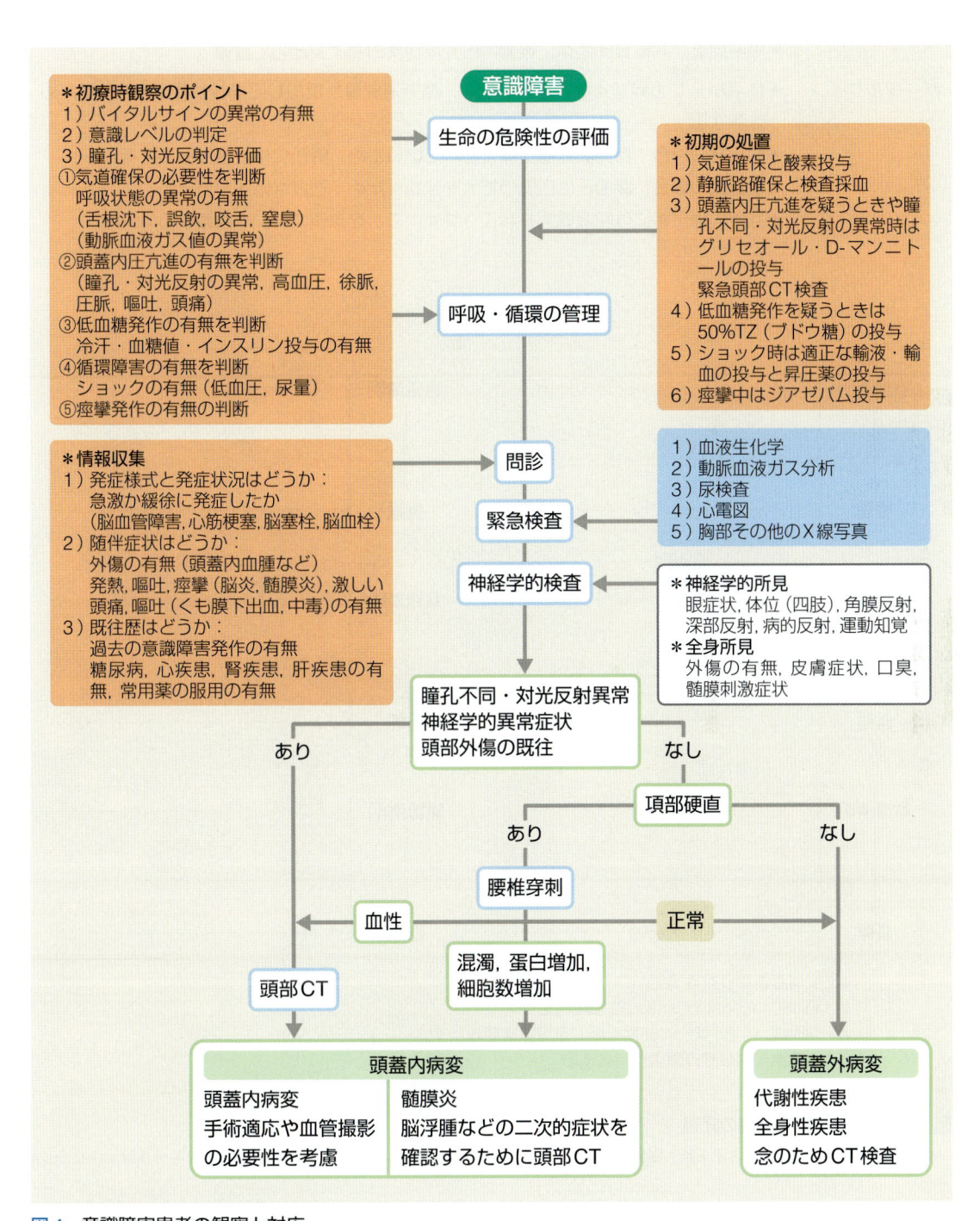

```
＊初療時観察のポイント
1) バイタルサインの異常の有無
2) 意識レベルの判定
3) 瞳孔・対光反射の評価
 ①気道確保の必要性を判断
   呼吸状態の異常の有無
   (舌根沈下, 誤飲, 咬舌, 窒息)
   (動脈血液ガス値の異常)
 ②頭蓋内圧亢進の有無を判断
   (瞳孔・対光反射の異常, 高血圧, 徐脈,
   圧脈, 嘔吐, 頭痛)
 ③低血糖発作の有無を判断
   冷汗・血糖値・インスリン投与の有無
 ④循環障害の有無を判断
   ショックの有無 (低血圧, 尿量)
 ⑤痙攣発作の有無の判断
```

```
＊情報収集
1) 発症様式と発症状況はどうか:
   急激か緩徐に発症したか
   (脳血管障害, 心筋梗塞, 脳塞栓, 脳血栓)
2) 随伴症状はどうか:
   外傷の有無 (頭蓋内血腫など)
   発熱, 嘔吐, 痙攣 (脳炎, 髄膜炎), 激しい
   頭痛, 嘔吐 (くも膜下出血, 中毒) の有無
3) 既往歴はどうか:
   過去の意識障害発作の有無
   糖尿病, 心疾患, 腎疾患, 肝疾患の有
   無, 常用薬の服用の有無
```

意識障害
→ 生命の危険性の評価
→ 呼吸・循環の管理
→ 問診
→ 緊急検査
→ 神経学的検査
→ 瞳孔不同・対光反射異常 / 神経学的異常症状 / 頭部外傷の既往
  - あり → 頭部CT → **頭蓋内病変**
  - なし → 項部硬直
    - あり → 腰椎穿刺
      - 血性 → 頭部CT → **頭蓋内病変**
      - 正常 / 混濁, 蛋白増加, 細胞数増加 → **頭蓋内病変**
    - なし → **頭蓋外病変**

```
＊初期の処置
1) 気道確保と酸素投与
2) 静脈路確保と検査採血
3) 頭蓋内圧亢進を疑うときや瞳
   孔不同・対光反射の異常時は
   グリセオール・D-マンニ
   トールの投与
   緊急頭部CT検査
4) 低血糖発作を疑うときは
   50%TZ (ブドウ糖) の投与
5) ショック時は適正な輸液・輸
   血の投与と昇圧薬の投与
6) 痙攣中はジアゼパム投与
```

```
1) 血液生化学
2) 動脈血液ガス分析
3) 尿検査
4) 心電図
5) 胸部その他のX線写真
```

```
＊神経学的所見
   眼症状, 体位 (四肢), 角膜反射,
   深部反射, 病的反射, 運動知覚
＊全身所見
   外傷の有無, 皮膚症状, 口臭,
   髄膜刺激症状
```

頭蓋内病変
- 頭蓋内病変 手術適応や血管撮影の必要性を考慮
- 髄膜炎 脳浮腫などの二次的症状を確認するために頭部CT

頭蓋外病変
- 代謝性疾患
- 全身性疾患
- 念のためCT検査

図1 意識障害患者の観察と対応
(峰松一夫総監, 伊藤文代編: 新版 国循SCU・NCU看護マニュアル. メディカ出版; 2014. p.151より)

観察のポイント

神経徴候	・急性期では短期間で変動することがあるため（図2），密に観察する必要がある ・眼球位置や眼球運動が障害部位を表していることがあるため，画像上と一致するか観察する ・除脳硬直，除皮質硬直は，頭蓋内圧亢進症状のサインとして重要
バイタルサイン	・体温が1℃上昇すると代謝が亢進し，酸素消費量が増加して病状が悪化しやすいため注意する ・脳梗塞の場合：自動調節能が障害されているため，降圧には注意が必要である ・脳出血の場合：高血圧は血腫の拡大をまねくため，適度な降圧が望ましい ・脳幹の障害時には呼吸障害も起こりやすいことを念頭において観察する

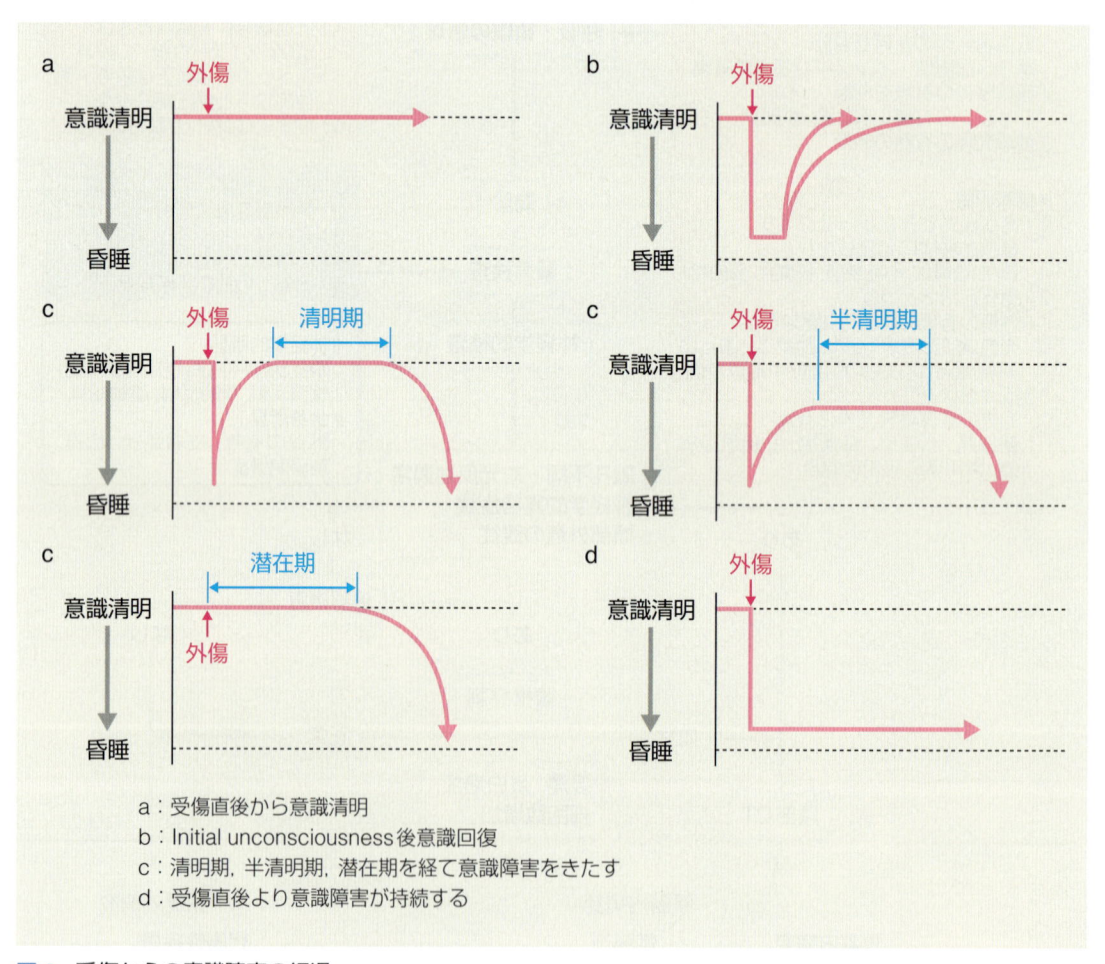

a：受傷直後から意識清明
b：Initial unconsciousness後意識回復
c：清明期，半清明期，潜在期を経て意識障害をきたす
d：受傷直後より意識障害が持続する

図2　受傷からの意識障害の経過

（小沼武英：局所性脳外傷．中村紀夫監：脳脊髄外傷—その治療・看護（BRAIN NURSING 冬季増刊），メディカ出版；1992．p.74より）

ケアのポイント

呼吸中枢に障害がある場合や舌根沈下により気道閉塞がある場合，嘔吐を認めている場合などは，気道の確保・呼吸管理が重要となる．

意識障害がある患者は，自力で有効な体位変換を行うことが困難で，褥瘡発生のリスクが高い．また，危険への認知が障害されていることが多いため，環境を整え，安全確保に努める．

患者のセルフケア能力に応じて，必要な日常生活援助を行うが，その際は患者の欲求サインを見逃さず，速やかに対応する必要がある．早期から栄養管理を行い，合併症の予防に努める．

呼吸管理	・頭部後屈顎先挙上法や下顎挙上法による気道確保 ・吐物や痰などの閉塞物を吸引除去し，口腔内の清潔に努める ・低酸素血症を認める場合には酸素投与を行う．ただし，慢性閉塞性肺疾患（COPD）の患者に高濃度の酸素を投与すると CO_2 ナルコーシスをきたすため避ける ・必要に応じて気管挿管，気管切開，人工呼吸器管理を行う
検査・処置の介助	・検査・処置がスムーズに行われるように準備・介助する
ライン・ドレーン管理	・末梢静脈ラインはなるべく健側に挿入する **看護のPOINT** ◎麻痺側に挿入すると点滴の漏れに気づきにくく，健側の上肢で自己抜去されやすい． ・必要時，ミトンや安全帯を使用して自己抜去を予防する ・点滴ラインやドレーンが目に入らないように工夫する ・点滴台は患者の見えにくい場所や手の届かない場所に設置する ・点滴挿入部を保護する ・点滴やドレーンの必要性を適宜説明する
環境整備	・意識状態に応じて部屋を選択する ・昇降しやすいよう，ベッドを配置する ・ベッドは低床にしてベッド柵をする．状態に応じて2連柵や4連柵を選択する ・転倒・転落予防のため，ベッドを壁に寄せたり，離床センサーの設置や身体拘束などをする．高機能マットを使用する場合には柵の高さに注意する **看護のPOINT** ◎必要時にミトンや安全帯で身体拘束を行うときには，事前に家族へ説明を行い，書面にて承諾を得る必要がある． ◎身体拘束の継続に際しても複数人で評価し，不要な拘束を避ける．また皮膚損傷などを起こさないように観察する． ・誤嚥予防のため，患者の手の届く範囲に食べ物を置かない ・危険物（はさみやナイフなど）を置かない ・ナースコールは押しやすい場所に設置する

適切な輸液・服薬管理	・末梢ラインなどの自己抜去を予防する ・内服薬は状態に応じて，経口や経管から投与する **看護のPOINT** ◎経口投与の場合には服薬の介助を行い，口の中に残っていないかまで確認する．
意識状態に合わせた日常生活援助	**排泄援助** ・排尿間隔を把握し，適切な排尿誘導を行う ・床上やポータブルトイレを使用するときは環境を整備する **清潔援助** ・状態により清拭，シャワー浴の介助を行う ・尿失禁などがみられる場合には特に陰部の清潔を保つ **体温管理** ・室温や掛け物で調整する
栄養管理	・口腔内は清潔に保ち，不顕性肺炎の予防に努める ・食事に集中できる環境，摂取時の体位，摂取状況，経皮的酸素飽和度（SpO$_2$），頸部聴診を確認しながら，患者のペースに合わせて介助する ・嚥下の状態を評価し，食事形態を選択する ・意識障害により食物を認識して開口ができない場合や口腔内に食物をため込んでしまう場合は誤嚥のリスクが高いため，経口摂取は避けて経管栄養などを考慮する **意識障害が軽度の場合** ・空嚥下・流涎・唾液嚥下の有無などを観察する ・嚥下機能が保たれていれば，嚥下評価を行い誤嚥に注意して早期から経口摂取を開始する **意識障害が重度な場合** ・末梢静脈ラインから電解質液の点滴を行う ・腸内免疫の活性化を図るためにも早期に経管栄養や経口摂取に変更する
褥瘡予防 拘縮予防	・ブレーデンスケールを用いて評価し，褥瘡の発生を予測し，対策を立てる ・体圧測定器を用いて適切なマットレスを選択する ・弾性ストッキングを使用している場合は，圧力などにより褥瘡を形成しやすいため，2時間ごとに皮膚の状態を観察する ・枕を使用して脱臼予防や良肢位の保持を行う ・無理のない程度に各関節を伸展させてからポジショニングをとる
昼夜のリズムを整える	・医師の許可のもと，日中は音楽などの刺激を与える ・指示内での安静度の拡大を図る
近親者への援助	・生命の危機に陥った状態にあり意思疎通の図れない患者に直面し，家族は不安やショックを受けている．治療について医師からの説明を受ける機会を設けるとともに，家族の思いを傾聴し不安の軽減に努める ・患者の反応を説明し，ベッドサイドで一緒に声かけをしたり，手などの触れ合いができるように促す

患者指導のポイント

意識障害の程度に合わせて，理解しやすいように説明する	
\<td colspan=2\> • 家族は急な発症で生命の危機に陥った状態の患者に直面し，動揺しやすい状態であることを十分理解したうえで説明することが大切である • 意識障害が続く場合は，家族の思いを傾聴し，必要な情報をわかりやすく説明し，少しずつ状況が受け入れられるようにかかわることが重要である	
療養生活の継続	• 今後の療養生活に向けて，医療ソーシャルワーカー（MSW）や理学療法士（PT）などと連携を図り，チームで患者・家族への援助を行う • 必要時には，公的資源などの説明を行い，療養生活が続けられるように支援する

● 参考文献
1）峰松一夫総監，伊藤文代編：新版 国循SCU・NCU看護マニュアル．メディカ出版；2014．
2）児玉南海雄監：標準脳神経外科学．第12版．医学書院；2011．
3）百田武司ほか編：エビデンスに基づく脳神経看護ケア関連図．中央法規；2013．

2 頭蓋内圧亢進

病態関連図

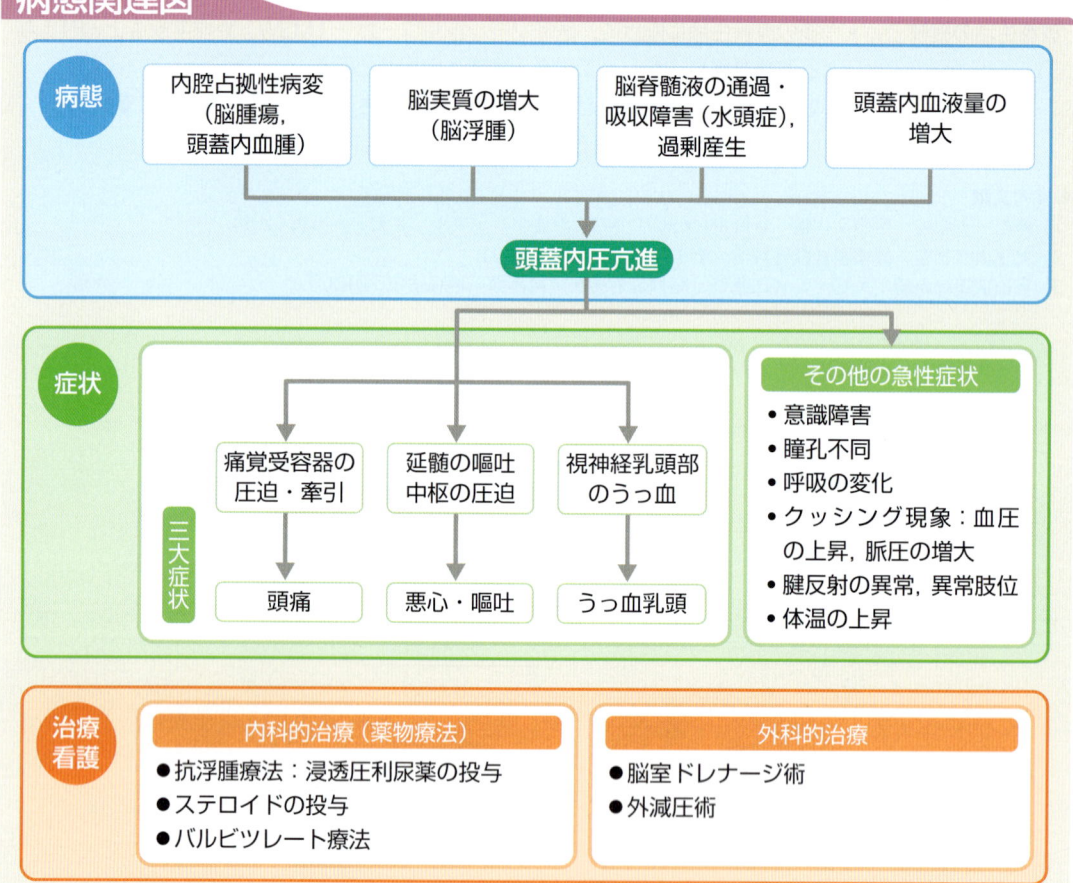

病態
- 内腔占拠性病変（脳腫瘍, 頭蓋内血腫）
- 脳実質の増大（脳浮腫）
- 脳脊髄液の通過・吸収障害（水頭症）, 過剰産生
- 頭蓋内血液量の増大

↓

頭蓋内圧亢進

症状

三大症状：
- 痛覚受容器の圧迫・牽引 → 頭痛
- 延髄の嘔吐中枢の圧迫 → 悪心・嘔吐
- 視神経乳頭部のうっ血 → うっ血乳頭

その他の急性症状：
- 意識障害
- 瞳孔不同
- 呼吸の変化
- クッシング現象：血圧の上昇, 脈圧の増大
- 腱反射の異常, 異常肢位
- 体温の上昇

治療・看護

内科的治療（薬物療法）
- 抗浮腫療法：浸透圧利尿薬の投与
- ステロイドの投与
- バルビツレート療法

外科的治療
- 脳室ドレナージ術
- 外減圧術

定義

脳は硬い頭蓋骨に包まれており，その一定の容積のなかで脳実質（87％），脳血液量（9％），髄液量（4％）の3つがバランスをとり合って存在している．通常，これらは一定に保たれており，圧力を生じている．これを頭蓋内圧（ICP）という．脳卒中患者では，これら3つのなかに何らかの障害が起こり（表1），体積が増大して頭蓋内圧が上昇してしまう．この状態が頭蓋内圧亢進である．正常な頭蓋内圧は通常5～10 mmHg程度であり，15 mmHg以上を頭蓋内圧亢進という．

病態生理，症状（表2）

頭蓋内圧亢進の慢性症状として，頭痛，悪心・嘔吐，うっ血乳頭がある．頭痛は間欠的な深部痛であり，硬膜や脳血管に存在する痛覚受容器が圧迫されたり牽引されたりして起こる．悪心・嘔吐は，延髄の嘔吐中枢が頭蓋内圧亢進によって圧迫刺激されることによって引き起こされる．他の消化器症状がないにもかかわらず，突然噴水状の嘔吐があるのが特徴である．また，長期にわたって頭蓋内圧亢進症状が続くと，眼底の視神経乳頭部がうっ血し，乳頭周辺網膜との境界が不鮮明になり，乳頭部の膨隆を起こしてうっ血乳頭となる．これを放置すると視神経萎縮を起こし，視力低下をきたす．また，外転神経麻痺を起こし，内斜視や側方視時の複視などがみられる．

クッシング現象

急性期の重要な症状として，クッシング現象という特徴的なバイタルサインの変化があげられる（表3）．脳血流は全身の血圧と頭蓋内圧の差である脳灌流圧に

表1　頭蓋内圧が亢進する原因

- 内腔占拠性病変（脳腫瘍，頭蓋内血腫）
- 脳実質の増大（脳浮腫）
- 脳脊髄液の通過・吸収障害（水頭症），過剰産生
- 頭蓋内血液量の増大（二酸化炭素分圧上昇による血管拡張，脳静脈の閉塞）
- その他

表2　頭蓋内圧亢進症状

慢性症状	・頭痛 ・悪心・嘔吐 ・うっ血乳頭
急性症状	・意識障害 ・瞳孔不同，対光反射の減弱か消失 ・呼吸の変化 ・クッシング現象：血圧の上昇，脈圧の増大，徐脈 ・片麻痺の出現か増強，腱反射の異常 ・異常肢位 ・体温の上昇

表3 クッシング現象

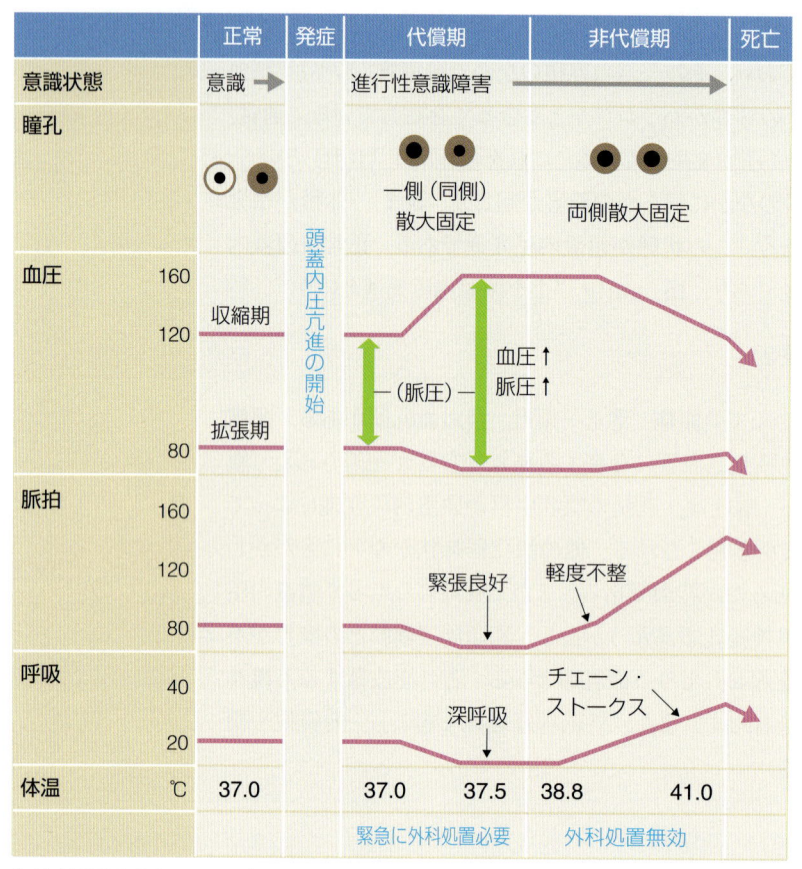

		正常	発症	代償期	非代償期	死亡
意識状態		意識 →		進行性意識障害 →		
瞳孔		● ●	頭蓋内圧亢進の開始	一側（同側）散大固定	両側散大固定	
血圧	160 / 120 / 80	収縮期 / 拡張期		(脈圧) / 血圧↑ 脈圧↑		
脈拍	160 / 120 / 80			緊張良好	軽度不整	
呼吸	40 / 20			深呼吸	チェーン・ストークス	
体温 ℃		37.0		37.0　37.5	38.8　41.0	
				緊急に外科処置必要	外科処置無効	

（国立循環器病研究センター看護部編著：脳神経病棟 ドクターコールのタイミングと伝え方．メディカ出版：2013．p.79 より）

よって保たれる（脳灌流圧＝全身血圧－頭蓋内圧）．頭蓋内圧が60 mmHg以上になると，脳血流自動調節能が消失し血管麻痺状態となり，脳血管抵抗を増大させるために，脳血流量が減少する．ここで，脳血流量を一定に保とうとして頭蓋内圧に対抗して血液を送り込もうとする調節機能がはたらく．具体的には，収縮期血圧は上昇，拡張期血圧は下降して脈圧が増大する．また徐脈となり緩徐なしっかりとした脈（圧脈）となる．頭蓋内圧亢進によるこれらの血圧上昇，脈圧の増大，徐脈などがみられることをクッシング現象という．症状が進行し脳幹障害が高度になると，頻脈となり脈拍は微弱となる．時には不整脈を認める．

脳ヘルニア

　頭蓋内の空間は，頭蓋天井の正中線上の硬膜から出た大脳鎌が左右の大脳半球を分け，左右の硬膜から出た小脳テントが大脳と小脳を分けるといったように，いくつかのスペースに区切られている．そのスペースのなかに，軟らかい脳実質が収まっている．小脳テントより上部の左右の大脳が収まっているスペースをテ

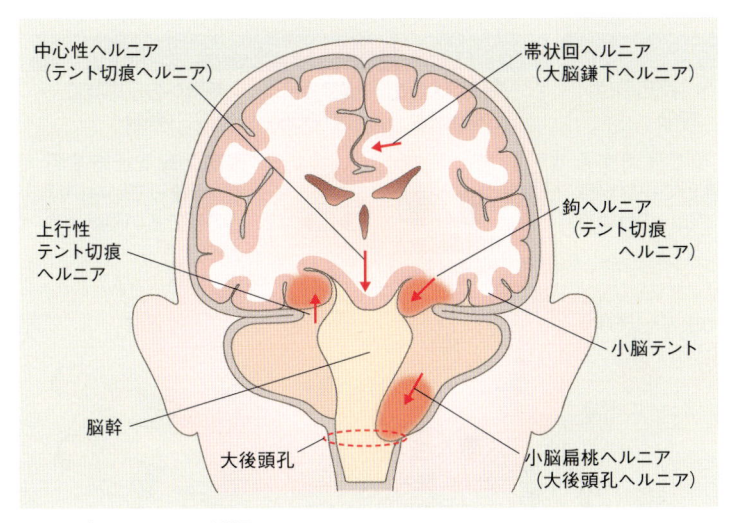

図1 脳ヘルニアの種類

ント上腔，下部の小脳や脳幹の収まっているスペースをテント下腔または後頭蓋窩という．

　内腔占拠性病変の増大によって圧迫された脳実質は，隣接した圧の低い方へ，大脳鎌や小脳テントなどによる区切りを越えて偏倚していく．こうして偏倚した脳組織は歪みをきたして破壊され，一方はみ出した脳実質により圧迫された脳組織も虚血や変形をきたして，意識障害や局所の神経徴候を引き起こす．この状態を脳ヘルニアという．

　脳実質がはみ出す隙間の箇所により，脳ヘルニアは3つのタイプに分けられる（図1）．

● **大脳鎌下ヘルニア（帯状回ヘルニア）**

　大脳鎌の下縁と脳梁の間には隙間があり，ここを介して左右の大脳半球腔がつながっている．左右どちらかの大脳半球に病変があった場合，この隙間から反対側へ脳実質（帯状回とよばれる部分）が偏倚していくヘルニアである．臨床的には，頭蓋内圧亢進症状以外にあまり顕著な症状はなく，特徴的な神経所見もない．

● **テント切痕ヘルニア**

　小脳テントと前方正中部には大きな開口部があり，テント上腔とテント下腔とを連絡している．この開口部はテント切痕とよばれ，ここを中脳が貫いている．この部位で起こるヘルニアをテント切痕ヘルニアといい，臨床上最も頻度が高く，しかも見逃すと致命的になる．テント切痕ヘルニアには，中心性ヘルニアと鉤ヘルニア，上行性テント切痕ヘルニアの3つがある．

　中心性ヘルニアでは，間脳および中脳が下方に偏倚する結果，その進行とともに間脳，中脳，橋，延髄と障害が下方に進展していく．鉤ヘルニアでは側頭葉内面（鉤，海馬回）がテント縁より内側に押し出され同側の動眼神経，後大脳動脈，中脳を圧迫する．中心性ヘルニア，鉤ヘルニアでは図2に示す一連の瞳孔や呼吸，

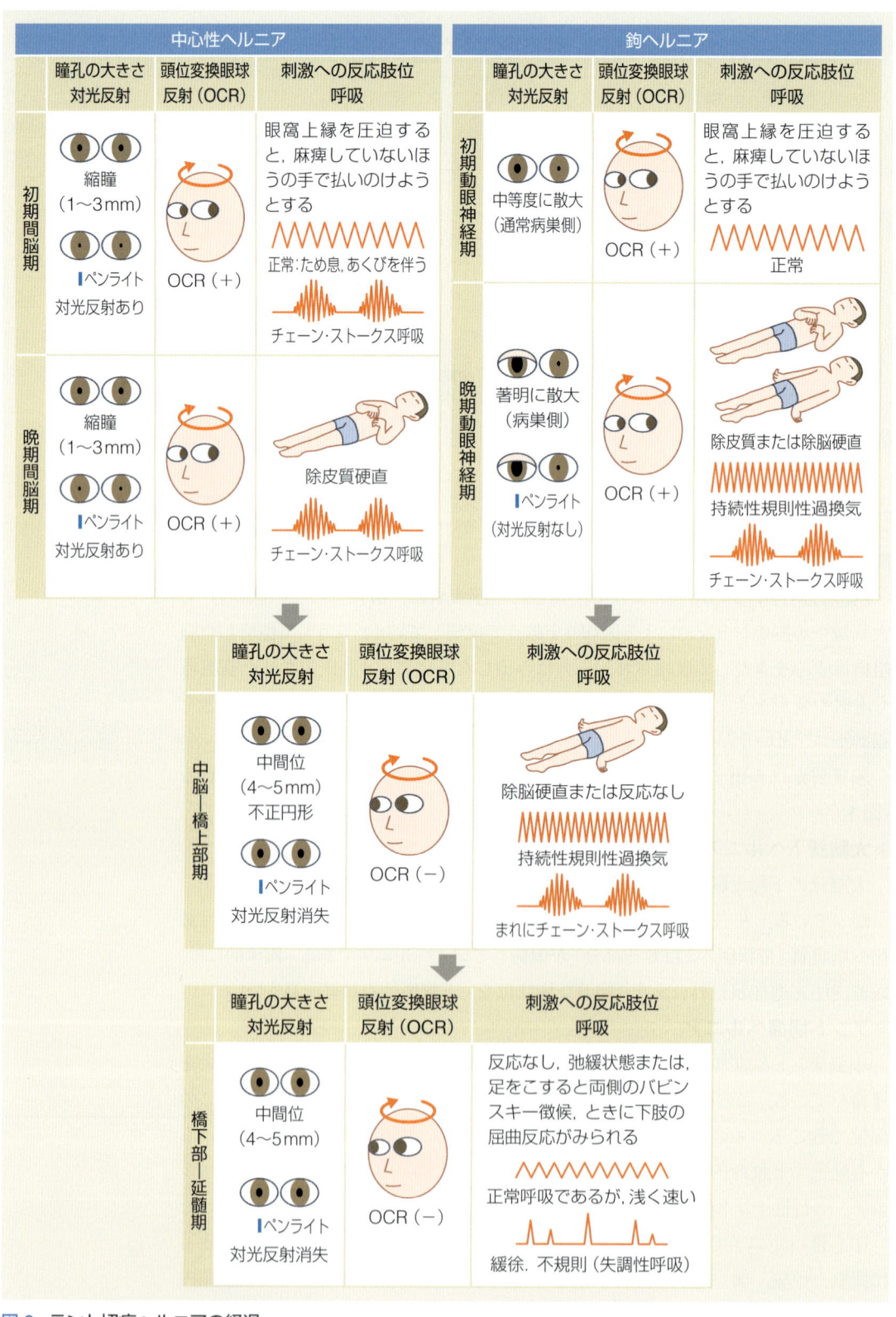

図2 テント切痕ヘルニアの経過

(国立循環器病研究センター看護部編著:脳神経病棟 ドクターコールのタイミングと伝え方. メディカ出版;2013. p.50 より)

異常肢位などの経過をたどる．上行性テント切痕ヘルニアは，後頭蓋窩の圧上昇により，小脳がテント切痕を越えて上方に突出した状態である．

- **大後頭孔ヘルニア（小脳扁桃ヘルニア）**

　頭蓋骨の底面には，頭蓋内に出入りする血管や神経の通路となる多数の孔が開いているが，このなかで最大のものを大後頭孔（大孔）という．この部位で起こるヘルニアが大後頭孔ヘルニアであり，脳下部（特に小脳扁桃）が狭い大後頭孔に嵌入してくる．もともと大後頭孔は延髄が貫通していて，わずかな隙間しかあいていない．この隙間は，脳表くも膜下腔から脊髄くも膜下腔につながる髄液の通路となっているが，ここに小脳扁桃が嵌入してくると，髄液循環路が閉塞されて水頭症を引き起こす．また，延髄が直接圧迫されるために意識障害，呼吸停止，血圧低下をきたし死亡することがある．

検査・診断

CT，MRI	・頭蓋内圧亢進の原因を検索し，脳ヘルニアの有無・程度を観察する ・脳ヘルニアでは正中構造の偏倚（midline shift），モンロー孔の圧迫による対側の脳室拡大（特に側脳室下角が早期に開大），脳幹部の圧排所見，脳槽の狭小化・消失がみられる
眼底検査	・うっ血乳頭をみる：認められるようになるには，通常，最低数時間〜数日を要する

治療・処置

内科的治療	
浸透圧利尿薬の投与	・濃グリセリン（グリセオール®），D-マンニトール ・D-マンニトールのほうが作用発現は早いが，血液脳関門が破綻している場合，脳内に移行して脳浮腫をかえって増悪させるリバウンド現象があるため，脳出血超急性期などで手術を前提とした場合に使用することが多い
副腎皮質ホルモン（ステロイド）の投与	・デキサメタゾン（デカドロン®），ベタメタゾン（リンデロン®），プレドニゾロン（プレドニン®） ・血液脳関門の破壊に対する防衛と修復を図る
バルビツレート療法	・チオペンタールナトリウム（ラボナール®）の持続静注 ・バルビツレートの脳保護作用を応用している．脳代謝を抑制して脳血流量を減少させることで，頭蓋内圧を下降させ，脳組織を保護する ・バルビツレートは呼吸・循環抑制をきたすため，実施にあたっては，厳重な呼吸・循環管理が必要である

外科的治療	
脳室ドレナージ術[1]	・水頭症による頭蓋内圧亢進症状の緊急的な治療 ・頭蓋内圧のモニタリングが可能
外減圧術	・頭蓋骨の一部を除去して，内部の圧力を外に逃がし脳幹への圧迫を減らす方法 ・救命を目的とした最終外科的手段である ・減圧術は死亡率を低下させるだけでなく，機能予後も改善させることが報告されている

[1]「ドレナージ術」の項：p.174 参照．

> **ミニ知識**
> 脳腫瘍などでは，血液脳関門が破壊され，血管内の水分が脳内へと移動しやすくなる．その結果，脳内に浮腫が形成される．このような浮腫を血管原性浮腫という．副腎皮質ホルモン（ステロイド）は，血液脳関門に対する保護，修復作用をもつため，血管原性浮腫を軽減する効果がある．
> 副腎皮質ホルモンの投与では，急激な頭蓋内圧の降下は期待できないが，通常数日間の投与により神経症状の改善が認められる．

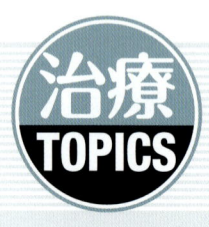

治療TOPICS　外減圧術

●治療の目的
- 重症の脳挫傷，脳内出血，脳梗塞，脳腫瘍などに続発する脳浮腫・脳腫脹・頭蓋内圧亢進による脳ヘルニアを予防する．
- 障害脳に近接する領域の血流を維持し，正常脳の機能を維持する．
- 側副血行路が存在する場合，減圧することで脳灌流圧を維持し障害範囲を最小限にする．

●適応
中大脳動脈灌流域を含む一側性大脳半球梗塞

　18〜60歳で浸透圧利尿薬および降圧薬を使用しても意識障害が進行し，CTで中大脳動脈領域の脳梗塞が少なくとも50％以上あるか，拡散強調MRI画像（拡散強調画像〈DWI〉）にて脳梗塞の範囲が145 cm³以上ある症例では，症状発現後48時間以内に硬膜形成を伴う外減圧術が推奨される．一般的に非優位半球で積極的に行われる．

第四脳室閉塞による水頭症や脳幹の圧迫症状をきたした小脳病変

　小脳梗塞で水頭症を認め，昏迷など中等度の意識障害をきたしている症例には脳室ドレナージが推奨されるが，脳幹圧迫所見を認め，昏睡など重度の意識障害をきたしている症例に対しては外減圧術が推奨される．

その他の脳血管障害

　最大限の内科的治療を行っても脳幹部の圧迫が解除されない場合，もしくは意識障害の進行（ジャパン・コーマ・スケール〈JCS〉20〜30点），瞳孔不同，失調性呼吸など呼吸パターンの変調など，脳ヘルニアの徴候が出現した場合．または，脳出血の血腫除去術の際に，今後強い脳浮腫を起こすことが予測される場合．

●方法
　減圧範囲は脳の腫脹の程度により異なるが，小範囲減圧開頭術では減圧効果が不十分であり，骨窓から脳組織が突出膨隆すると骨縁付近の脳組織の壊死を生じる可能性が高いことから，有効な減圧効果を得るためにも計画的に余裕をもった広範囲減圧開頭術を行う．

頭蓋内圧亢進のある患者の看護

標準看護計画

　頭蓋内圧亢進は，結果的に脳ヘルニアを起こし重篤な状態に陥る危険性が高い．脳ヘルニアに至る前に，早急に処置を行うことができるよう，密な観察を行い，異常の早期発見や症状悪化の予防を行うことが大切である．頭蓋内圧亢進症状がみられる場合，体位変換や吸引などのケア・処置によって脳ヘルニアを起こす危険性があることを念頭におき，その前後での全身状態の変化に特に注意しなければならない．

観察項目

バイタルサイン	・クッシング現象：収縮期血圧の上昇と拡張期血圧の低下による脈圧の増大，徐脈 ・呼吸パターンの変調：チェーン・ストークス呼吸，失調性呼吸など ・体温の上昇
呼吸状態	・経皮的酸素飽和度（SpO$_2$）モニター，二酸化炭素分圧・酸素分圧値 ・二酸化炭素分圧が上昇し，酸素分圧が低下すると，血管が拡張し血流を増加させるため，頭蓋内圧亢進を助長する
神経徴候	・意識レベル：ジャパン・コーマ・スケール（JCS），グラスゴー・コーマ・スケール（GCS） ・瞳孔の異常：瞳孔不同，対光反射の消失，瞳孔散大
頭蓋内圧亢進症状	・頭痛，悪心・嘔吐，視力障害，かすみ眼や複視などの有無やその変化
水分出納バランス	・in-outバランス：過剰な輸液は脳浮腫を助長させることになる ・電解質（血液データ）：脳圧降下薬は電解質異常（特にNa貯留）をきたしやすい

ケア項目

頭部挙上，適切な体位の保持	・脳の静脈還流を促進させるため，頭部を15～30°挙上させる ・頸部の圧迫や屈曲を避ける
呼吸管理	・適切な酸素投与，気道確保 ・呼吸数を増やして二酸化炭素分圧を低めに保つ
体温管理	・発熱により脳代謝は亢進し酸素必要量が増加するため，頭蓋内圧亢進を助長する ・冷罨法を行い早期に解熱を図るとともに，感染予防に努め発熱を防ぐ
排便コントロール	・排便時の怒責は頭蓋内圧を上昇させるため，便秘傾向があれば下剤の投与を行い排便をスムーズにする ・浣腸は頭蓋内圧亢進を増悪させる危険性があるため慎重に行う．場合によっては禁忌である

頭痛の緩和	• 鎮痛薬を使用し，心身ともに安楽な状態で過ごせるようにする
咳嗽とくしゃみの予防	• 胸腔内圧を上昇させ脳からの静脈還流を妨げるので，適時鎮咳薬を使用する • 呼吸管理のための吸引操作は咳嗽反射を誘発するため，十分な注意と適切な手技の習得が必要
精神的サポート	• 患者・家族の不安を軽減する • 種々のストレスが頭蓋内圧を亢進させるため，精神的な安静を保つ

患者指導項目

現在の状況（安静度や治療・処置）について説明する
患者の理解度や精神的な受け入れ状況に合わせて病態の説明を行う
早期に頭蓋内圧亢進症状を発見することが重要であるため，患者に症状についての知識を提供し，症状の出現・増悪があればすぐに知らせるように指導する

看護の実際

観察のポイント

　頭蓋内圧亢進の進行をいち早く発見し，脳ヘルニアなどの致命的な状態に至る前に，早急な処置を行わなければならない．そのため，意識レベルや瞳孔の異常，呼吸パターンの変調には特に注意深い観察が必要である．

ケアのポイント

　頭蓋内圧亢進を回避するようケア計画を立てることが必要である．また，頭痛により患者の苦痛が強い状態であるため，増強因子の除去や環境調整，適切なタイミングで鎮痛薬を使用し，苦痛の緩和，精神的な安定を図っていかなければならない．

患者指導のポイント

　頭蓋内圧亢進時には，すでに意識障害を生じていることが少なくない．現状の理解が難しい場合もあるが，患者の意識状態に応じて適切な指導・説明を行う．

●参考文献
1）厚東篤生ほか：脳卒中ビジュアルテキスト．第3版．医学書院；2008.
2）馬場元毅：JJNブックス　絵でみる脳と神経—しくみと障害のメカニズム．第3版．医学書院；2009.
3）峰松一夫総監，伊藤文代編：新版 国循SCU・NCU看護マニュアル．メディカ出版；2014.
4）国立循環器病研究センター看護部編著：脳神経病棟 ドクターコールのタイミングと伝え方．メディカ出版；2013.
5）片山容一監，川原千恵美編著：脳神経外科看護のポイント220．メディカ出版；1999.
6）竹内登美子編著：講義から実習へ 周手術期看護4　脳神経疾患で手術を受ける患者の看護．医歯薬出版；2003.

運動麻痺（構音障害を含む）

定義

麻痺とは，大脳皮質運動領野から筋肉までの経路で障害が生じ，筋の収縮力が弱くなり随意運動ができなくなる状態をいう．

病態生理

随意運動をつかさどる錐体路は主として大脳中心前回の大脳皮質運動領野（第4・6領野）の神経細胞に始まり，内包，大脳脚，橋，延髄錐体を経て対側へ移行し，さらに脊髄を下行して脊髄前角細胞と連絡している．これを皮質脊髄路（錐体路）といい，これらの経路のどこかに障害が起こると四肢の運動麻痺が生じる．一方，大脳皮質運動領野の神経細胞に始まり，内包を経て中脳や橋，延髄で対側へ移行し脳神経核と連絡している神経路があり，これを皮質延髄路という．これらの経路のどこかに障害が起こると顔面や口腔，咽喉頭の運動麻痺が生じる．

皮質脊髄路（錐体路）（図1）

- **大脳皮質運動領野から内包まで**

大脳皮質運動領野から出た神経線維の束は，大脳白質を経て内包後脚を通過する．

> **ここが重要！** ▶大脳皮質の運動領野が障害されていなくても，神経線維の通路である内包やその近位のレンズ核（被殻，淡蒼球），視床の障害により運動麻痺が生じる．

- **内包から延髄錐体交叉部まで**

神経線維束はその後，大脳脚，橋を経て延髄に至る．さらに延髄と頸髄の境界部（延髄下部）でほとんどの神経線維は交叉して反対側へ向かう（錐体交叉）．

> **ここが重要！** ▶錐体交叉という解剖学的な特徴により，錐体路の神経線維が錐体交叉の手前で障害された場合には病巣の反対側に，交叉より後で障害された場合には病巣と同じ側に運動麻痺が生じる．

- **延髄から脊髄前角細胞まで**

交叉した神経線維は反対側の脊髄側索を下行し，脊髄髄節の脊髄前角に至る．運動野から伸びたニューロンは直接手足の筋肉に指令を送るニューロン（脊髄前角細胞）とシナプスを形成する．

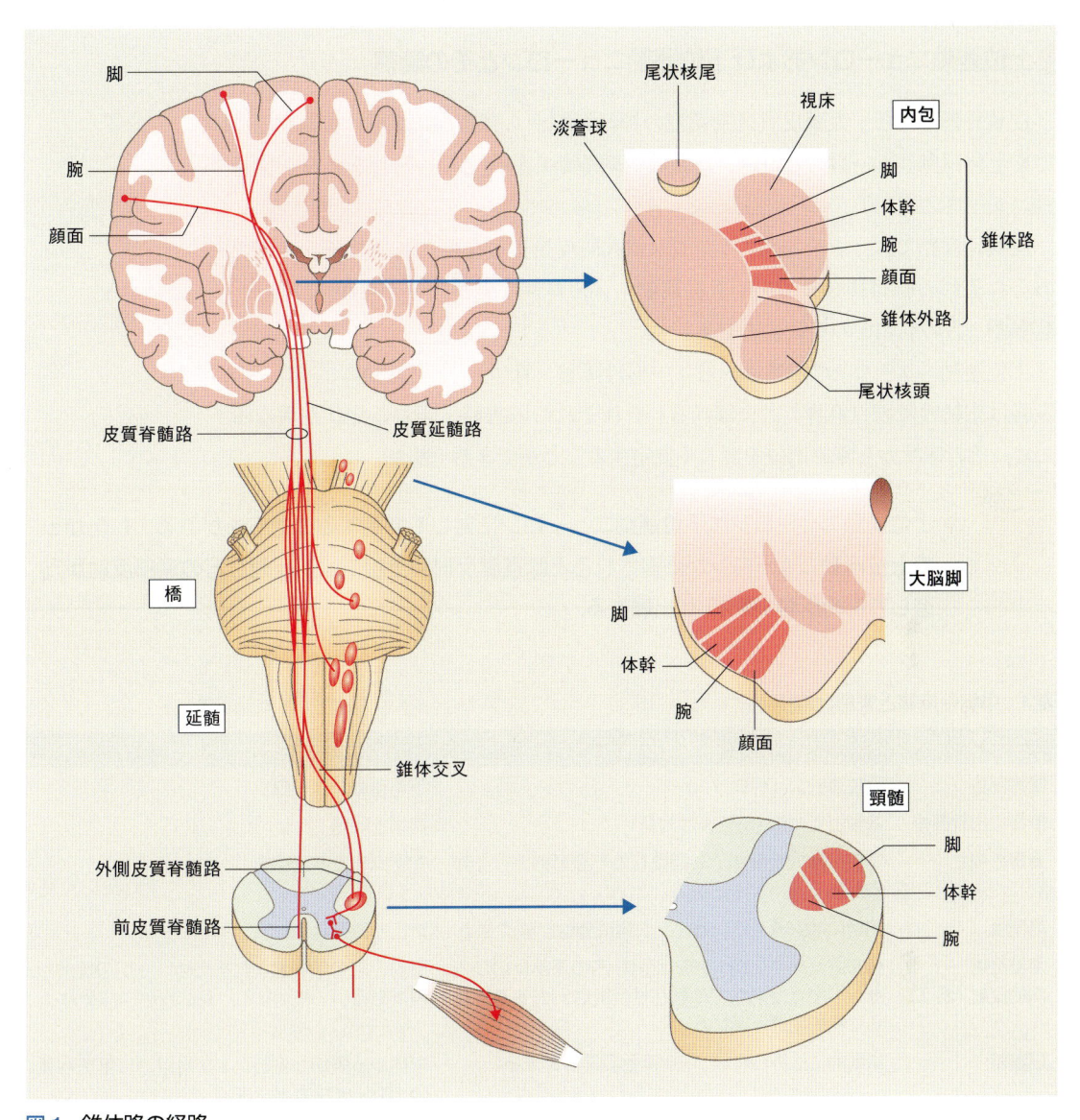

図1 錐体路の経路
(坂井建雄ほか監訳：プロメテウス解剖学アトラス　頭部/神経解剖．医学書院；2009．p.338 より)

皮質延髄路

　始めのうちは皮質脊髄路と同様で，大脳皮質運動領野から内包後脚を通過して中脳に至る．その後，延髄錐体よりも手前となる中脳や橋，延髄で交叉して反対側へ向かい，脳神経核に至る．

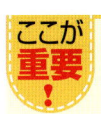

> **ここが重要！**
> ▶皮質延髄路は，12 対の脳神経のなかでも運動に関係のある脳神経へ連絡している神経路であり，嗅神経（Ⅰ），視神経（Ⅱ），内耳（聴）神経（Ⅷ）といった，純粋に知覚だけの神経には連絡していない．

上位運動ニューロンおよび下位運動ニューロンとその障害

皮質脊髄路では，大脳皮質運動領野の神経細胞から脊髄前角細胞に接続するまでを上位運動ニューロンといい，脊髄前角細胞から筋肉との接続部までを下位運動ニューロンという．

皮質延髄路では，上位運動ニューロンは大脳皮質運動領野の神経細胞から脳幹のそれぞれの脳神経核までを，下位運動ニューロンは脳神経核から眼球，顔面，咽喉頭，舌の筋肉との接続部までをさす．

上位運動ニューロンの障害は一般に中枢性障害（麻痺），下位運動ニューロンの障害は末梢性障害（麻痺）とよばれる．それぞれの障害時に現れる症状が異なるため，その症状から障害部位を詳しく推定することができる（表1）．

> **ここが重要**
> ▶上位運動ニューロンは下位運動ニューロンに対して抑制するはたらきがある．したがって上位運動ニューロンが障害されると膝蓋腱反射や上腕二頭筋反射などの深部反射が亢進して病的反射（表2）が出現する．

表1 中枢性麻痺と末梢性麻痺

	中枢性麻痺	末梢性麻痺
障害部位	上位運動ニューロン	下位運動ニューロン
麻痺の出現部位	病巣と反対側（交叉後は同側）	病巣と同側
麻痺の強さ	初期には完全麻痺でも回復して不全麻痺となる傾向がある	完全麻痺で不可逆的
筋緊張	初期には弛緩しているが，次第に痙性が強くなる	ただちに弛緩する
深部反射 病的反射（表2）	膝蓋腱反射や上腕二頭筋反射などの深部反射が亢進し，腹壁反射などの表在性反射は消失する．さらに病的反射が現れる	反射の回路が障害されるため，一切の反射が消失あるいは減弱する．病的反射は認めない
筋萎縮	原則的にはみられない（廃用性萎縮は起きる）	早期から萎縮が生じ，3か月以内に筋肉容量の70〜80％が減少する

表2 顔面，上肢，下肢にみられる病的反射

顔面にみられる反射	マイヤーソン徴候	鼻根部を軽く叩打すると，まばたきがみられる．パーキンソン病でみられる
	口とがらし反射	上口唇外側部を叩打すると，口輪筋の収縮により口がとがる
上肢にみられる反射	ホフマン反射	患者の中指を検者の指で軽く固定し，患者の中指先端を押さえて下方に屈曲させたあと，急激に放すと患者の母指とほかの指が屈曲する
	トレムナー反射	患者の中指を検者の指で軽く固定し，中指先端の腹を検者の指で上方に跳ね上げると，患者の母指とほかの指が屈曲する
下肢にみられる反射	バビンスキー反射	患者の外側足底を後方から前方へこすると，母趾が背屈し（母趾現象），さらに各足趾が開離する（開扇現象）
	チャドック反射	患者の足の外果外側を弧状にこすると，母趾の背屈がみられる
	シェーファー反射	患者のアキレス腱を強くつまむと，母趾の背屈がみられる

（馬場元毅：JNNブックス　絵でみる脳と神経—しくみと障害のメカニズム．第3版．医学書院；2009．p.118より）

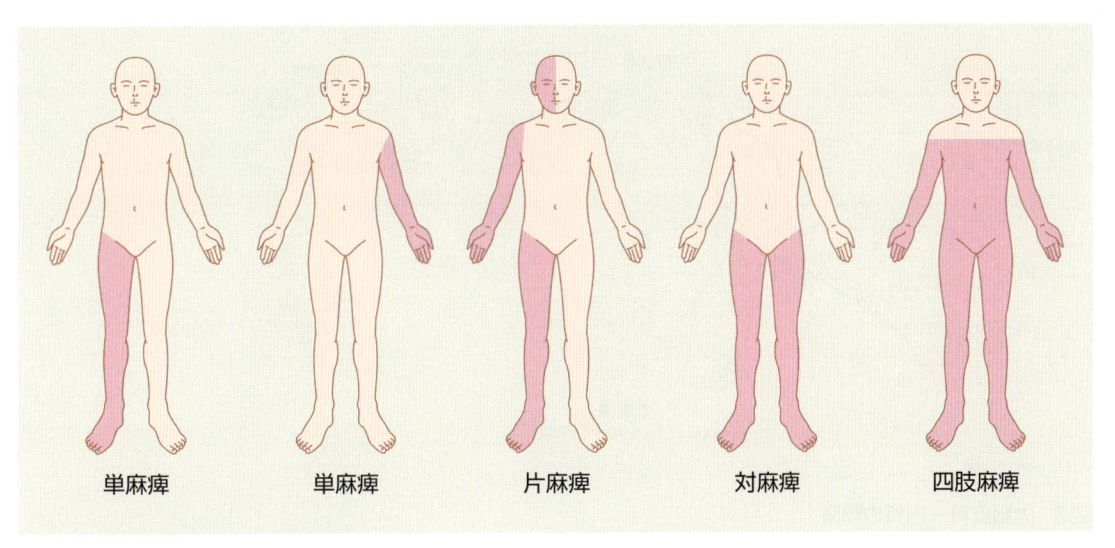

図2 運動麻痺の分類（■は麻痺部）

単麻痺　単麻痺　片麻痺　対麻痺　四肢麻痺

運動麻痺の分類（図2）

●単麻痺
両上下肢のうち一肢のみの運動麻痺をいい，多くは下位運動ニューロンの障害による．上位運動ニューロンの障害による単麻痺はまれで大脳皮質の限局した部位に生じた場合にのみ，反対側の上肢あるいは下肢に現れる．

●片麻痺
一側の上下肢に生じた運動麻痺をいい，一側の上位運動ニューロンが損傷した場合にみられる．

●対麻痺
両側の下肢の運動麻痺をいい，上位運動ニューロンが胸髄以下のレベルで両側性に障害された場合にみられる．

●四肢麻痺
両側の上下肢全てに生じた運動麻痺をいい，頸髄レベルで上位運動ニューロンが両側性に障害された場合にみられる．

障害部位別の運動麻痺の症状

●大脳皮質-白質の障害（図3）
運動機能に関係する大脳皮質（運動領野）は，中心前回（ブロードマン第4野）と前運動領野（第6野）をはじめ，前頭眼領野（第8野）にある．第4野は手足・顔面の主要な巧緻運動を，第6野は第4野の機能を補助して大まかな運動をつかさどる．第8野は両側の眼球運動をつかさどる．第4野と第6野は隣接しているために同時に障害されることが多く，典型的な中枢性麻痺の症状を呈する．

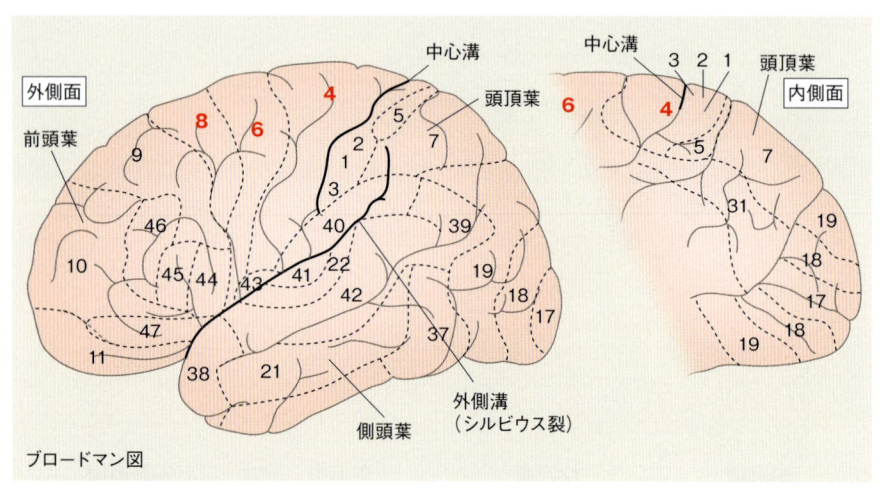

図3 大脳皮質 - 白質の障害

● 内包の障害[*1]

大脳皮質から出た錐体路の神経線維は狭い内包に集束している．そのため，内包やその近位に障害が生じると症状は広範に現れる．病巣と対側の顔面や上下肢，半身全体の麻痺が生じ，皮質の障害よりも麻痺の程度が重篤となる．

[*1] 高血圧性脳内出血の約7割は内包やその近位に生じる．内包や隣接するレンズ核，視床などを栄養する血管は，前脈絡叢動脈，レンズ核線条体動脈，視床穿通動脈があげられる．これらの血管の破綻や閉塞によって障害が起こる．

● 脳幹部の障害

皮質延髄路の上位運動ニューロン（第Ⅲ～Ⅶ，Ⅸ～Ⅻ脳神経）は脳幹（中脳，橋，延髄）部で交叉して対側の脳神経核に入るが，皮質脊髄路の上位運動ニューロンは脳幹内ではまだ交叉せず延髄下部の錐体交叉部で交叉する．したがって左右どちらかの脳幹部が障害された場合には，その側の脳神経核，またはそこから出る脳神経と，まだ交叉していない皮質脊髄路の上位運動ニューロンが障害されることがある．その場合には病変と同側の脳神経障害と対側の上下肢麻痺が出現することがあり，これを交叉性片麻痺[*2]という．

脳底動脈血栓症や橋出血などで，橋底部あるいは大脳脚が広範に障害されると両側で錐体路が障害されるため，完全な四肢麻痺が出現する．橋腹部の小梗塞やラクナ梗塞では病巣と反対側の片麻痺が生じる[*3]．

[*2] 交叉性片麻痺：錐体交叉部（延髄頸髄移行部）に小さい病変が生じた場合に，交叉後の下肢への神経線維と，交叉前の上肢の神経線維が障害されることで出現する．

[*3] 橋腹側が広範に障害されると四肢麻痺に加えて顔面，咽頭，舌などにも運動障害が現れる．しかし橋背側にある脳幹網様体は障害されていないため，意識は保たれる．つまり意識はあるが，体は動かせず声も出ない．この状態を閉じ込め症候群という．

構音障害

　大脳皮質の顔面や咽喉頭，舌運動にかかわる領域が障害され，語音が正しくつくり出せない状態を構音障害という．患者の言葉の理解は正常であるが，患者はしゃべりづらく，相手は聞きとりにくくなるため，会話が困難になる．

　構音に関係する顔面，口腔，咽喉頭を支配する大脳皮質運動領野から出た神経線維は集合して皮質延髄路となり，内包膝部，大脳脚から脳幹の脳神経核（顔面神経核，疑核，舌下神経核）に入る（図4）．これらの経路のいずれかが障害された場合に構音障害が出現する．

　口唇などの顔面筋下部の運動を支配している顔面神経下部核や舌の運動を支配している舌下神経核は一側の大脳皮質連合野からのみ指令を受けている（一側性支配）．そのため，中枢側が障害された場合は対側の口唇や舌に運動麻痺が生じ，神経核を含めて末梢側が障害された場合は同側に生じる．また，口蓋や咽頭，喉頭の運動を支配している疑核は左右両側の大脳皮質からの指令を受けている（両側性支配）ため，一側が障害を受けても口蓋や咽頭，喉頭に麻痺は生じない．両側ともが障害された場合や神経核を含めて末梢側が障害された場合に麻痺が生じる（表3）．

錐体外路障害 ▶1

　随意運動の指令をつかさどる錐体路とは別に，大脳皮質から被殻，尾状核，赤核，黒質，中脳網様体などに至る神経路があり，さらにこれらの大脳基底核から脳神経核や脊髄前角の神経細胞に集まる別の神経線維群がある．これを錐体外路という．錐体は通らずに脊髄前角細胞に至るため，錐体外路とよばれる．内包を通るため内包の障害では影響を受ける．

　錐体外路系は随意運動を微妙に調整し，円滑で正確な動きができるようにするため，障害されると滑らかな運動ができなくなり，安静時あるいは運動時の不随意運動となって出現する．

　また，皮質から小脳に至る経路もあり小脳からの運動調節を全身に伝えている．そのため小脳の病変では運動調節が障害される（小脳失調）．その他，黒質と線条体間，淡蒼球と視床間などの経路もある．

▶1 ミニ知識「錐体外路障害の特徴的所見」：p.236 参照．

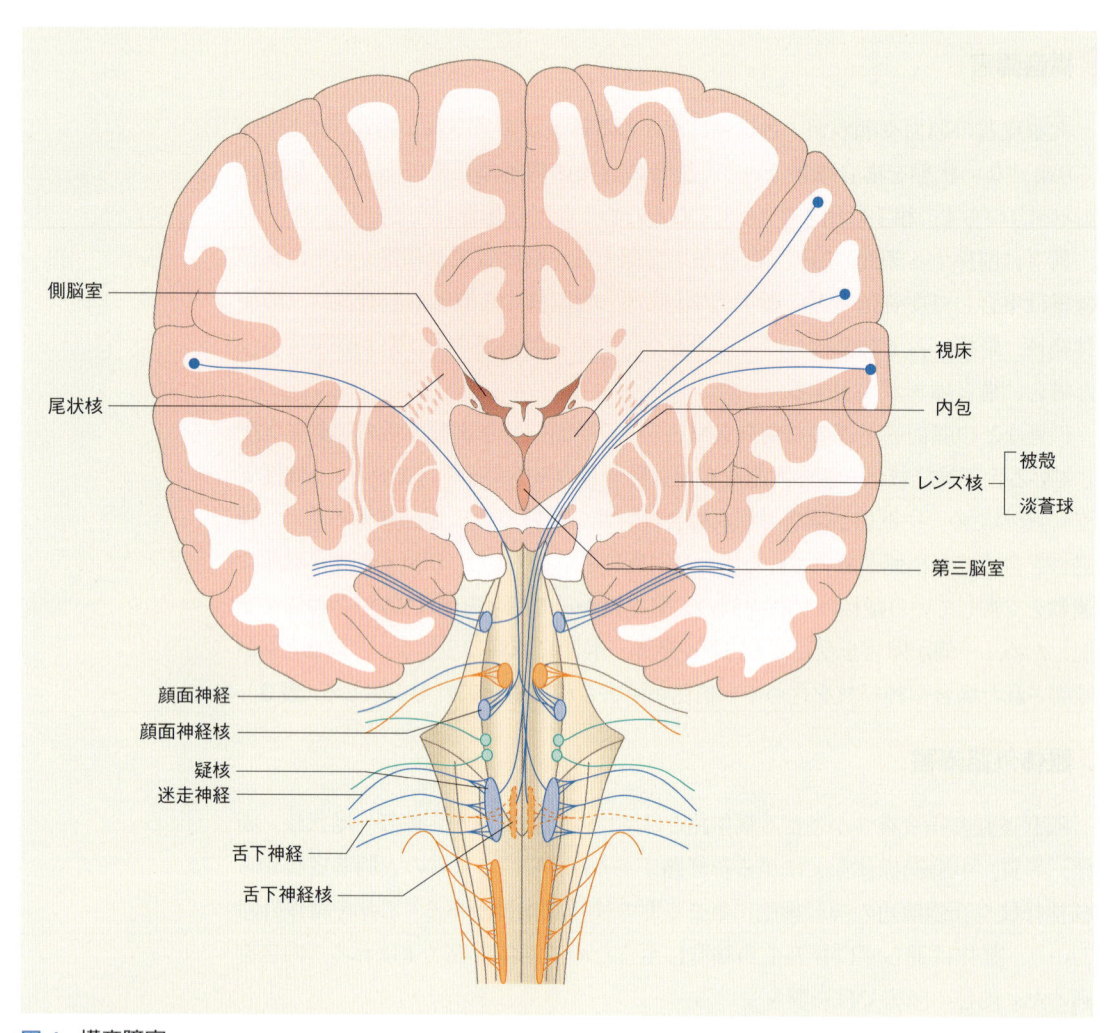

図4 構音障害

表3 構音障害に関係する脳神経核と顔面神経麻痺

脳神経核		脳神経	神経支配	作用	障害時に出現する症状
顔面神経核	上部核	顔面神経	両側性支配	顔面上部（前額部）の運動	前額にしわが寄せられない，眼をつぶれない（兎眼）
	下部核		一側性支配	顔面下部（口唇）の運動	パ行・バ行・マ行の発音障害（口唇破裂音・口唇鼻音の構音障害）
疑核		舌咽神経 迷走神経	両側性支配	咽頭筋の一部と声帯の運動	ガ行の発音障害
舌下神経核		舌下神経	一側性支配	舌の運動	ラ行の発音障害（呂律困難）

COLUMN

顔面神経の運動麻痺

　顔面神経核は上部核と下部核の2つの部分からなっている．上部核は疑核と同様に左右の大脳皮質連合野からの指令を受けていて（両側性支配），顔面上部筋の運動を支配している．そのため，神経核より中枢側が障害された場合（図1-a）には，顔面上半分（前額部と眼瞼）に麻痺が生じることはなく，対側の顔面下半分にのみ運動麻痺が生じる．このような障害を中枢性顔面神経麻痺という．また，神経核を含めて末梢側が障害された場合（図1-b）には，上部核からの神経線維と下部核からの神経線維の両方が障害されるため，同側の顔面全体に運動麻痺が生じる．これを末梢性顔面神経麻痺という．

a. 中枢性顔面神経麻痺　　b. 末梢性顔面神経麻痺

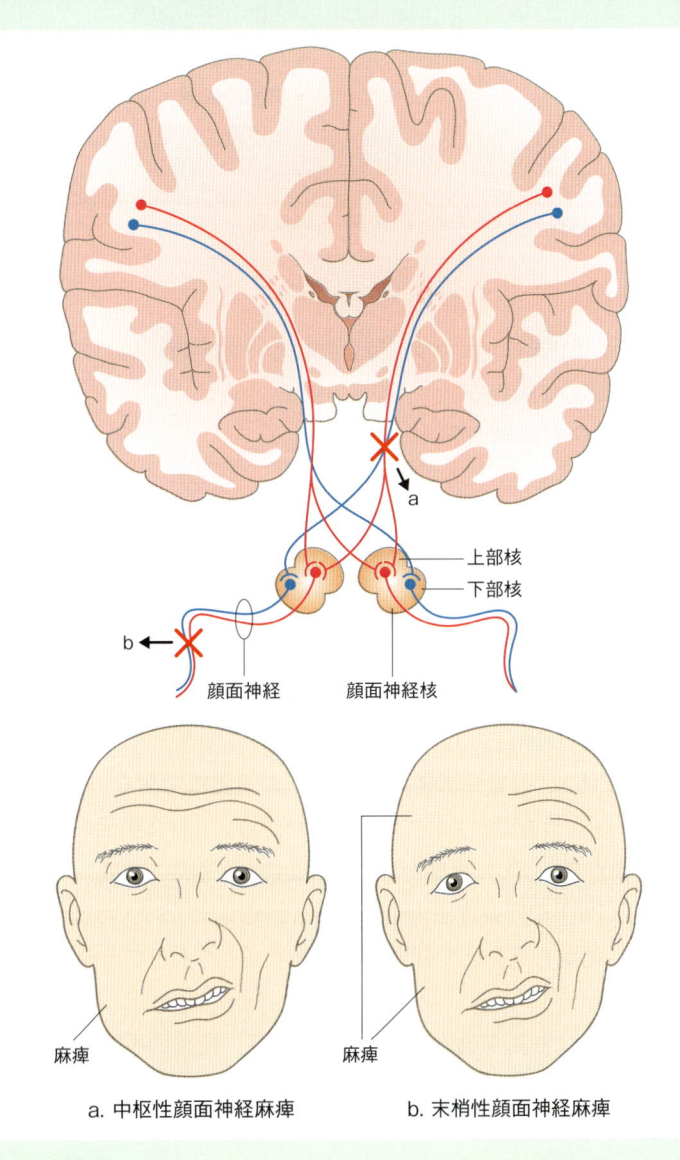

図1　顔面神経の運動麻痺

> **ミニ知識　錐体外路障害の特徴的所見**
>
> **痙性（痙直性）運動麻痺**
> 　錐体外路系で筋の伸展を抑制する神経線維の大部分は錐体路と並行して走行しているため，同時に損傷されやすい．一方，筋の伸展を促進する錐体外路系の神経線維は錐体路とは離れて走行しているため錐体路が障害されても損傷を受けない．このことから錐体路障害において上下肢に痙性運動麻痺がみられる．したがって，大脳皮質のみの障害や錐体部のみの障害では錐体外路は影響されないため弛緩性の運動麻痺となる．
>
> **筋緊張の異常と不随意運動**
> 　尾状核や被殻の損傷では筋緊張が低下し，不随意運動が活発になる．一方，黒質の障害では筋緊張が亢進して不随意運動は減少する．

検査

運動麻痺の評価[2]	構音障害の評価
・バレー徴候 ・ミンガッツィーニ徴候 ・第5指徴候 ・ドロッピングテスト	・パ行，バ行，マ行，ガ行，ラ行の発音 ・文節や単語，文章の音読や復唱 　・声質，声量，速度，抑揚，アクセント，リズム

[2]「脳卒中患者の観察に必要なフィジカルアセスメント」の項：p.35参照.

治療

　運動麻痺に対するリハビリテーションは，障害部位やその程度に応じてさまざまであり，個々の状態に応じて進める[3]．

[3]「脳血管リハビリテーション」の項：p.295参照.

運動麻痺のある患者の看護

　運動麻痺に対する看護は，障害部位やその程度に応じてさまざまである．したがって，患者の症状を十分に理解して看護計画を立案する．
　目標は廃用症候群の予防と，日常生活動作（ADL）の再獲得である．また，早期からのリハビリテーションは有効とされている．したがって，日常生活のなかにリハビリテーションの視点をもって，早期からかかわることが重要である．そのかかわりは，理学療法士（PT）や作業療法士（OT），言語聴覚士（ST）と連携しながら統一して行うこと，退院を見据えて社会的側面を考慮して行うことが大切である．
　また，患者は運動麻痺により基本動作ができないことに，精神的不安や社会的不利などの精神的・社会的苦痛を抱きやすい．そのため，精神的サポートや社会的援助が必要である．
　運動麻痺に対する看護はさまざまあるが，ここでは，ADLにかかわる運動麻痺と構音障害への看護について述べる．

ADLにかかわる運動麻痺

標準看護計画

観察項目

身体状態	<ul><li>運動麻痺の程度</li><li>関節拘縮</li><li>筋力低下</li><li>姿勢保持のバランス，歩行の状況</li><li>上肢の巧緻性運動の状態</li></ul>
認知機能	<ul><li>意識レベル</li><li>状況判断の程度</li><li>病状理解の有無と程度</li></ul>
精神状態	<ul><li>症状に対する受入れ状況</li><li>患者の反応や心理的因子（ストレス，抑うつ，不安，意欲）</li></ul>
社会的背景	<ul><li>社会的役割（職場，家庭）</li><li>自宅環境</li></ul>

ケア項目

日常生活援助	<ul><li>観察項目から患者のもっている能力とできないことを見極め，状態に合わせて適切な自助具を活用しながら介助する</li></ul>
ベッドサイド リハビリテーション	<ul><li>リハビリテーションスタッフと連携し，具体的な目標や病棟でもできる方法を検討する</li><li>身体的廃用を予防し，ADL の再獲得ができるように，患者と相談しながら継続して行う</li></ul>
精神的サポート	<ul><li>患者や家族の話をよく聞き，精神状態を理解し，障害を受け入れられるようにかかわる▶4</li><li>継続してリハビリテーションに取り組めるように意欲をもたせる</li></ul>
安全への援助	<ul><li>身体状態や患者の理解度に合わせて，転倒・転落やライン類の自己抜去を予防する</li><li>運動麻痺に伴う二次的損傷を予防する</li></ul>

▶4 COLUMN「障害受容と援助」：p.238 参照.

COLUMN

障害受容と援助

　脳神経疾患は突然発症することが多く，直接生命が脅かされたり重篤な神経徴候（運動麻痺，失語，高次脳機能障害，遷延性意識障害など）や精神障害（自発性低下，異常行為など）を後遺症としたりすることが多い．患者にとって「自分の身体が思うようにならない」という状態は，自己評価や自尊感情を低下させる．その結果，生きる意味さえも見出せなくなるという危機的状況になる．家族もまた，悲しみや憤りなどの感情とともに今後の見通しなどへ不安をもち，思い悩んでいることも多い．そのため看護師は，患者・家族の心理をできる限り理解し，積極的にかかわることで患者・家族が現状への理解を深め，障害を受け入れられるように援助する．

　患者・家族が危機に陥ってから障害を受け入れ適応するまでにはさまざまなプロセスをたどる．コーンの障害受容モデルでは，このプロセスをショック，回復への期待，悲嘆，防衛，適応の5段階に分け，各段階を行き来しながら適応に向かっていくとしている[1]．ただし，必ずしもこの段階どおりに進むとは限らないことに留意する必要がある．

● 参考文献
1) Cohn N.: Understanding the process of adjustment to disability. J Rehabil 1961;27:16-18.

患者指導項目

患者への指導	・身体的廃用を予防し ADL の再獲得ができるように，リハビリテーションが必要であることを説明する ・身体状態に伴う危険について説明し，ナースコールを活用することを説明する
近親者への指導	・患者の状態やかかわり方について説明する ・社会的側面を考慮し，必要な社会資源の情報提供を行う

看護の実際

患者観察のポイント

　運動麻痺などの状態を正しく評価し，できる動作を予測する．予測をもとに，安全を確保しながら段階的に ADL を確認し，補う必要がある動作を明らかにすることが重要である．

　安全な援助のためには，患者の病状の理解と協力が必要である．そのため，患者が自分のおかれている状況や転倒・転落などの危険を理解できているか，指示に対する協力が得られているかを評価する．

　運動麻痺による障害の事実を受け入れられないことで▶5，不安を感じ抑うつ状態になりやすい．これはリハビリテーションだけでなく，療養生活そのものへの意欲を低下させるため，患者の言動や表情などの反応をとらえ，精神状態を理解す

ることが重要である.
　運動麻痺のため，患者は社会的役割を果たせなくなってしまうことも多い.しかし，リハビリテーションの目標は，できる限りの社会復帰を視野に入れて考慮することが重要である.そのため，患者の社会的背景を理解する.

▶5 COLUMN「障害受容と援助」: p.238 参照.

ケアのポイント

　患者ができないことを補い，安全で安楽に療養生活を過ごせるように介助する.しかし，介助するばかりではセルフケアの拡大はできないので，自助具の活用や方法の工夫をし，疲労などもにも注意しながら，できるだけ自分で行えるようにすることが重要である.

　リハビリテーションスタッフと連携し，身体状態だけではなく，社会的側面などの情報を総合して目標を立て共有する.また，リハビリテーション室での訓練内容や個別のADLの状態を共有し，訓練内容の一部を病棟で行うことや，リハビリテーションの視点をもって日常生活援助を行うことが重要である.

　リハビリテーションを過度に行うことは，自分でできない現実を突きつけることにもなり，リハビリテーションへの意欲を低下させることもある.そのため，患者とともに目標を共有し，実施できる量を患者と一緒に決めながら，無理なく継続して行う.

　患者の精神状態を考慮しながら，できたことを奨励し，リハビリテーションの意欲を引き出していくことが重要である.

　脳卒中の患者は，運動麻痺のために身体を損傷する危険があっても，病状の理解や状況判断ができないこともある.そのため，転倒・転落やライン類の事故抜去，脱臼や外傷などの二次的損傷を起こさないように，安全な療養環境を整えることと，麻痺側を保護しながら安全に介助することが重要である.

患者指導のポイント

　運動麻痺の患者は，リハビリテーションを進めていくことや身体損傷の危険を回避していくことが必要である.そのため，患者が納得し協力が得られるように，病状の理解や状況判断能力に合わせたわかりやすい言葉を用いながら一つひとつ説明することが重要である.

　家族には，現状や今後のことについて情報提供を行う.患者が抱えているストレスや精神状態，身体損傷の危険，実際に患者ができることなど，具体的に細かく伝える.また，精神的不安が大きくならないようにできないことを指摘せず，できることに着目して接することや，意欲につなげるために新たにできたことをほめて励ますといったかかわり方について説明することも重要である.

　自宅退院となるときには，介護者として指導を行うことや，医療ソーシャルワーカー（MSW）と連携して社会資源の情報提供を行うことが重要である.

構音障害

標準看護計画

観察項目

身体状態	・構音障害の種類と程度
認知機能	・意識レベル ・状況判断の程度 ・理解の有無
精神状態	・症状の受け入れ状況 ・患者の反応や心理的因子（ストレス，抑うつ，不安，意欲）

ケア項目

コミュニケーション方法の確立	・STと連携し，具体的なコミュニケーション方法を検討する ・患者とも相談しながら病棟でもできる訓練を継続して行う
精神的サポート	・患者や家族の話をよく聞き，精神状態を理解し，障害を受け入れられるようにかかわる ・継続してリハビリテーションに取り組み，話す意欲をもたせる

患者指導項目

患者への指導	・話し方や口頭以外の補助手段について説明する
近親者への指導	・患者の状態やかかわり方について説明する

看護の実際

観察のポイント

　ラ行，ガ行，マ行，バ行，パ行の発音や声質，声量，速度，抑揚，アクセント，リズムなどを評価し，相手に伝えるうえでの問題を明らかにすることが重要である．
　コミュニケーションを確立するためには，患者の病状の理解と協力が必要である．そのため，患者が自分の状況を理解し，指示に対する協力が得られるかを評価する．
　言葉がうまく伝わらないことで，不安を感じ，抑うつ状態になり，話す意欲が低下していくことがある．そのため，患者の言動や表情などの反応をとらえ，精神状態を理解することが重要である．

ケアのポイント

　STと連携し，目標を共有し，具体的なコミュニケーション方法を検討する．コミュニケーション方法には，話し言葉，文字，絵，ジェスチャーなどがある．これらをうまく組み合わせて，患者に合った方法を選択し，コミュニケーション方法を確立していくことが重要である．また，リハビリテーション室での訓練内容の一部を病棟で行うことやコミュニケーションの機会を増やすことも重要となる．

　わからないという態度やわからなかった言葉をあやふやにすることは，患者のうまく伝わらないという思いを強め，話す意欲を低下させることもある．そのため，自分のかかわり方に注意し，ゆっくりと話を聞くという姿勢や気持ちを示すこと，慣れることも必要なため，まずは根気強く聞くことが重要である．

患者指導のポイント

　ゆっくりと区切って話すことや，発声時の姿勢も重要であり，これらを指導していく．また，口頭でのコミュニケーションが難しい場合は，文字やジェスチャーなどの補助手段について説明する．

　家族に現状とコミュニケーションの方法について情報提供を行う．患者が抱えているストレスや精神状態，コミュニケーションのとり方など，患者の状態を細かく伝える．また，精神的不安が大きくならないようにコミュニケーションを避けたり，わからないという姿勢を示したりせず，根気強くコミュニケーションをとることや，意欲につなげるために伝わったときはほめて励ますなどのかかわり方について説明することも重要である．

●参考文献
1) 馬場元毅：JJNブックス　絵でみる脳と神経─しくみと障害のメカニズム．第3版．医学書院；2009．
2) 高木康行ほか：脳卒中ビジュアルテキスト．第2版．医学書院；1994．
3) 峰松一夫ほか監，国立循環器病センター看護部編：標準脳血管障害ケアマニュアル．日総研；2003．
4) 峰松一夫総監，伊藤文代編：新版　国循SCU・NCU看護マニュアル．メディカ出版；2014．

4 視野障害

定義

視野とは眼球を動かさずに見える範囲のことで，何らかの原因で視野に異常が起こることを視野障害という．

病態生理

視神経の障害部と視野障害の関係（図1）

網膜の視細胞からの神経線維は，眼底の視神経乳頭に集まり視神経となる．途中，視（神経）交叉のために図1のような視野障害を示す．

視野障害の種類

単眼性の失明・視野欠損	網膜中心動脈・眼動脈による障害（血栓症，閉塞など）を疑う 内頸動脈閉塞によっても起こりうる 短時間の場合は一過性黒内障
単眼性鼻側半盲	視交叉の障害側外側部からの圧迫，内頸動脈瘤など
両耳側半盲	中央部からの視交叉の圧迫，前大脳動脈瘤，前交通動脈瘤など
同名半盲	視索障害，後頭葉障害
上1/4盲	視索障害，後頭葉障害
上1/4盲	側頭葉での視放線部分障害
下1/4盲	頭頂葉での視放線部分障害
半側空間無視	一側大脳半球の障害により，病巣と反対側の視空間を無視する

> **気をつけよう！**
> ◎視野障害とは視線を固定した状態で認められる障害で，視線を移動すれば物の全体を認知できる．しかし，半側空間無視は，視線を自由に動かせる状態で認められる物の認知障害である．

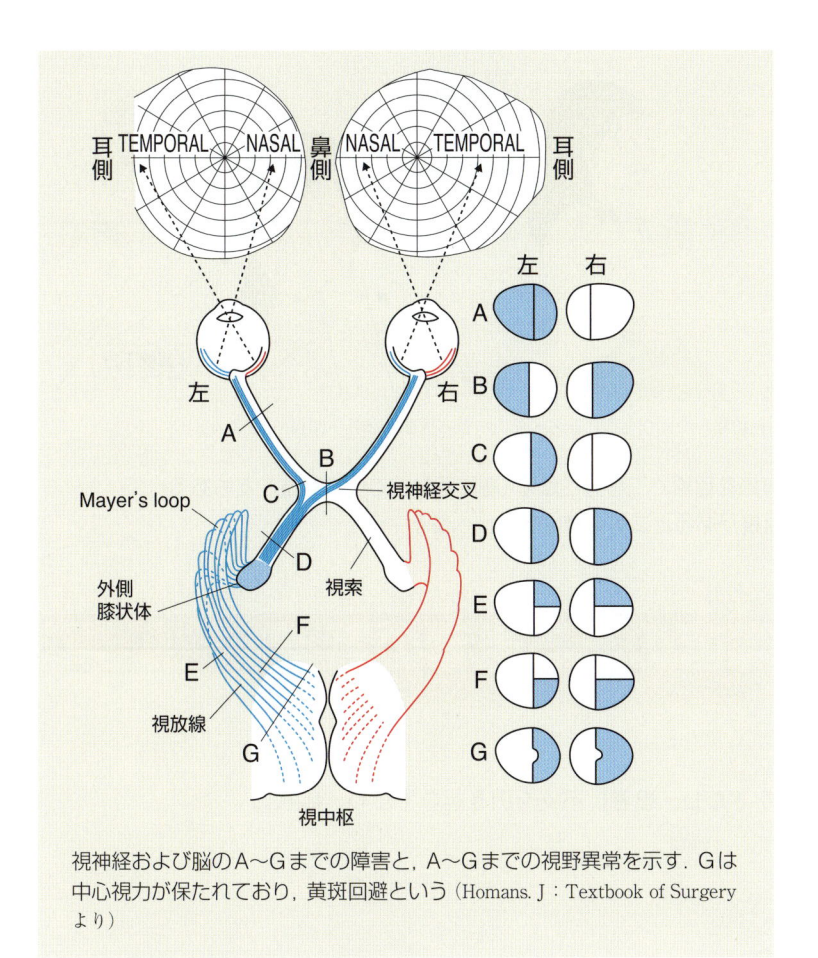

視神経および脳のA〜Gまでの障害と，A〜Gまでの視野異常を示す．Gは中心視力が保たれており，黄斑回避という（Homans. J：Textbook of Surgery より）

図1 視神経の障害部と視野障害の関係
（田崎義昭ほか：ベッドサイドの神経の診かた．第10版．南山堂；1977．p.180 より）

検査

対座法	①患者と膝がつくかつかないかの距離で向かい合って座る ②患者に検査しない側の眼を自分の手で隠してもらい，検者も対向する側の眼を自分の手で隠す．患者に検者の眼を見るように指示する ③検者は自分の指をすり合わせながら，患者の耳側上方，耳側下方の視野を外側から中心に向けて移動させる．指の見えた場所が，患者と検者でほぼ一致していれば視野障害はないと考える ④次に検者は自分の眼を隠す手を替えて，患者の鼻側上方，鼻側下方の視野を耳側と同様に確認する．両眼で行う

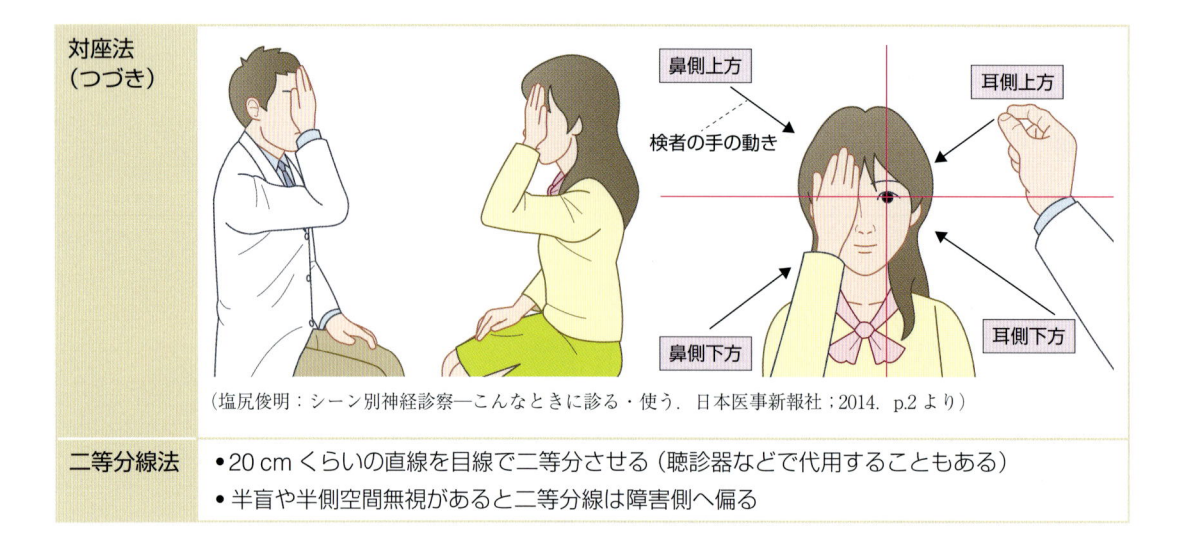

対座法 （つづき）	
二等分線法	・20 cm くらいの直線を目線で二等分させる（聴診器などで代用することもある） ・半盲や半側空間無視があると二等分線は障害側へ偏る

（塩尻俊明：シーン別神経診察—こんなときに診る・使う．日本医事新報社；2014．p.2 より）

視野障害のある患者の看護

視野障害は，日常生活に支障をきたし，患者に不安を引き起こすため，症状に応じた看護が必要である．

標準看護計画

観察項目

主観的項目	客観的項目
視野の範囲，明るさ	瞳孔の大きさ・左右差，対光反射，眼振，意識レベル 画像所見（CT，MRI など），視野検査の結果

ケア項目

症状の理解	・観察により視野障害の種類と程度を把握し，変化の有無を確認する
環境整備	・患者の視野の範囲内にナースコールや患者が使用する物品を配置する ・身体損傷予防のために，特に視野欠損側に不要な物品を置かない
日常生活援助	食事 ・食事内容が見えるようにセッティングする 排泄 ・安静度に応じて対応する ・トイレ歩行が可能な場合は，道順や構造，目印となるもの，ナースコールの位置を説明し，患者とともに確認する

日常生活援助 (つづき)	清潔
	・洗面や入浴時は熱傷に注意し，物品の配置を患者に説明する
	・転倒・転落を起こさないよう，環境整備に努める
	移乗
	・移乗方法を患者に説明し，外傷に注意する
精神的サポート	・患者の訴えを傾聴し，不安を軽減するよう精神面でのサポートを行う

患者指導項目

現在の症状について，患者・家族に十分理解してもらう
身体損傷の危険性について説明し，回避行動がとれるようにする
リハビリテーションの計画について説明する

看護の実際

観察のポイント

　対座法，二等分線法により，患者の障害の種類を把握する．
　意識障害のある場合は，患者の行動から観察を行う．左右から別々に手のひらを急速に近づけたとき，防御的に目を閉じれば視野が保たれており，開眼したままであれば半盲を疑う．

ケアのポイント

　必要時にナースコールが使用できない患者では，安全確保のためにセンサーを使用することも考慮する．
　急性期は，障害部位により意識障害やせん妄が起こりやすい．よって，安全管理は十分に行う必要がある．
　リハビリテーション期は，視野障害の程度に応じて，日常生活自立へ向けたかかわりを行う．
　見えないことによる不安に対して，訴えを十分に聞く．また，欠損した視野を補うために，顔を横に向けて見るように指導する．声をかける場合は，欠損のない側から行う．

患者指導のポイント

患者，家族が症状について理解できるようにかかわる
多職種と連携し，リハビリテーションが円滑に進むようにする

●参考文献
1）小林祥泰ほか：プラクティカル内科シリーズ7　脳血管障害―最新の診断技術と治療・予防戦略．南江堂；1999.
2）国立循環器病センターSCU看護部編著：SCU看護マニュアル．メディカ出版；2000.
3）関野宏明ほか監：Nursing Selection 6　脳・神経疾患．学研；2002.
4）峰松一夫監：脳卒中レジデントマニュアル．中外医学社；2010.
5）リンダJ.カルペニート著，新道幸恵監訳：看護診断ハンドブック．第5版．医学書院；2002.

5 嚥下障害

定義

摂食・嚥下とは，食物を認知することから始まり，食物を口腔内に取り込み，咽頭，食道を経て胃に至るまでの過程をいう．この食物の流れのいずれかに障害が起こった状態を，摂食・嚥下障害という．Leopoldらは，この摂食・嚥下の過程を食塊の位置から5期に分けており，この分類が現在では広く用いられている．摂食・嚥下の5期とは，先行期（認知期），準備期（捕食，咀嚼），口腔期（食塊形成，舌による咽頭への送り込み），咽頭期，食道期のことである[1]．

病態生理

摂食・嚥下の5期

段階	関連する脳神経	はたらき
第1期：先行期（認知期）	・脳幹部・視床：覚醒 ・嗅神経（I）：においを嗅ぐ ・視床下部：食欲 ・視神経（II）：像として見る ・内耳神経（VIII）：音を聞く	・食物を口に取り込む前の過程 ・眼（視覚），手（触覚），香り（嗅覚）など，五感で食物を認知する
第2期：準備期（捕食，咀嚼）	・三叉神経（V）：咀嚼筋の運動，知覚（舌前2/3） ・顔面神経（VII）：顔面・口唇の運動，味覚（舌前2/3），食べ物を取り込む ・舌下神経（XII）：舌の運動，咀嚼して食塊を形成する	・捕食した食物を咽頭に送るまでの処理 ・口腔内へ食物を取り込む捕食と取り込まれた食物を処理して食塊を形成するまでの咀嚼 ・口唇による取り込みであり，物性感知で潰す必要があると認知された食物は，唾液と混和されながら嚥下できる程度まで咀嚼される

5 症状別看護

段階	関連する脳神経	はたらき
第3期：口腔期（食塊形成，舌による咽頭への送り込み）	・顔面神経（Ⅶ）：口唇閉鎖 ・舌下神経（Ⅻ）：舌の動き ・迷走神経（Ⅹ）：軟口蓋の運動	・食物を嚥下するための食塊形成と，咽頭へ送り込む動き ・口が閉鎖された状態で舌を口蓋に押しつけることによってなされる
第4期：咽頭期	・舌咽神経（Ⅸ）：咽頭・喉頭の運動・感覚，味覚（舌後1/3） ・迷走神経（Ⅹ）：咽頭・喉頭の運動・感覚，喉頭挙上 ・舌下神経（Ⅻ）：舌の運動	・嚥下反射による嚥下関連筋群の協調運動により食塊を中咽頭から食道入口部に送り込む ・この過程は延髄の嚥下中枢を中心になされている．嚥下反射は咽頭粘膜の知覚受容体が刺激されることで惹起される．嚥下反射による精巧に制御された一連の動きは，延髄網様体の嚥下中枢を中心に，上位中枢と連携した制御機構が存在している（図1） ・咽頭期では食塊と上気道の一部を兼ねているため，誤嚥の危険性がある
第5期：食道期	・迷走神経（Ⅹ）：食道の運動	・食塊は咽頭収縮波に続く蠕動波と重力によって噴門に向かって移送される（第一次蠕動波） ・食道粘膜・筋層におけるフィードバック機構による新たな移送が促進される（第二次蠕動波）

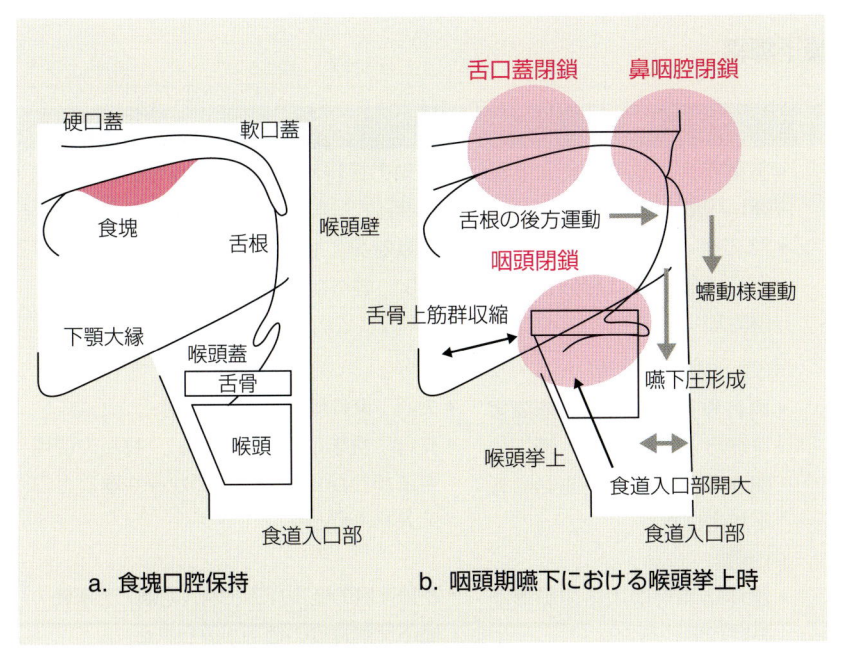

図1 正常嚥下の口腔保持と喉頭挙上時の模式図
(鎌倉やよい編:嚥下障害ナーシング―フィジカルアセスメントから嚥下訓練へ.医学書院;2000.p.17-19 より)

a:食物を口の中に取り入れ,口唇・歯で入り口を閉鎖する(口唇閉鎖).そして,舌,歯,頬粘膜を使って,食物を唾液と混ぜ咀嚼する.舌で口内をかき混ぜ,食物がのどに流れないように舌根が持ち上がる(食塊口腔保持).こうして飲み込みに適した形態に加工される(食塊形成).

b:喉頭は前上方に挙上し,喉頭蓋が倒れて喉頭を閉鎖する(喉頭閉鎖).喉頭の前方への移動により食道が広がりやすくなり,これに合わせて輪状咽頭筋が緩み,食道入口部が開く(食道入口部開大).軟口蓋は挙上し,咽頭後壁が前進して接し,食塊が逆流しないように鼻咽腔は閉鎖する(鼻咽腔閉鎖).口腔保持されていた食塊は,舌根が後方へ運動することによって咽頭へ送り込まれるが,この後方運動によって嚥下圧が形成される.咽頭上方から下方へ向けて蠕動様運動によって嚥下圧が伝播する[1].

脳血管障害と摂食・嚥下障害

脳血管障害	病態	摂食・嚥下障害の症状
意識状態の低下	・覚醒不良：脳卒中による意識レベルの低下 ・認知症：脳血管性認知症などによる覚醒状態の低下・誤認知	・姿勢の保持ができない，食事の途中で目を閉じてしまう，いつまでも飲み込まない ・食事を見ても反応しない，食べようとしない，食べたことを忘れる，開口しない
仮性球麻痺 皮質・皮質下病変型 内包型 大脳基底核病変型 脳幹部病変型 延髄の嚥下中枢	皮質・皮質下病変型 ・構音障害や高次脳機能障害を伴うことが多く，嚥下に関する筋肉の協調運動の低下が生じる 内包型 ・錐体路障害による運動機能障害が生じる 脳幹部病変型 ・小病変でも著明な仮性球麻痺を呈することがある	・失認：麻痺側の手を使用しようとしない ・失行：食事に手をつけない，物品の使用方法がわからない，手づかみや器ごと口に入れようとする ・運動速度の低下がみられ，咀嚼・舌運動・嚥下反射速度の低下がみられる ・認知症症状を伴うこともある ・眼振や眼球運動障害による複視，めまい，悪心・嘔吐を伴うことが多く，摂取量が進まないこともある
球麻痺	・延髄外側の障害によるワレンベルグ症候群など ・球とは延髄のことであり，延髄から出ている舌咽神経（IX），舌下神経（XII），迷走神経（X）が障害される	・嚥下反射・咳嗽反射が消失・減弱する ・球麻痺は慢性的な嚥下障害を起こし，嚥下訓練が長期化することも多い

嚥下障害の評価

　脳血管障害患者は，症状の差はあるが，嚥下障害を伴う場合が多い．嚥下障害の有無をスクリーニングし，適切な栄養摂取手段を選択できるように計画する必要がある（図2）．

身体所見，神経徴候，問診

　栄養状態，呼吸状態，消化器症状といった身体所見に加え，神経学的所見（意識レベル，運動障害，高次脳機能障害など），飲み込みにくさやむせの自覚などの問診を行う．

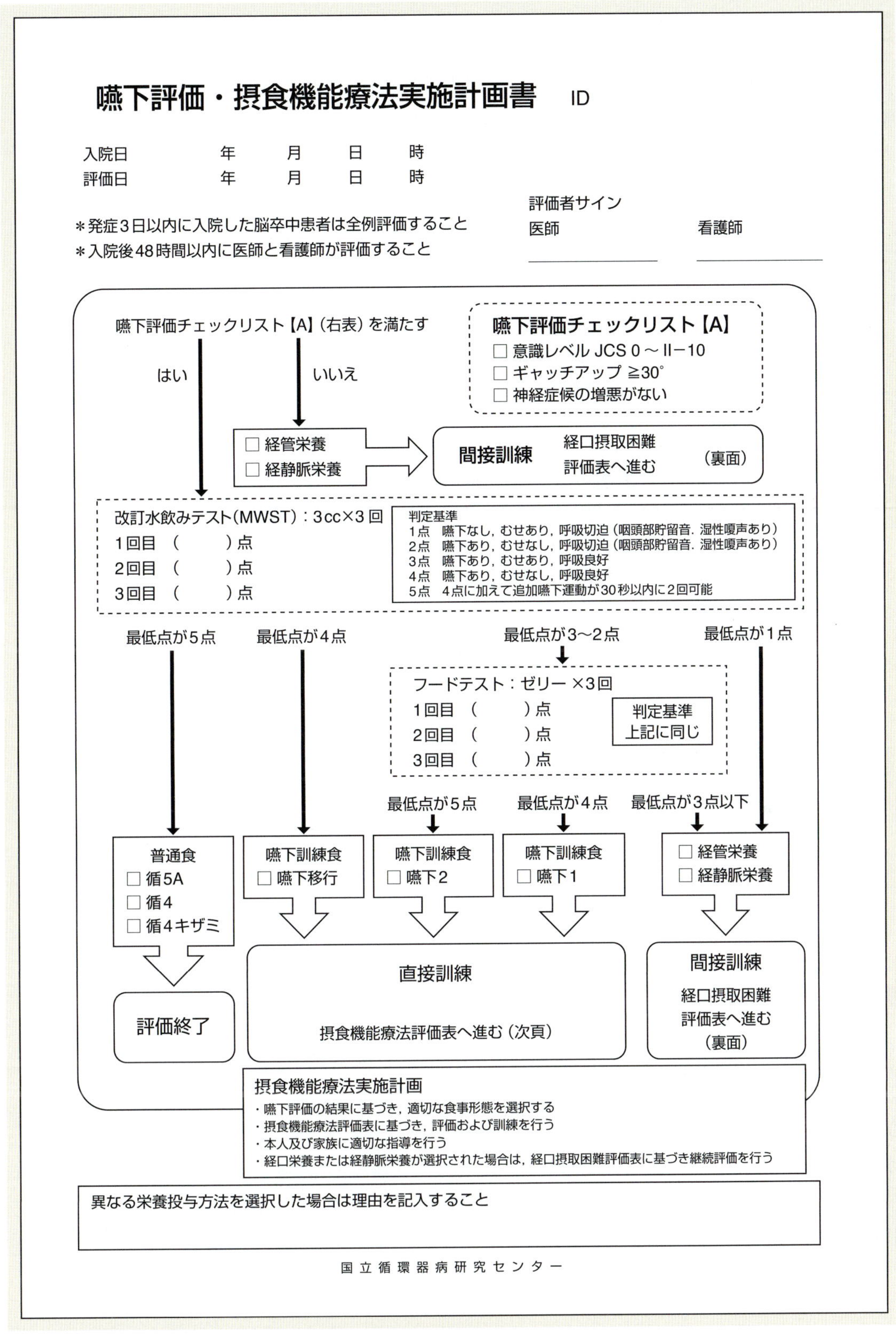

図2 嚥下評価・摂食機能療法実施計画書（国立循環器病研究センター）

スクリーニングテスト，検査

摂食・嚥下障害をスクリーニングするための検査には改訂水飲みテストや反復唾液嚥下テスト，フードテストなどがある．急性期にはベッドサイドで評価することも多い．

改訂水飲みテスト（MWST）	・輪状軟骨直下の気管外側（頸動脈や嚥下運動に伴う雑音が少ない）に聴診器を当て，3 mLの水を飲み込んだ際の嚥下音や嚥下前後の呼吸音を聴取する ・正常では，短く（0.8秒以内），力強い音が1回聴取される ・嚥下障害がある場合は，長く・弱い・複数回・泡立ち音が聴取される．呼吸音は湿性，液体の振動音，むせや咳嗽に伴う喀出音，喘鳴様呼吸音が聴取される
反復唾液嚥下テスト（RSST）	・30秒間に随意的な唾液嚥下が何回行えるかを聴取する ・喉頭隆起と舌骨に指を当て，嚥下時に舌骨が指腹を乗り越え，元の位置に戻ることができる回数を観察する ・3回以上/30秒間を正常とする
フードテスト（FT）	・嚥下の口腔期・準備期の食塊形成と咽頭への移送の機能をみる ・テストフードとしてゼリーを用い，口腔内残留部位と残留量，咽頭残留について評価する
嚥下造影（VF）	・X線透視下で造影剤を飲み込んでもらい，口腔・咽頭・食道の動きを評価する ・障害の部位や重症度，不顕性誤嚥の有無の評価が可能であり，誤嚥徴候がみられる場合の精査などとして実施する

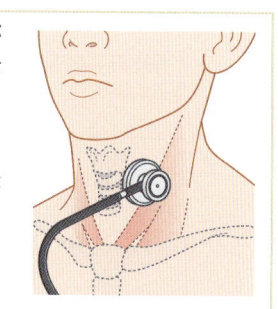

頸部聴診

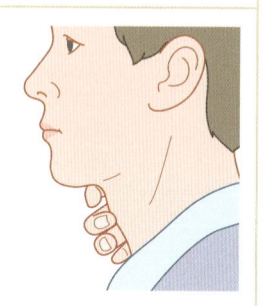

RSST施行時の指の位置

食事状況の評価

経口摂取が開始されたら，統一した評価基準（図3）に沿って評価・介助を行う．ステップアップの基準としては，3食連続して，①むせがない，②嚥下前後の頸部聴診に変化がない，③食後湿性咳がない，④経皮的酸素飽和度（SpO_2）の変化がない，⑤30分以内の摂取が可能である，の5項目全てが満たされた場合である．

非経口摂取患者の場合にも，意識レベルや嚥下機能の評価を行い，経口からの摂取開始時期を見逃さないようにしなければならない．少なくとも，1週間に1回のペースで評価を行う．

嚥下障害例評価表

ID

顔面麻痺　有・無	構音障害　有・無
失語　　　有・無	空間無視　有・無
流ぜん　　有・無	麻痺　　　有・無

	月　　日	月　日	日	日	日	日	日	日	日
看護師評価項目	病　　日	日	日	日	日	日	日	日	日
	食事形態								
	摂食体位								
	トロミ剤濃度（ml/包）								
	むせ								
	嚥下前後の頸部聴診								
	食後湿性咳								
	SpO₂の変化								
	30分以内の摂取								
	食物残渣								
	有効な咳嗽								
	自力摂取								
	看護師コメント								
	サイン								
嚥下チーム記入欄	嚥下回診コメント								
	サイン								
	最終目標								

評価基準

食事形態アップの指標	むせ	①なし	②時々むせる	③嚥下の度にむせる
	嚥下前後の頸部聴診	①変化なし	②嚥下後に水泡音，喘鳴を時々聴取	③嚥下後に水泡音，喘鳴を毎回聴取
	食後湿性咳	①なし	②時に湿性咳・痰がらみの声あり	③常にあり
	SpO₂の変化	①なし	②一過性に3%以上低下	③3%以上低下が持続
	30分以内の摂取	①30分以内に7割以上摂取可能	②30分以上かけて7割摂取	③7割摂取できない
	食物残渣	①なし	②あり	
	有効な咳嗽	①可能	②咳嗽後に咽頭貯留音あり	③随意的咳不可能
	自力摂取	①可能	②軽介助（①～③以外）	③全介助

・食事形態変更時とその翌日の昼食時には必ず評価する
・形態アップ基準：グレー5項目がすべて①　形態ダウン基準：グレーの上4段に1つでも③あり
　上記以外なら同じ形態を継続し，次の月曜日の評価で改善なければ嚥下回診で相談
・嗜好や注意障害等により摂取量が保てない場合は，その旨を看護師コメント欄に記載し嚥下回診で相談

図3　嚥下障害例評価表（国立循環器病研究センター）

嚥下訓練

間接嚥下訓練

　食物を用いずに，正常な嚥下を行えるようにするための訓練である．さまざまな方法があるため，患者に適した訓練を選択する．経口摂取が開始された後でも，食前に間接訓練を取り入れることで，嚥下に関連した筋群などの準備を整え，誤嚥を予防することができる．

準備期	頸部や肩のリラクゼーション，頬のマッサージ，口腔周囲筋群の運動，アイスマッサージ，口唇音（パ・マ）・奥舌音（カ）・舌尖音（タ・ナ・ラ）の構音訓練，舌の運動，唾液腺マッサージ
口腔期	口腔内保清，アイスマッサージ，舌尖音・奥舌音の構音訓練，舌の運動
咽頭期	間欠的口腔食道経管栄養法，ブローイング，メンデルゾーン手技，息こらえ嚥下

直接嚥下訓練

　実際の食物を用いて嚥下機能の向上を目的として行う訓練である．図2に沿って評価し，食物形態を選択する．また，誤嚥を防止するためのさまざまな嚥下の方法がある．障害期に合わせた方法を選択する．

嚥下障害のある患者の看護

標準看護計画

観察項目

主観的項目	客観的項目
• 発熱がないか • 呼吸が苦しくないか • 口の中が乾燥していないか • 義歯は合っているか	• 発熱，感染徴候（CRP，WBC等） • 呼吸状態，痰量とその性状 • 舌や口腔内粘膜の状態，唾液量が十分か，義歯がある場合，適合しているか
• 目が覚めている • 起きている	• JCSが1桁である（2桁になると準備期・口腔期障害が起こる）
• 麻痺がないか • 集中しているか • 状況を認識しているか	• 麻痺の有無とその程度 • 認知機能，高次脳機能障害の有無とその程度

主観的項目	客観的項目
• 嚥下後に口腔内に食べ物が残っていないか • むせがないか • 痰が増えていないか • のどのつかえや違和感がないか • 声がかすれていないか • 食物や胃液が胃から逆流してくる感じがないか,胸やけがしないか	嚥下機能 • 先行期(認知期):覚醒状態,意欲,食欲,集中力 • 準備期:口唇閉鎖不全,顔面神経麻痺 • 口腔期:開閉口,口角のゆがみ,舌の動き,舌偏位 • 咽頭期:嚥下反射,声量・声音の変化,咳反射の強弱 • 食道期:胃食道逆流

ケア項目

食事前の準備	• 時間の調整 • 環境整備:集中できる環境,吸引物品の準備 • 体位調整 • 口腔ケア
食事の介助	• 食事の認識 • 間接嚥下訓練 • 嚥下状態の確認:頸部聴診や食事後半のむせで食塊残留を評価する
食事後の観察	• 体位調整(逆流予防)

患者指導項目

摂食・嚥下障害を受け入れ,向き合うことができるよう説明する
• 摂食・嚥下障害(誤嚥,間接・直接嚥下訓練など)について • 退院指導:家族を含めて食事形態・介助方法について指導する

看護の実際

観察のポイント

　摂食・嚥下障害をきたす原因となる病態をしっかりとアセスメントし,障害期に合った適切な観察が行えることが重要である(表1).

ケアのポイント

　人間にとって「食」は,大きな楽しみの一つである.その楽しみを障害された患者の気持ちを理解するよう努める.また,摂食・嚥下障害だけではなく,運動機能障害や高次脳機能障害なども併せてケアすることが大切となる.

▼ 食事の準備

時間と人員	・誤嚥時の対応ができるように時間と人員を確保する
環境整備	・注意障害など食事以外のことに気がとられやすい場合は，自室で摂取するようにする ・テレビを消したり，周囲の騒音をできるだけ少なくするためにカーテンを引く，患者の興味を引くものを近くに置かないなど，食事に集中できる環境を整える ・誤嚥したときにすぐ対応できるように吸引の準備をしておく ・覚醒障害があり傾眠がちな場合は，しっかりと覚醒させる
体位の調整	・誤嚥しにくい体位の基本は，健側を下にした30～60°の側臥位である：重力を利用して健側の咽頭を食物が通過するようにする ・咽頭と気管が一直線になり，食物が気管へ誤侵入することを防ぐために，頸部を前屈させる．顎を引きすぎるとかえって嚥下しづらくなるため，顎と胸の間は3横指程度あける ・自力摂取へ向け，離床を進めるためにも，嚥下機能の評価を行い，可能であれば端坐位や，車椅子への移乗を行う

▼ 食事の介助

食物の認識	・食物を認識させることで，身体の準備をさせる ・視覚・嗅覚・聴覚からの感覚を刺激する ・間接嚥下訓練を行う
嚥下しやすいものから介助する	・摂取開始時は，口腔や咽頭の機能も準備段階のため，食事のなかから嚥下しやすいものを選択する
一口量の注意	・少なすぎると嚥下反射が起こりにくくなり，多すぎると咽頭残留や誤嚥の原因になる．水分で約5～15 mL，固形物で約3～5 mLが適量とされる
嚥下の確認	・高次脳機能障害による注意障害や，病態失認，ペーシング障害などがある場合，嚥下しないまま食物を口のなかに次々と詰め込んだり，運動・感覚障害によって食物残渣に気づかないことで，誤嚥につながる可能性がある ・会話をすることで，声門が開き，誤嚥しやすい状態になるため，話しかけるタイミングに配慮する
食事時間	・疲労があると傾眠傾向となったり，集中力が低下したりする．嚥下機能にも影響を及ぼし，誤嚥しやすくなる ・食事時間は30分を目安とし，30分で摂取できない場合は，食事形態の不適合などの原因が考えられるため，摂取できない原因をアセスメントするようにする
投薬方法	・散剤は，パサパサして口腔・咽頭部へ貼りつきやすいため，とろみつき水に混ぜ，濃度を均質にしてから投与する ・ペースト状などの嚥下初期食を摂取している場合，大きい錠剤を飲ませると窒息の危険がある．少量の湯で自然融解させてから，とろみつき水に混ぜて内服させる
食事後の観察	・食物の逆流を防ぐため，食後は30分程度は臥床させずに頭部挙上させておくことが望ましい

表1 障害期別の観察ポイントと訓練方法

段階	食事介助時の観察ポイント	嚥下障害の病態	代償的訓練（直接嚥下訓練を含む）
先行期（認知期）	・ボーッとしている ・口に到達する前にこぼす ・スプーンやフォークの使い方がわからない	・意識障害 ・食物の認知障害，注意障害，認知症，運動機能障害，失調，失行	
準備期	・口が開けにくい・開かない ・口から流涎したり，食べ物がこぼれる ・口唇音（パ・マ）・奥舌音（カ）・舌尖音（タ・ナ・ラ）の発音が不明瞭 ・飲み込もうとする前にむせる ・噛み合わせが悪い	・開口障害，口舌顔面失行 ・口唇閉鎖不全 ・口腔保持不良による咽頭流入 ・舌運動障害 ・咀嚼運動障害 ・食塊形成不全 ・唾液分泌低下	・頸部前屈位 ・義歯調整
口腔期	・食物がいつまでも口腔内に残っている ・食物が舌上・舌下に残る ・舌尖音・奥尖音の発音が不明瞭	・口腔内の知覚機能低下 ・舌運動障害，舌後方運動障害	・30〜60°頭部挙上位 ・水分の粘度調整：低粘度にする
咽頭期	・食物をなかなか飲み込まない ・飲み込もうとする前・飲み込み中・飲み込んだ後にむせる ・鼻に逆流する ・食後，喉に食物が残る感じがする ・ガラガラ声に変化する	・嚥下反射惹起遅延 ・鼻咽頭閉鎖不全 ・舌骨挙上の障害 ・咽頭閉鎖不全 ・声門閉鎖不全 ・喉頭蓋谷・梨状陥凹・喉頭前庭に食塊が残留 ・食道入口部開大不全	・水分の粘度調整，ペースト食（中・高粘度） ・頸部前屈位 ・患側への頸部回旋 ・追加嚥下 ・交互嚥下
食道期	・酸っぱい液や食べ物が胃からのどに戻ってくる ・胸やけがする ・食べ物が胸につかえる	・胃食道逆流 ・食道蠕動運動が低下	・体幹を起こす ・食後30分程度は坐位にする

家族指導のポイント

摂食嚥下障害について	・誤嚥の危険性や，現在の食事形態や形態をアップさせていく基準，嚥下訓練方法，持ち込み食の制限があることなどについて，わかりやすく説明する
退院指導	・自宅へ退院する場合は，家族の介護力を評価したうえで，食事形態の工夫や介助方法，口腔ケアの方法，誤嚥した際の対処方法などについて説明・指導する ・転院する場合は，転院先に食事形態や介助方法・ポイントについて情報提供を行う

●文献
1）鎌倉やよい編：嚥下障害ナーシング─フィジカルアセスメントから嚥下訓練へ．医学書院；2000．p.17-19．

●参考文献
1）国立循環器病センター看護部編著：脳神経ナースのためのSCU・NCU看護力UPマニュアル．メディカ出版；2008．
2）藤島一郎ほか監：動画でわかる摂食・嚥下リハビリテーション．中山書店；2004．
3）向井美恵ほか編：摂食・嚥下障害の理解とケア．学研；2003．

6 高次脳機能障害

定義

　高次脳機能とは，言語，行為，知覚認知，記憶，注意，判断など，脳で営まれるさまざまな機能をさす．これらが障害されると，失語，失行，失認，記憶障害，注意障害，遂行機能障害などが出現する．

　脳卒中急性期患者においては，注意力・集中力の低下や運動や感覚などの障害を併せもっていることが多く，また，脳卒中患者の意識障害が完全に回復するには，数週間かかる場合もあり，さらに診断を困難にする．

　ここでは，臨床での頻度が高いものについて示す．

高次脳機能障害	定義
失語（失語症）	・いったん獲得された言語機能が後天的な脳損傷によって障害された状態 ・ここでいう言語機能とは，発話のみでなく，人の話を聞いて理解したり，字を読んだり書いたりすることを含めた，コミュニケーション手段としての言語機能全体をさす ・優位半球の障害で起こるため，右利きの場合は左半球の障害で起こる．失語の症状は，利き手によって大きく変わる．両手が利き手の場合は，より複雑な症状が出るといわれている
失行	・上肢に運動障害や感覚障害がないにもかかわらず，どうしたらよいかわかっているのに，思ったようにうまく動かせなくなる状態 ・例えば，運動麻痺がないのに，歯ブラシを持たせても，うまく使うことができなかったりする
失認	・一つの感覚を通したときにだけ，対象がわからない状態であり，しかもわからない理由が，感覚そのものの障害，知能の低下，注意の障害，対象の名前を言うことの障害，対象に対する知識の消失のいずれでもない場合とされる[1]
半側空間無視	・左右の空間についてほぼ平等に，外見を見渡したり，そこにある物を操作したりする機能が障害された状態 ・半盲では，半盲側に視線を動かすことにより視野障害を代償できるが，半側空間無視は，それが困難な場合が多い

病態生理

失語

種類	主な症状と特徴	代表的な病巣（図1）
全失語	・言語に関する全ての要素が重度に障害された失語型 ・重度の片麻痺，失行，感覚障害などを伴う	・ブローカ野とウェルニッケ野を含む前頭・側頭・頭頂葉の広範囲病巣
ブローカ失語	・聞いて理解することは比較的よくできるが，話すことや書くことができず，ぎこちない話し方になる ・話す能力の障害が重度で，話す能力に比べて，聞いて理解する能力が保たれているため，言われていることはほぼ理解できる ・文字を書く能力に比べ，読んで理解する能力は保たれている ・音読や読解では，仮名より漢字の理解がよい ・右片麻痺や構音障害を伴うことが多い	・左下前頭回〜中前頭回の後部，中心前回下部
ウェルニッケ失語	・言語了解と復唱が障害される：滑らかに話せるものの言い間違いが多く，聞いて理解することが困難．時には，発話のほとんどを錯語が占め，何を言っているかまったく理解できないことがあり，「ジャルゴン（jargon）失語」ともよばれる ・錯語が少ない場合でも，相手の質問を理解せず話すため，会話は成立しないことが多い ・一般に聴覚的理解の障害は重度であり，単語レベルから理解が困難である ・呼称も重度に障害され，錯語が多い ・読字，書字も障害され（特に仮名文字），全体として言語を介したコミュニケーションがかなり困難となる ・病識が乏しいことが多い	・左上側頭回後部，頭頂葉

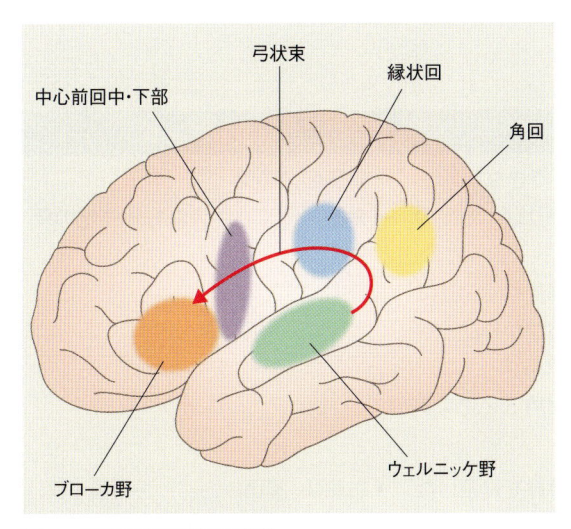

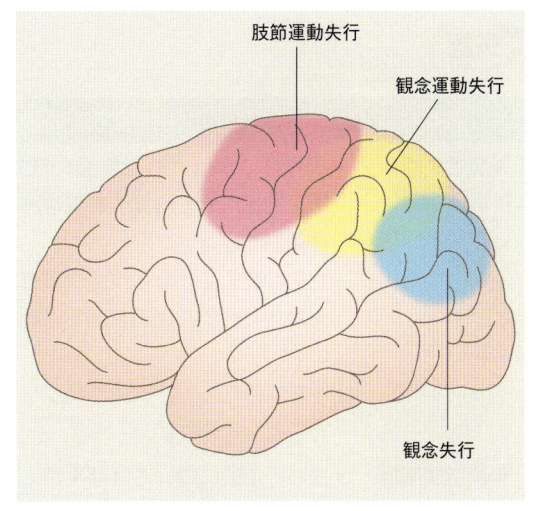

図1 失語の代表的な病巣
各領域は失語を生じる病巣であり，ウェルニッケ野とブローカ野は白質内の弓状束によって結ばれている．

図2 失行の代表的な病巣

失行

種類	主な症状と特徴	代表的な病巣（図2）
観念運動失行	・ジェスチャーの障害，自動的動作と意図的動作に乖離がみられる ・慣習動作の身ぶり，模倣，物品使用動作のパントマイム障害が起こる	・優位半球側の頭頂葉：縁上回，上頭頂小葉を中心とする領域
肢節運動失行	・滑らかな動作のための運動記憶が損なわれる ・運動の拙劣化が現れ，ぎこちない動きとなる ・連続動作の場面では顕著な障害がみられる ・これらは，動作のための運動記憶が損なわれるために起こると考えられている	・中心前回，中心回，中心後回
観念失行	・自分がしようと思っていることと違うことをしてしまう ・日常使い慣れた物品の使用障害が起こる	・優位半球の頭頂葉の広範囲病変
着衣失行	・着衣行動の障害 ・位置関係の混乱が起き，どちらの手をどちらの袖に通したらよいのか，どの穴にどのボタンをかけたらよいのかわからなくなる ・前後逆，左右反対に着衣する	・劣位側の頭頂葉の広範囲病変

失認

種類	主な症状と特徴	代表的な病巣
視覚性失認	・視覚性に呈示された物品の認知ができない状態で，視覚以外の触覚や聴覚などを通せば，物品の認知ができる ・物品の認知に十分な視力や視野が保たれているにもかかわらず，物品を見て何であるかがわからない ・呼称することも，口頭や身ぶりで使用法を説明することもできない	・両側の後頭葉 ・病態失認：右中大脳動脈領域の梗塞
半側空間無視	・左右の空間についてほぼ平等に，外見を見渡したり，そこにある物を操作する機能が障害される ・半盲では，半盲側に視線を動かすことにより，視野障害を代償できるが，半側空間無視はそれが困難な場合が多い	・右側頭-頭頂接合部，下頭頂小葉，右中大脳動脈領域の病変
記憶障害	・新しいことが覚えられない ・古い体験や知識の想起が難しい	① 海馬を中心とした側頭葉内部，間脳，視床 ② 前連合野（前頭前野），後連合野（頭頂・側頭・後頭連合野） ①②の線維連絡を離断する白質病変
注意障害	・特定の標的に対して選択的，優先的に認識・処理し，ほかの刺激に対する処理を抑制する機能が障害される	・右大脳半球の前頭前野，頭頂葉，大脳皮質全般

検査・診断

　高次脳機能障害での一般的な検査方法について記載する．高次脳機能障害は外見からはわかりにくいという側面をもつため，ここでは病巣から考えられる症状について記載する．

失語	標準失語症検査（SLTA），失語症検査日本語版（WAB）
注意障害	標準注意検査法（CAT），TMT（トレイルメイキングテスト），仮名拾いテスト
半側空間無視	線分二等分検査，線分末梢試験
記憶障害	ウェクスラー記憶検査改訂版（WMS-R），リバーミード行動記憶検査（RBMT）
情動障害	日本脳卒中学会・脳卒中情動障害スケール（JSS-E），脳卒中うつスケール（JSS-D），脳卒中感情障害（うつ・情動障害）スケール同時評価（JSS-DE）

看護師がかかわる早期リハビリテーション

　高次脳機能障害をもつ患者は，他者とのコミュニケーション能力の低下や，患者自身の現状や周囲の理解が難しく，入院生活に不適応となることが多い．そのため，看護師は，ベッドサイドで患者とかかわるなかで，どういった症状の可能性があるかを踏まえ，症状をもつ患者の理解に努め，早期からリハビリテーションを行う必要がある．

　早期からのリハビリテーションは改善に有効であるとされ，高次脳機能障害に対してもその取り組みはさまざまである．急性期において，看護師が早期に患者の症状を理解することで，患者とのかかわり方や早期リハビリテーションにつなげることが必要である．リハビリテーション室で行うだけではなく，日常生活場面において看護師がリハビリテーションの視点でどう患者にかかわっていくかが，重要である．そのため，理学療法士（PT），作業療法士（OT），言語聴覚士（ST）と連携をとり，統一したかかわりが行えるようにする．

　高次脳機能障害は，単独での症状の出現は少なく，さまざまな症状を併せもつことが多い．そのため，患者の日常生活で何が問題なのか，また優先される問題は何かを見極め，その問題解決に取り組んでいく必要がある．

　「脳卒中治療ガイドライン2015」で，「脳卒中後は，失語・失行・失認・半側空間無視・注意障害・記憶障害・遂行機能障害・知能障害・情緒行動障害（うつ状態を含む）などの認知障害の有無とその内容，程度を評価することが勧められる．また，評価結果は家族に伝えることが勧められる（グレードB）」[2]とされているように，家族が症状を理解して支援することは必須であり，看護師には家族を含めてかかわることが求められる．

失語のある患者の看護

標準看護計画

観察項目

主観的項目	客観的項目
病識の有無	意識レベル，聴覚的理解の有無，状況判断の程度，運動障害の程度，呼称の可否，自発語の有無・流暢か非流暢か，錯語の有無，構音障害との鑑別，口頭命令での行動の可否，イエス・ノーでの正誤性，物品指示の正誤性，物品の呼称の可否，復唱の可否

ケア項目

症状の理解	・観察項目から，患者の失語のタイプを踏まえてコミュニケーション方法を考慮する ・意識障害や状況判断の程度を確認する
信頼関係の構築	・患者とのコミュニケーションの具体的な方法をSTと相談しながら検討する ・コミュニケーション手段の確立には，コミュニケーションチャンネルを工夫することが有用：話し言葉，文字，絵・図・実物，ジェスチャー・表情などを使用して患者の反応を確認する ・患者の意欲を低下させないよう，しっかり患者の話を聞く態度でかかわる
環境整備	・患者の理解度に合わせて，ベッド周囲の環境を安全に整備し，転倒・転落を防止する ・治療上必要なラインが抜去しないよう防止する

患者指導項目

コミュニケーションの方法を考慮したうえで，次の内容について説明する
- 現在の状況（安静度・点滴治療の必要性）
- 日常生活のなかでのリハビリテーションの必要性

家族指導
- コミュニケーション方法の提案：文字盤は使用しないなど
- 患者のおかれた状態を説明する：失語では認知機能は障害されず，家族の顔などは認識できることなど，ベッドサイドで判断できる患者の状態を説明する

看護の実際

観察のポイント

患者の理解度を把握するため，麻痺などの神経徴候をベッドサイドで評価する

際に，口頭で段階的に指示しながら，患者を観察する．例えば，「上肢を挙げて下さい．次に右手を挙げて下さい」と，指示の内容を複雑にして，患者の反応を評価する．

また，排泄や保清，食事などの日常生活援助をしながら，患者の反応を観察する．

> **気をつけよう！**
> ◎失語では，認知機能の低下などはないため，患者は周囲の状況から判断することもある．例えば，看護師がベッドサイドにきたとき，手を挙げたら看護師が笑顔になるため，とりあえず手を挙げるなど，患者は一連の入院生活で習慣化されたことを行ったり，相手の表情を見ながら推測して行ったりする．看護師は，患者が口頭の指示を聴覚的に理解したうえでの行動なのかを，しっかり見極める必要がある．

ケアのポイント

失語はさまざまなタイプに分けられるが，看護師は患者が入院生活を過ごす際に，どういったことが問題になっているかを考えたうえでかかわることが大切である．

患者は突然の発症により，思うようにしゃべることができない，他者の言葉が理解できない，などの症状を呈し，その精神的負担は大きい．そのため，患者を理解しようとする姿勢でかかわることが，患者との信頼関係構築の一歩につながる．

> **ここが重要！**
> ▶患者の失語のタイプを踏まえて，ジェスチャーや書字（仮名より漢字のほうが反応がよい場合がある）などを用いてコミュニケーションをとり，患者の反応を確認し，効果的なコミュニケーション手段を模索する．
> ▶構音障害と失語では，基本的に障害されている部分が違う[1]．そのため，かかわり方や，リハビリテーション方法も変わってくるので，症状の正しい理解が重要である．

[1] 構音障害の機序は，「運動麻痺（構音障害を含む）」の項：p.233 参照．

患者指導のポイント

家族には，ベッドサイドで判断できる，患者の発語の状況や聴覚的理解の程度の説明をする（失語では，認知機能は障害されていないため，家族の顔などの認識は行えること，など）．

家族はコミュニケーションをとるための方法として，文字盤などを持参する場合があるが，急性期では特に，文字盤の使用は患者にとって混乱しやすく，疲労しやすいため，イエス・ノーで答えられるように会話を工夫したり，ジェスチャーを交えるなど，コミュニケーション方法についてSTと連携しながら説明する．

失行のある患者の看護

標準看護計画

観察項目

主観的項目	客観的項目
病識の有無	意識レベル，聴覚的理解の程度，状況判断の程度，運動障害の程度，ベッド上での寝返りの様子，日常生活での道具使用の状況（体温計の扱い方，食事や整容場面での患者の行動）

ケア項目

症状の理解	・観察項目から患者の失行のタイプを考慮し，日常生活援助の具体的な方法を検討する ・患者の現状理解の程度を確認する ・患者の身体的・精神的廃用予防を行う
信頼関係の構築	・患者との日常生活援助について，OTと連携しながら援助方法について検討する ・模倣や，口頭指示の際には，医療者で統一した表現をする
環境整備	・患者の理解度に合わせて，ベッド周囲の環境を安全に整備し，転倒・転落を予防する ・治療上必要なラインが抜去しないよう防止する

患者指導項目

点滴治療の必要性について説明する
安静制限の必要性について説明する
安静拡大時期と日常生活のなかでのリハビリテーションの必要性について説明する
家族指導 ・思うようにできないという患者の精神的ストレスに配慮してかかわる必要があることを説明する ・同じ動作でも，できるときとできないときの変動があることを説明する ・できないことよりもできることを見出しながら，かかわるよう指導する

看護の実際

観察のポイント

失行を呈する場合，多くが左大脳半球の比較的大きな病変を有するため，右利き患者であれば，失語症を合併することが多い．そのため，左手を使用していることによるぎこちなさなのかを注意深く観察し，失行の可能性を踏まえてかかわる必要がある．

ケアのポイント

食事や整容などの場面で失行を疑う行動があれば，言語またはジェスチャーを交えて指示を十分に理解させる．理解が難しければ，模倣をしてもらう．食事であれば説明しながら箸を持つ姿を見せて，実際にやってもらう．模倣ができなければ，看護師が手を添えて箸の持ち方や上肢の位置，動作の方向，順序を段階的に説明してやってみせて動作を促す．

失行のある患者は，失行だけでなく，注意力の低下や失語，体性感覚の障害など，さまざまな要因でADLをスムーズにできないことが多い．そのため，あらゆる可能性があることを念頭において，問題解決につながるケアを行うことが必要である．

患者がもっている能力を十分発揮できるよう，身体的廃用の予防を行い，リハビリテーションに対する意欲を低下させないよう，精神的サポートをする．

ここが重要！
▶失行のある患者は，思うように道具（箸など）を使えなかったりするため，精神的ストレスは大きい．看護師は，その気持ちを理解したうえで，声かけなどのかかわり方を考えていく必要がある．

患者指導のポイント

失行のある患者は正しくできていないことを自覚して，何度も試行錯誤を繰り返しやすい．そうした失行の症状について家族に説明し，できないことよりもできることに目を向けてかかわるよう指導する．

半側空間無視のある患者の看護

ここでは右利き患者における左半側空間無視について記載する．

標準看護計画

観察項目

主観的項目	客観的項目
左側への意識の程度，病識の有無	意識レベル，麻痺側への注意の程度，眼位，眼球運動障害の程度，線分二等分検査での評価，運動障害の程度，麻痺側の感覚障害の程度，ベッド上での寝返りの様子，姿勢の保持，食事や整容場面での患者の行動

ケア項目

症状の理解	・左上下肢への注意が払えるようかかわる ・食事や整容場面での左側への見落としに対して援助する ・病識が欠如していないか，確認する ・身体的・精神的廃用を予防する
信頼関係の構築	・左側の無視の程度を確認し，説明や声かけをする際は右側から行う ・段階的に左側への注意が向くようかかわる
環境整備	・病識の欠如や左上肢への注意が低下している場合が多い．ベッド周囲を安全に整備し，転倒・転落を防止する：患者が起き上がる際に転落しないよう，ベッドの右側を病室の壁につける ・リハビリテーション期においては，左側への注意が向くようかかわりながら，安全に環境を整備する ・治療上必要なラインなどは左側へ設置して，患者の注意が向かないようにし，抜去を防止する ・必要時，固定具の選択を考慮する

患者指導項目

点滴治療の必要性について説明する
病状に合わせて安静制限が必要なことを説明する
安静拡大時期と日常生活のなかでのリハビリテーションの必要性について説明する
家族指導 ・病識の欠如や左側への無視が症状であることを説明する ・急性期には，右側から声をかけるよう説明する

看護の実際

観察のポイント

　半側空間無視の患者は，病識が欠如していたり麻痺側への注意が低下していたりする場合が多い．麻痺側の多くは左上下肢であり，左上下肢を自分で探せるかなど，どの程度の無視であるか評価する必要がある．

　左半側空間無視のある患者の場合，眼球の左側への動きの制限があるため，ベッド上を右へ右へと動こうとしたり，頸部が正中を維持することができず，全体的に右側を向いたりする．ベッドサイドでのフィジカルアセスメントが必要である．

ケアのポイント

　左側の空間が認知できないため，ベッド周囲の環境を安全に整備することによって転倒・転落の防止，治療上必要なラインの抜去の防止を行う．

　日常生活においては援助するだけでなく，リハビリテーションの視点で段階的にかかわっていく．例えば，食事をする際も，患者自身の視覚や聴覚から，左側の空間への意識を高めてもらうよう声かけや物品の配置を考慮しかかわる．

　左上肢への注意が低下している場合が多いので，左上肢を体幹の下敷きにし，無理な姿勢をとる場合が多い．肩関節の脱臼予防などのため，良肢位を保持する．

　リハビリテーション期に，患者がもっている能力を十分発揮できるよう，身体的廃用の予防を行う．

> **ここが重要！**
> ▶左半側空間無視のある患者は，左側を認知できないことや病識の欠如により，リハビリテーションに積極的に取り組むことができない場合が多い．そのため，ベッドサイドでの日常生活援助の際にリハビリテーションの観点から意図的にかかわるために，OTと連携し，医療者間で統一したかかわりをすることが重要である．

患者指導のポイント

　半側空間無視患者は，病識が欠如している場合が多い．症状の一つであることを説明し，病識については，徐々に改善することを説明する．

●文献
1) 河村　満編：急性期から取り組む高次脳機能障害リハビリテーション．メディカ出版；2010．p.52．
2) 日本脳卒中学会　脳卒中ガイドライン委員会編：脳卒中治療ガイドライン2015．協和企画；2015．p.309．

●参考文献
1) 石合純夫：高次脳機能障害．医歯薬出版；2008．

7 痙攣

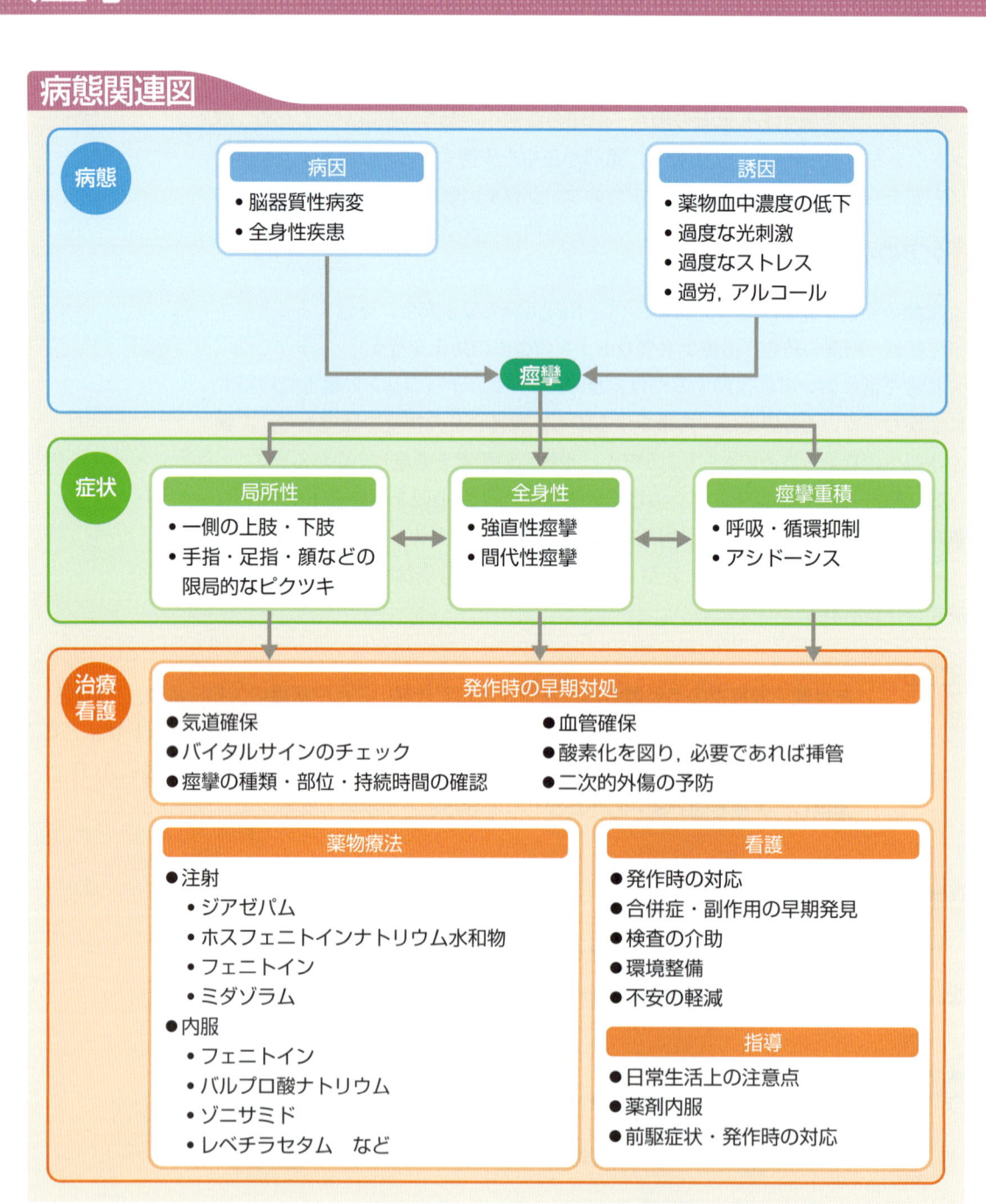

病態関連図

病態

病因
- 脳器質性病変
- 全身性疾患

誘因
- 薬物血中濃度の低下
- 過度な光刺激
- 過度なストレス
- 過労，アルコール

→ 痙攣

症状

局所性
- 一側の上肢・下肢
- 手指・足指・顔などの限局的なピクツキ

全身性
- 強直性痙攣
- 間代性痙攣

痙攣重積
- 呼吸・循環抑制
- アシドーシス

治療看護

発作時の早期対処
- 気道確保
- バイタルサインのチェック
- 痙攣の種類・部位・持続時間の確認
- 血管確保
- 酸素化を図り，必要であれば挿管
- 二次的外傷の予防

薬物療法
- 注射
  - ジアゼパム
  - ホスフェニトインナトリウム水和物
  - フェニトイン
  - ミダゾラム
- 内服
  - フェニトイン
  - バルプロ酸ナトリウム
  - ゾニサミド
  - レベチラセタム　など

看護
- 発作時の対応
- 合併症・副作用の早期発見
- 検査の介助
- 環境整備
- 不安の軽減

指導
- 日常生活上の注意点
- 薬剤内服
- 前駆症状・発作時の対応

定義

痙攣とは，全身または一部の筋肉の急激な収縮，運動が自己の意志と無関係に発作的に起こる状態をいう．

病態生理

脳の神経細胞から骨格筋に至る運動神経路の異常興奮によって起こる．このうち持続性の筋収縮状態を強直性，反復性の筋収縮状態を間代性という．痙攣を起こす疾患は頭部外傷や脳血管障害などの脳器質的疾患とその他の全身疾患によるものに分けられるが，ほとんどが脳の異常によるものである（表1）．

痙攣の種類

●強直性痙攣

筋肉の異常な収縮が一定時間続き強張った状態（図1）で，体幹・四肢は強く屈曲または伸展したまま動かない．全身に現れたときは眼瞼が吊り上がり，上肢は屈曲し下肢は突っ張り，頸部・背部を後ろに反らせた姿勢をとる．また，眼球上転・瞳孔散大・呼吸停止によるチアノーゼをきたすこともある．

●間代性痙攣

筋肉の収縮と弛緩が交互に規則的に起こる状態（図2）で，四肢の屈曲と伸展

表1 痙攣の機序および原因と考えられる疾患

機序		原因と考えられる疾患
脳器質性病変によるもの	脳血管障害	脳出血，脳梗塞，くも膜下出血，脳動静脈奇形，脳動脈瘤，脳静脈洞血栓，もやもや病など
	脳腫瘍	髄膜腫，転移性脳腫瘍，サルコイドーシスなど
	頭部外傷	脳挫傷，頭蓋内血腫，陥没骨折など
	中枢神経系感染症	脳炎，髄膜炎，脳膿瘍など
	先天性疾患	水頭症，くも膜嚢胞，結節性硬化症など
	周産期脳障害	出生時の低酸素脳症，脳室内出血など
	変性・脱髄性疾患	アルツハイマー病，ピック病，急性散在性脳脊髄炎など
全身性疾患によるもの（脳の二次的な障害）	代謝性疾患	低血糖，尿毒症，テタニー，肝性脳症など
	循環障害	不整脈，起立性低血圧など
	電解質異常	低ナトリウム血症，高カルシウム血症など
	感染症	感染性心内膜炎，HIV感染症，マラリアなど
	薬剤性	アルコール性離脱症候群，抗精神病薬，薬物中毒，三環系抗うつ薬，一酸化炭素中毒など
	膠原病	SLE，血管炎症候群，ベーチェット病など
	熱中症	
その他	ヒステリー	

HIV：ヒト免疫不全ウイルス，SLE：全身性エリテマトーデス．

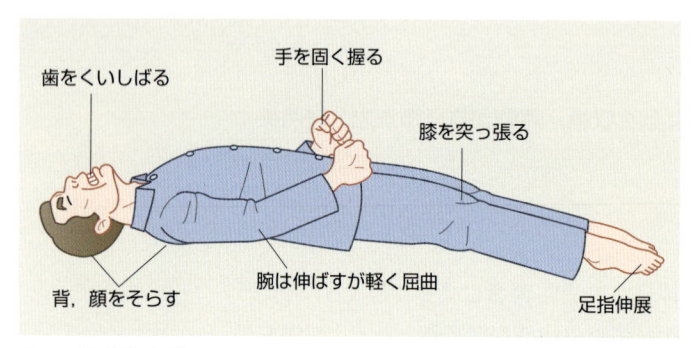

図1 強直性痙攣

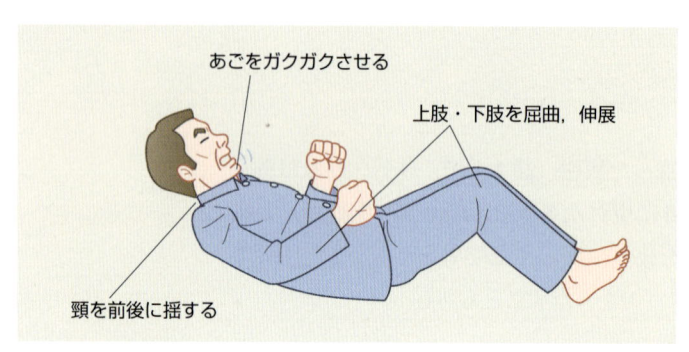

図2 間代性痙攣

が交互にみられる．全身に現れたときは，全身がガクガクと揺れる．
- **強直間代性痙攣**
  強直性痙攣に続き間代性痙攣が出現，または交互に起こる状態．
- **痙攣重積**
  痙攣発作が長時間（30分以上）持続する状態，または1回の発作後に意識・呼吸状態が回復する前に次の発作が起こる状態．低酸素症やアシドーシスを引き起こし，二次的な脳障害をきたすおそれがあるため，迅速な対応が必要となる．

COLUMN

痙攣とてんかんは同じではない

　てんかんとは，大脳皮質ニューロンの過剰興奮による反復性発作であり，多種多様な臨床および検査所見を伴う．てんかん発作とは，意識，感情，感覚，運動，自律神経機能および精神機能の一時的異常で，脳の一部または全体の脳細胞の過剰な電気的興奮によって引き起こされる．脳実質病変に由来しない痙攣発作はてんかんには分類されない．

検査・診断

薬物血中濃度測定	・長期にわたり服用する抗てんかん薬の血中濃度を調べる ・痙攣の好転や悪化を判断する重要な情報となる
動脈血液ガス分析	・アシドーシスの有無を確認：アシドーシスがあれば痙攣を起こしたと推定できる
脳波	・異常脳波の有無を確認 ・てんかん性突発波がみられれば確定診断できるが，異常がないからといっててんかんは否定できない ・ルーチン検査で異常がみられないときには，断眠脳波の計測が考慮される
頭部CT	・脳病変のスクリーニング検査 ・頭蓋内病変の疑いがあるものでは緊急で施行する ・初回発作例など，診断がついていない場合は必ず行う
MRI	・限局性皮質異形成や異所性灰白質などの小病変の確認 ・外科的治療が可能な病変を確認
SPECT	・脳血流の変化によりてんかん焦点を特定する：てんかん焦点を含む大脳皮質領域では発作時に高灌流，発作間欠時に低灌流を示すことが多い
PET	・SPECTと同様の血流変化に加え，糖代謝の変化を確認できる ・発作時は血流代謝の上昇，発作間欠時は血流代謝の低下を示すことが多い

治療

　まず気道を確保し，血圧・呼吸・脈拍・体温・酸素飽和度などを測定し，酸素化が不十分であれば酸素を投与する．痙攣状態では挿管は困難であるため，いつでも挿管できるように準備しておくことが必要である．

　呼吸抑制・血圧低下に注意しながらジアゼパム（5〜10 mg）を1分以上かけて静注する．ジアゼパムの効果は約30分であり，いったん痙攣が治まっても再発することがあるため，ホスフェニトインナトリウム水和物（ホストイン®；初回22.5 mg/kg）を指示量の生理食塩水で希釈し，心電図モニターに注意しながら5分以上かけて静注する．フェニトイン（125〜250 mg）を使用する場合は，指示量の生理食塩水で希釈し15〜20 mg/kgを50 mg/分より遅い速度で静注するが，他剤との配合を避けるため，静注用に単独ルートを確保するか，静注前後に点滴ルートを生理食塩水でフラッシュする必要がある．

　繰り返す発作に対してはミダゾラムの持続静注を行う．発作時は呼吸・循環動態に注意するとともに，患者の外傷や吐物の誤嚥，咬舌に気をつける必要がある．

　抗てんかん薬での治療は単剤治療が原則であるが，どうしても単剤でのコントロールができない場合は多剤併用となる．治療により発作が消失しても，抗てんかん薬の中止は慎重に行わなければならない（表2）．

表2 抗てんかん薬

一般名：商品名	用量	適応	副作用
ジアゼパム（DZP） ：ホリゾン®，セルシン®	内服：2〜10 mg/日 注射：初回 10 mg をできるだけ緩徐に静注	内服：脳脊髄疾患に伴う痙攣・疼痛の筋緊張軽減 注射：痙攣重積	呼吸抑制，舌根沈下による気道閉塞，依存症，刺激興奮，錯乱
フェニトイン（PHT） ：アレビアチン®	内服：200〜300 mg/日 注射：125〜250 mg	内服：強直間代性発作，焦点発作 注射：てんかん様痙攣発作	遅発性の重篤な過敏症状（初期症状として発疹，発熱，リンパ節腫脹，肝機能障害） 強アルカリ性のため，漏出時の静脈壊死のリスクが高い
ホスフェニトインナトリウム水和物 ：ホストイン®	初回：22.5 mg/kg 静注 維持：5〜7.5 mg/kg/日	痙攣重積	遅発性の重篤な過敏症状（初期症状として発疹，発熱，リンパ節腫脹，肝機能障害） 薬価は高いが，血管侵襲性のリスクは低い
フェノバルビタール（PB） ：フェノバール®	内服：30〜200 mg/日 注射：1回 50〜200 mg	てんかん痙攣発作，不安緊張状態の鎮静	眠気，呼吸抑制，胃腸症状，発熱，頭痛
バルプロ酸ナトリウム（VPA） ：デパケン®，ハイセレニン®	400〜1,200 mg/日 2〜3回分服	各種てんかん，およびてんかんに伴う性格行動障害	劇症肝炎などの重篤な肝障害，高アンモニア血症を伴う意識障害 メロペネムとの併用時血中濃度が低下し，てんかん発作が生じやすくなるため，併用禁忌である
ゾニサミド（ZNS） ：エクセグラン®	最初 100〜200 mg/日，以後 1〜2 週ごとに増量し 200〜400 mg/日まで漸増，最高 600 mg/日	部分発作，強直間代性痙攣，強直発作，混合発作	過敏症，眠気，皮膚粘膜眼症候群，再生不良性貧血，血小板減少
カルバマゼピン（CBZ） ：テグレトール®	200〜400 mg/日，1,200 mg/日まで	てんかん（精神運動発作，大発作など）	骨髄抑制，黄疸，眠気，運動失調，胃腸症状
クロナゼパム（CZP） ：ランドセン®	初回：0.5〜1 mg/日 維持：2〜6 mg/日	小型運動発作，精神運動発作	眠気，めまい，運動失調，白血球減少
ラモトリギン（LTG） ：ラミクタール®	25 mg/日より漸増し，5〜6週内で 100〜200 mg/日（分1〜2）で維持する VPA 併用時は半量とする	部分発作，強直間代発作など，種々の発作型に有効	皮膚粘膜眼症候群，過敏症，汎血球減少，無顆粒球症，肝障害，黄疸
レベチラセタム（LEV） ：イーケプラ®	250 mg/回，1日2回より開始し，漸増 1,000〜1,500 mg/日で維持する	他のてんかん薬で十分な効果が認められない部分発作に対する抗てんかん薬との併用療法	皮膚粘膜眼症候群，重篤な血液障害，肝不全，肝炎，膵炎

痙攣のある患者の看護

標準看護計画

痙攣発作は迅速な対応と処置が重要となるため，日ごろから密な観察や環境整備を心がける．日常生活では発作の誘因を取り除くようにかかわり，患者・家族に対しては，痙攣発作時の対処方法，確実な内服の重要性について説明する必要がある．

観察項目

主観的項目	客観的項目
・前駆症状：胸部症状，頭痛，悪心，気分不良	・痙攣の発作型：初発部位と波及機序（全身性，局所性），痙攣の性質（強直性，間代性），持続時間と頻度 ・痙攣に伴う随伴症状：呼吸抑制[*1]（経皮的酸素飽和度〈SpO_2〉値，チアノーゼ），意識障害（反応や失禁），瞳孔所見，眼位 ・バイタルサイン ・四肢麻痺：発作前後の変化 ・言語障害 ・使用薬剤の効果や副作用 ・二次的外傷，咬舌 ・検査データ

[*1] 呼吸抑制の原因として，痙攣発作，意識障害による舌根沈下，抗てんかん薬の副作用が考えられるため，なぜ起こっているのかを観察することが必要となる．

ケア項目

発作発見時の対応	・安全確保 ・患者のそばを離れずに緊急ナースコール，ドクターコールを行う ・応援要請，救急カート，使用薬剤（ジアゼパム）の準備 ・気道確保，吸引，酸素投与，必要ならば挿管・人工呼吸器準備
確実な薬剤投与	・採血，ライン確保（できるだけ太い血管でライン確保を行う） ・患者の禁忌薬剤，混注禁止の薬剤に注意する
環境整備 （二次的外傷予防）	・ベッド柵の保護 ・咬舌予防
精神的サポート	・刺激を避けるために静かな環境をつくり，ブラインドを閉じて部屋を暗くする ・総室の場合，同室者への声かけを行い，不安を取り除く

患者指導項目

前駆症状や異常時にはナースコールをする（院外では人を呼ぶ）よう，説明する

内服薬の自己中断や減量により，痙攣発作が起こる可能性があることを理解してもらう

疲れをためないように十分な休養，禁酒，ストレス解消法などについて説明する

看護の実際：急性期

- 痙攣発作の起こり方はさまざまである．通常は5分以内に治まるが，それ以上持続したり，繰り返したりする痙攣発作は自然軽快しにくく，痙攣重積としてより緊急を要する．痙攣を放置すると，神経細胞の破壊だけではなく，呼吸・循環動態の悪化，アシドーシスの進行を認め，死に至ることもあるため，初期対応・治療が重要となってくる．
- 特に急性期では，痙攣が起こったときの対応を常に考えて看護ケアを行う必要がある．
- 痙攣による二次的な外傷を未然に防ぐ必要もある．

観察のポイント

急性期には全身状態の把握，痙攣発作出現時の早期対処が重要となってくる．前駆症状の有無を確認し，発作時は痙攣の発作型・程度・発生時間・持続時間などを把握する．また，バイタルサイン，意識障害・呼吸抑制の有無，眼位や瞳孔所見を観察し，医師への報告を迅速に行う．

ケアのポイント：発作時の対応

応援要請	・第一発見者は患者のそばを離れず，緊急ナースコールで応援を呼び，合併症予防と危険回避，観察を行う
救急カートの準備 酸素投与 気道内分泌物の除去	・痙攣が起こると脳代謝が亢進し，脳の酸素消費量が増加する．呼吸筋も不随意運動の影響を受け呼吸抑制が起こる．また気道内分泌物の増加もあるため，唾液や痰の吸引を実施する ・意識消失による舌根沈下や気道閉塞，呼吸抑制が続く場合は気道確保後，バッグバルブマスクでの換気を実施する ・必要時，挿管・人工呼吸器の準備を行う
ライン確保	・薬剤を静脈内に投与しなければならない．できるだけ太い血管で確保し薬剤の漏れを予防する ・痙攣時は針刺しに注意して行う
確実な薬剤投与	・使用薬剤が患者の禁忌薬剤にあたらないか，医師に確認する ・薬剤使用により血圧低下や呼吸抑制が起こる可能性を考え，モニター監視や全身の観察が重要となる

環境整備 （二次的外傷予防）	・転落や打撲などの二次的外傷予防策として，周囲の危険物を除去し，ベッドは低床とし，ベッド柵は布団やマットレスで覆うなどの対応を行う ・舌の咬傷を予防するために，バイトブロックを使用し開口を行うが，痙攣発作時は咬まれるおそれがあるので，口を閉じている場合は手や指を使って開口させてはいけない
精神的サポート	・発作を誘発しないように静かな環境をつくる ・患者・家族の発作に対する不安を軽減する

看護の実際：慢性期〜退院に向けての生活指導

● 慢性期は発作の出現に注意するとともに，退院後の生活管理に向けて，薬物療法の重要性や痙攣発作時の対処方法など，患者・家族に対して指導介入を行う．

観察のポイント

個々の症状に応じて抗てんかん薬の内服調整が行われる．検査データ（薬物血中濃度や脳波所見など）を把握し，発作の出現・対処に努めるとともに，過敏症や胃腸症状などの抗てんかん薬による副作用の出現にも注意をしなければならない．

ケアのポイント

発作時の対応は，急性期に準ずる[1]．

[1]「看護の実際：急性期」の節：p.276 参照．

患者指導のポイント

患者だけではなく，家族に対しても指導介入することが重要である．

日常生活上の注意点	・痙攣発作の誘因となる因子（過度な精神的・心理的ストレス，過労，睡眠不足，アルコール摂取，光刺激の強い画像を見るなど）を避ける ・車の運転は避ける：運転中の発作は大事故につながる可能性がある ・海水浴などに1人で行かない ・規則正しい生活を送る
薬物療法	・薬物療法の必要性，服用方法，服用量，副作用について説明する ・飲み忘れや自己中断・減量を行うことで血中濃度が低下し，発作が生じやすくなることを説明する ・かぜや食欲不振などで内服できない場合は，早めに外来を受診し，医師の指示を受けることを説明する
発作時の対応	・前駆症状がある場合，その症状が出現したときは周囲の人に知らせ，安全な場所で臥床する ・発作時は速やかに救急要請を行う
定期受診	・定期受診の必要性について説明を行う

●参考文献
1）国立循環器病センター看護部編著：脳神経ナースのためのSCU・NCU看護力UPマニュアル．メディカ出版；2008.
2）小林祥泰ほか編：神経疾患最新の治療2012-2014．南江堂；2012.
3）日本神経学会監,「てんかん治療ガイドライン」作成委員会編：てんかん治療ガイドライン2010．医学書院；2010.

6章

脳卒中患者を支える看護

1 患者教育・指導

患者教育・指導のポイント

　脳卒中は循環器疾患の一つである．循環器疾患は生活習慣病とよばれ，食事や運動，休養，喫煙，飲酒など生活習慣の是正により，疾患や症状の悪化および合併症の予防ができる．特に脳卒中のリスクファクターである高血圧，糖尿病，脂質異常症，心房細動，喫煙の予防や管理を行うことは重要である．

　長年の間に身についてしまった生活習慣を変えてもらうことは難しい．行動変容をするためには，正しい「知識」と行動に移せる具体的な「方法」の提供，そして本人の「意欲」を高める援助が必要不可欠である．そのため医療者は患者との信頼関係を構築し，情報収集・アセスメントを行い，患者とともに目標設定をする．指導内容が行えているかを評価することも大切である．

情報収集とアセスメント

　下記の項目について情報を収集し，目標設定・具体的な行動計画の立案につなげる．

▼ 情報収集する項目

- 患者の疾患に対する理解・適応段階
- 患者の身体的状態（合併症の有無）
- 患者の意思確認（今後，どうなりたいと思っているか）
- 日常生活行動（食事，運動，ストレスへの対応など）
- 患者の社会的背景，人的環境
- 既往歴や家族歴

患者の目標設定

　現在の生活習慣の問題点を明らかにしたうえで，実際にどのように行動変容するかについての目標設定を行う．患者の学習ニードや目標を確認する際には患者自身が積極的に参加することが重要である．このとき家族の参加があれば，よりよいサポートを得ることができるが，目標を最終決定するのはあくまで患者自身でなければならない．また，目標は「努力すれば7～8割が達成可能」な具体的内容であることが望ましい．

計画・実行

指導者が必要と感じていても，患者に関心がないと継続して取り組むことは困難となる．患者と設定した目標のなかで最も関心を示したことから取り組む．知識の提供や理解の程度を確認し，ともに行動を振り返る機会をもつ．目標達成時だけではなく，一つでも望ましい行動が実行できたらほめるようにする．ほめることで患者は満足感を得て，その行動の継続にもつなげることができる．

評価

指導中・後に患者の日常生活の管理状況などを持続的かつ系統的にアセスメントする．患者にフィードバックするときは患者の気持ちを傷つけないよう配慮し，患者にとって利用可能な情報を提供できるようにする．互いに情報を分かち合い，指導内容に共感が得られないときは代案も示す．

実際の患者教育・指導内容

脳卒中のリスクファクターである高血圧，糖尿病，脂質異常症，心房細動，喫煙をはじめとする生活管理について記載する．

リスクファクター	生活管理を行う意義
高血圧	・脳出血と脳梗塞に共通する最大のリスクファクター ・至適血圧（収縮期血圧 120 mmHg 未満かつ拡張期血圧 80 mmHg 未満）を超えて高くなるほど，心血管病，脳卒中，心筋梗塞，慢性腎臓病などの罹患リスクおよび死亡リスクが高くなる[1]
糖尿病	・脳梗塞の確立したリスクファクター ・発症率は非糖尿病患者の 2～4 倍と高頻度であり，アテローム血栓性脳梗塞や糖尿病患者の半数が高血圧を合併しているためラクナ梗塞が多い ・糖尿病患者の脳血管障害予防には，早期から血糖コントロールを良好に保ち，脳血管病変を進行させないような生活管理が重要となる
脂質異常症	・動脈硬化のリスクファクター ・高血圧，糖尿病，喫煙とともに生活習慣への介入が可能である
心房細動	・心房細動患者の脳梗塞発症率は非心房細動患者の 2～7 倍高い ・定期受診の継続と内服治療の必要性，自己検脈を行い，発作時の対処方法などの指導介入が必要となる
喫煙	・喫煙が循環器疾患に及ぼす影響は大きく，脂質糖代謝系の異常にも関連する ・循環器疾患合併症では禁煙は必須である

生活習慣の是正のポイント

●減塩

　塩分の過剰摂取は水分貯留を引き起こすため，循環血液量を増加させ血圧の上昇と心負荷の増大をもたらす．循環器疾患患者の減塩目標は 6 g/日未満が望ましい．

　指導の内容は，①塩分が多く含まれている食品や料理の存在を知り，摂取しないこと，②日常の食生活のなかで減塩すること，と大きく2つに分けられ，具体的に行う必要がある．また，食品の栄養表示は食塩だけでなくナトリウム（Na）表示になっているため，以下の計算式の指導を行う．

$$食塩量（g）＝ナトリウム量（g）\times 2.54$$

▼ 減塩のポイント

塩分の多い食品を摂取しない	● 日常の食生活状況について聞き取りを行い，塩分摂取量と摂取源を把握する．患者が意識せず習慣的に塩分の多い食品を摂取している場合もあるため，塩分摂取源となっている食品が何かを具体的に説明し，減塩方法について指導を行うことが大切である ・漬物や梅干しの摂取をやめる，または控える ・醤油，ソースを無造作にかけない ・そばやうどんなどの汁は残す ・外食や加工食品を控える ・減塩された食品や料理でも食べすぎないようにする
日常の食生活における減塩方法	● 患者だけではなく，家族で減塩に取り組むことの必要性を説明し，家族参加型の指導を行うとより効果的である．また調理者には，食品選択や摂取量制限だけではなく，薄味でおいしく食べる方法を指導することも大切である ・新鮮な食材を使い，素材の持ち味を活かす ・むやみに調味料を使わない ・塩分の少ない調味料を利用する ・味付けにだしの旨みや酸味，香辛料を利用する ・汁物は具だくさんにして汁を少なくし，お椀は小ぶりのものを選ぶ ・味は浸み込ませず表面につける

●食塩以外の栄養素の選択

　カリウム（K）はNaと拮抗する作用があり，血圧上昇を抑えるはたらきがある．K含有量の多い野菜・果物の積極的摂取とコレステロールや飽和脂肪酸の摂取を控えることが高血圧の食事療法として推奨される．ただし，腎障害を伴う患者は高K血症をきたすリスクがあるため，野菜・果物の積極的摂取は推奨されない．また糖分やカロリーの高い果物の積極的摂取は糖尿病患者には勧められない．

● 適正体重の維持

肥満は高血圧や糖尿病のリスクファクターである．4〜5 kg の減量で有意な降圧が期待でき，代謝異常の改善も図ることができる．肥満者は肥満指標である体格指数（BMI）25 未満をめざすこと，非肥満者は適正体重を維持することが大切である．

▼ 減量のポイント

動機づけ	・減量の動機を確認する．「着たい服がある」など具体的なものがよい ・減量によって得られる効果を説明し，意欲を高める
目標設定	・長期的な目標設定を行う ・行動計画には食事，運動，ストレス解消を取り入れる
モニタリング	・標準体重・肥満度を測定する（表1） **表1 肥満指標と標準体重** ・肥満指標（BMI）＝ $\dfrac{体重（kg）}{身長（m）×身長（m）}$ | 低体重	普通体重	肥満1度	肥満2度	肥満3度	肥満4度
---	---	---	---	---	---
18.5 未満	18.5 以上 25 未満	25 以上 30 未満	30 以上 35 未満	35 以上 40 未満	40 以上	 ・標準体重（kg）＝身長（m）×身長（m）× 22 ・毎日，同じ条件（起床後，排尿をすませた後など）で体重測定を行う ・食事内容，運動，体重などの記録を残す
規則正しい食生活	・1日3食を規則正しく食べる ・間食や夜食を控える．特に就寝前の食事は吸収エネルギーが増えるため，注意が必要である ・朝食を多め，夕食を少なめにするように心がける：不規則な仕事に就いている場合は活動量に合わせて食事量を調整する ・腹八分目を心がける ・よく噛んで食べるように心がける：早食いは満腹中枢を刺激しないため，食べすぎてしまう傾向にあるので注意する

● 運動

運動による降圧効果は確立されている．また有酸素運動はインスリン感受性を増大し，無酸素運動は筋肉量を増加し，筋力を増強できる効果がある．歩行やジョギングなどの有酸素運動（15〜30分）を少なくとも週3日以上の頻度で実施することが望ましく，継続して行うことがより有効である．また，日常生活での身体活動量を増やすことも大切である．

心疾患や腎不全をもつ場合は，自己判断での運動は危険であり，医師への確認が必要である．

● 節酒

長期にわたる飲酒・大量飲酒は血圧上昇の原因となり，カロリーも高いことか

ら肥満の原因にもなる．しかし，まったく飲酒しない人と比較して少量の飲酒者は循環器疾患発症リスクが低くなることも明らかになっている．そのため，飲酒をしてもよいが1日1合以内とし，週1～2回の休肝日を設けることが望ましい．

● **禁煙**

喫煙は一酸化炭素を吸入し，ニコチンによって血管収縮を引き起こすため，動脈硬化を促進し，脳血管障害の発症に大きく関与する．禁煙を行うことで脳血管疾患罹患のリスクが減少するのは明らかであり，積極的な介入が必要である．禁煙には対象者の意志が必要不可欠であり，意志はあるが自信のない患者には禁煙外来受診を勧める．禁煙に対して無関心な患者に対してもアプローチを行い，禁煙への動機づけを支援していく必要がある．

▼禁煙指導のポイント

禁煙のメリット	・禁煙により循環器疾患のリスクが軽減することを説明する ・家族の評判がよくなるなどの身近なメリットを例にあげながら説明する
禁煙のポイント	・禁煙外来受診を勧める ・ストレスになる用事や宴会日を避けて，禁煙開始日を設定する ・タバコ，ライター，灰皿などの喫煙用具を片づける ・禁煙することを周囲に公言し，協力を得る
吸いたいときの対処方法	・吸いたくなったときに喫煙に代わる行動をする ・喫煙と密接している行動パターンを変える 　例）食後に一服と喫煙していた場合は，食後にすぐ歯磨きをする，本や新聞を読む，座ったままで過ごさないなど，暇な時間をつくらないようにする

● **日常生活上の注意点**

寒暖の差を減らす	●急激な温度差は血圧上昇の一因であり，避けることが大切である ・トイレや脱衣所，浴室に暖房器具を設置する ・トイレの便座は保温できるものにするかカバーを使用する ・一番風呂を避ける．浴室と脱衣所の温度差を減少させる ・郵便物を取りに行くなどの所用で寒い屋外に出るときは，上着を羽織るなど温かい格好をする
入浴	●熱い湯は急激に血圧を上昇させ，心臓にも負担をかけるため，注意が必要である ・湯温は40℃程度とし，浴槽につかるのは5～10分を目安とする ・浴槽に入る前にはかけ湯を行い，出るときはゆっくりと出る ・飲酒後は1～2時間の休息をとり，酔いがさめてから入浴する
排便コントロール	●怒責は血圧上昇や心負荷の増大にもつながるため，排便コントロールが必要である ・便意を我慢しない ・起床後に冷たい水や牛乳を飲み，腸の動きを活発にする ・食物繊維の摂取 ・緩下薬の使用

感染予防	• 帰宅時に手洗い，うがいをする • 毎食後，歯磨きをする
水分摂取 脱水予防	• 脱水予防のために1〜1.5 L/日（1日の尿量を目安とする）の水分を摂取する．ただし，心疾患・腎疾患患者は医師の指示のもとに摂取量を決定する必要がある • 食事や運動後，就寝前などに，こまめに水分補給を行う • 就寝前の飲酒は避ける

● **服薬指導**

患者が適正に服薬できるように，薬の内容や効果，用法・用量，副作用，内服し忘れたときの対処方法などの説明を行う．また，ワルファリンなど食物との相互作用のある薬剤についての指導は，患者だけではなく，家族に対して行うことも重要である．

● **定期受診**

高血圧や糖尿病など自覚症状の少ない疾患をもつ患者には，定期的に受診してもらい，合併症の予防や評価が必要なことを意識づける．また，脳血管疾患で起こりうる症状を説明し，症状出現時の早期受診についても指導を行う．

● 文献
1) 日本高血圧学会治療ガイドライン作成委員会編：高血圧治療ガイドライン2014．ライフサイエンス出版；2014．p.7．

● 参考文献
1) 日本糖尿病学会編：糖尿病治療ガイド2014-2015．文光堂；2014．
2) 日本動脈硬化学会編：動脈硬化性疾患予防のための脂質異常症治療ガイド2008年版．協和企画；2009．
3) 岡山　明編：メタボリックシンドローム予防の健康教育―教材を用いた実践的プログラム．保健同人社；2007．
4) 日本糖尿病療養指導士認定機構編：糖尿病療養指導ガイドブック2012―糖尿病療養指導士の学習目標と課題．メディカルレビュー社；2012．
5) 内藤博昭監，伊藤文代編：循環器看護ケアマニュアル．第2版．中山書店；2013．
6) 日本呼吸器学会　喫煙問題に関する検討委員会編：禁煙治療マニュアル．メディカルレビュー社；2009．

2 家族看護

家族心理と看護師の役割

急性期

●助かるのだろうか？

　突然の脳血管疾患の発症により意識障害や麻痺，言語障害などが出現し，緊急搬送された患者を目の当たりにした家族の受ける精神的衝撃は大きい．意識のない患者をみて生命の危機を感じ，「助かるのだろうか」「なぜこんなことに」と強い不安や悲嘆のため，取り乱し，心理的な危機状態に陥っていることが多い．また患者が重症であればあるほど，家族の精神的な動揺は強くなる．予期しない出来事によって身体的・精神的・社会的に不安定になった危機的な状況にあることを理解し，必要に応じて介入することが，看護師には求められる．

病状説明時の看護師の役割

　医師からの病状説明時には看護師も同席し，家族の理解度や反応，またキーパーソンが誰なのかなどを把握しておく必要がある．急性期は，家族の心理的状況は危機的な状態から心理的安定性が損なわれていることが多く，状況理解力が低下していることが考えられ，冷静に説明が聞けないほど取り乱すこともある．そのため，医師からの病状説明が理解できないこともあり，わかりやすい言葉で補足説明を行う必要がある場合や，「動転していてわからなかった」「もう一度説明をしてほしい」などといった家族の思いを看護師が代弁し，医師にもう一度説明をしてもらうよう調整が必要になる場合もある．看護師は，家族の心に寄り添い見守りながら，そのような家族の心理面を理解し，家族の様子をみながら意図的に思いを表出させるなど，必要な看護介入を行う必要がある．また，精神的衝撃を受け動転している家族は，身体的症状を表出する場合がある．いつでも手を差し伸べられる位置で寄り添い，必要なサポートを予測した対応が求められる．

●今どんな状況なのだろうか？

　緊急入院となった患者には，さまざまな検査や治療・処置が優先的に行われ，家族への説明は後回しになりがちである．重症になればなるほど，家族は待合室で長時間待つことになり，待っている間に「今どんな状況なのだろうか」「命は助かるのだろうか」「もっと早く異変に気づき病院に連れてくればよかった」など，さまざまな思いを巡らしながら待っていることを忘れてはならない．どんな検査や処置

がされているのか，あとどれくらい時間がかかるのかといった情報を，緊急対応中でも合間をみて，家族に伝えるだけで家族の不安や緊張は軽減される．患者への処置だけを優先するのではなく，家族の心理状態を理解したうえで，家族への必要な対応も併せて行っていく必要がある．

リハビリテーション期から退院へ

●どうしてこんなことに…

脳障害のため人格の変化や失行・失認の様子をみた家族の悲嘆は大きく，患者が障害を受け入れることができないように，家族も障害を受け入れるのは難しく，その受け入れには時間が必要である．生命の危機を感じ，命だけは助かるようにと願っていても，次第に患者の回復への期待から予想以上に障害が残ることに，「どうしてこんなことに」「もっとよくなってもらわなければ」と患者の回復状態を承認できないことがある．危機的状況に陥った当初は，自己防衛的に退行してしまい，情緒的反応が強く出るが，回復するにつれ状況を承認する段階になったときには危機モデルを応用した家族介入が求められる．家族の思いに寄り添い家族の反応を把握したうえで，温かい見守りや励ましなど，状況を見極めて介入していくことが求められる．家族が今ある患者の状況を受け入れ，患者と家族がともにゴールをイメージすることができるよう，またそのゴールに向かって進んでいけるよう目標を立てかかわっていくことが必要である．さらに，家族が少しずつ現実を直視することができ，問題を一つずつ解決していけるような支援も求められる．

●このまま退院して本当に大丈夫？

脳血管疾患患者の多くは，麻痺などの後遺症が残る．障害の程度はさまざまであるが，意識障害や機能障害が家族の期待していたほど改善しないまま退院の話が出ると，「このまま退院して本当に大丈夫？」「まだまだ診てもらいたいのに追い出される」と医療者側への不信感を抱いてしまうこともある．「入院前と同じ生活が送れない」「家族だけで介護ができるのか」「退院後の生活をイメージできない」「介護のために家族も今までどおりの生活ができなくなる」など，さまざまな不安を抱いている．看護師は，患者だけでなく家族にも，障害を受け入れるまでのプロセスがあることを理解しておかなければならない．

家族も，患者の現状を受け入れてこそ，退院に向けた問題を客観的にとらえることができる．看護師は，退院後にどんなことが問題になるのか，入院前と比べて生活がどのように変わるのかなどを把握し，的確なアセスメントから患者と家族が必要とする情報や支援を提供していくことが必要である．

●よい家族と悪い家族

退院後の患者の自立や生活の質（QOL）の向上には家族からの援助や介護が欠かせないため，看護師は，献身的に介護をする家族を「よい家族」ととらえ，医療者の代りを家族に求め，思い描くような家族の援助がない場合には「悪い家族」と評価しがちである．退院後の生活で患者だけに焦点をあてるのではなく，家族全

体の生活の質（QOL）を向上させるような支援が必要であることを忘れてはならない．社会資源などをうまく活用しながら，患者も家族も前向きに生活ができるような援助が必要である．家族のなかでも直接の介護者が孤立し，精神的・身体的ストレスを抱えてしまうこともある．可能な限り他の家族や家族外の支援者の協力を得ながら患者自身でセルフケアができるようにし，また家族も介護をしながらも自分の時間が確保でき自らのQOLを維持できるような支援を考えていく必要がある．

● ゴールを決める

　まずは，家族が患者のゴールをどのように理解しているかを明らかにする必要がある．家族は機能障害がリハビリテーションによってもっとよくなると思いがちで，その認識は医療者が考えるゴールとずれが生じている場合がある．病状や経過・予後について医師から随時説明を受けていても，「もっとよくなってほしい」と希望を抱いていて現状認識ができない場合がある．

　このような家族の思いに寄り添い，気持ちを受け止めながら，少しずつ現状理解のための説明を行っていく必要がある．家族と医療者の認識のずれが修正できてこそ，ゴールを決めることができる．医療者が一方的に考えるゴールではなく，患者・家族が参画したゴールをめざし，専門職の立場から問題点を明確にし，具体的で家族が対応可能なプランを提案し，患者・家族の意思決定を促し，家族の考えを尊重したゴール設定ができるような援助が必要である．

● 介護技術の習得

　在宅で家族が介護する場合は，食事・排泄・保清などの必要な介護技術を習得するための援助が必要である．家族が自信をもってケアができるよう，介護技術の習得に向けた計画的な介入も重要となる．

● 退院後の適切な受診行動に向けた介入

　退院後の病状悪化を判断し，病状変化時の受診行動ができるように家族へ指導をしておくことも必要である．些細なことで不安が募り精神的に不安定になることもあれば，重要な病状変化を楽観的にとらえて，受診行動をとらない場合もある．病状や注意すべき症状などに関して，家族が判断できるよう情報の提供を行い，理解を得るような介入をしておくことも，家族看護において重要である．

　最後に，家族看護においては患者・家族に寄り添うパートーナーシップが必要である．医療者は，家族を導くものだと考えがちであるが，患者と家族の自己決定を尊重し，家族の思いに寄り添うことが大切である．医療者の価値観だけで家族を評価するのではなく，ありのままの家族を受け入れ，それぞれの家族に合わせた必要な援助を行うことが，看護師には求められている．

3 地域や社会資源との連携と調整

　高齢化が進み2025年（平成37年）には，約5.5人に1人が75歳以上の高齢者になると推測されている（厚生労働省より）．そのため，このような社会構造や医療を取り巻く環境の変化に対応した，より効率的で質の高い医療提供体制を構築する必要がある．医療機関においては機能分化が進み，「病院完結型医療」から「地域完結型医療」へと変化しており，「病院・病床の機能の明確化・強化」「在宅医療・連携医療の推進」「医療従事者間の役割分担とチーム医療の推進」に積極的に取り組んでいく必要がある（図1）．

　突然発症する脳卒中患者の場合，後遺症（身体の機能障害）を残す重篤な症例，また全身管理のため廃用症候群をきたしたり，認知症の進行がみられる症例も多いのが現状である．

　国立循環器病研究センター（以下，当センター）では，平成12年から「地域リハビリテーション推進事業」として行政とタイアップして，急性期病院，回復期病院，維持期施設が連携し，医療サービスが切れ目なく有効に提供される体制づくりがなされている（図2）．具体的には，脳卒中での入院後，回復期リハビリテーション病院への転院が予測される患者全員に対して，入院7日以内に医師が「豊能圏域脳卒中地域連携診療計画書」（図3）を用いて説明し同意を得て実施してい

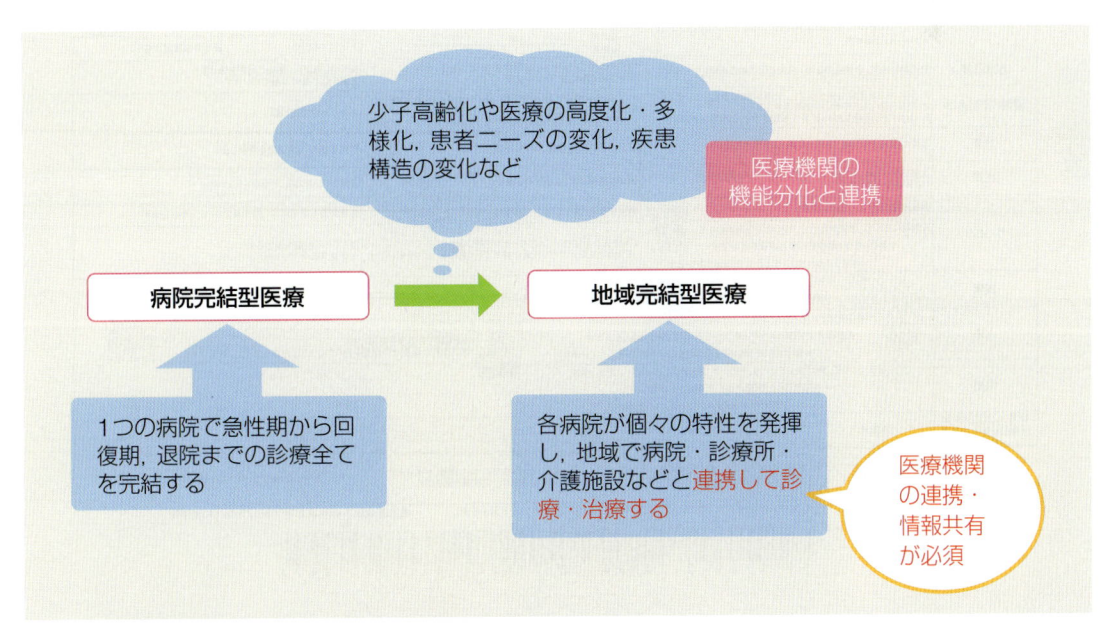

図1 「病院完結型医療」から「地域完結型医療」へ

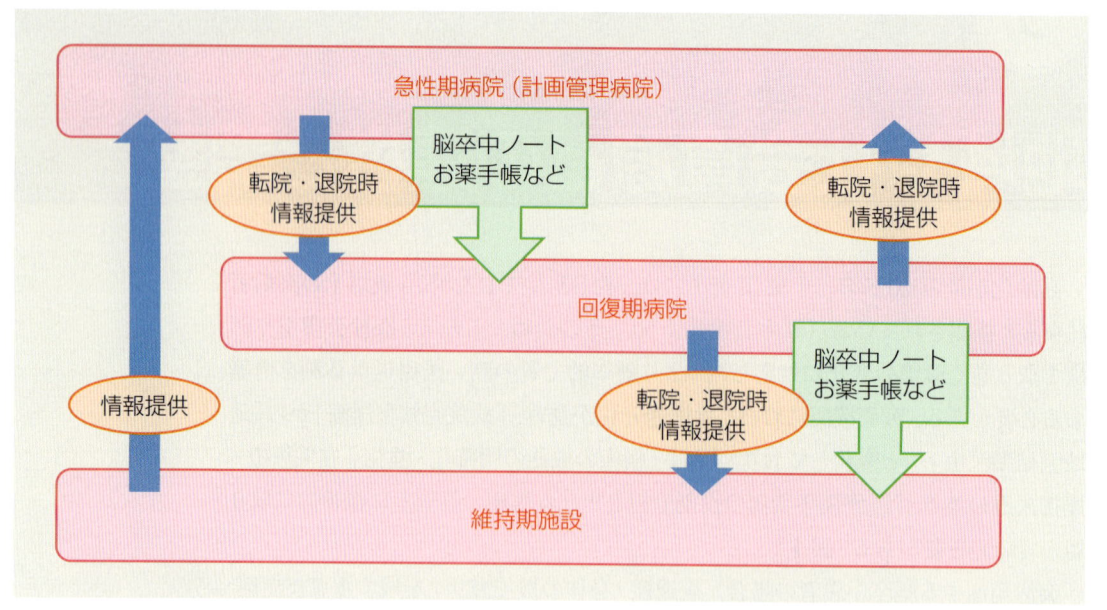

図2 脳卒中連携パスのフロー

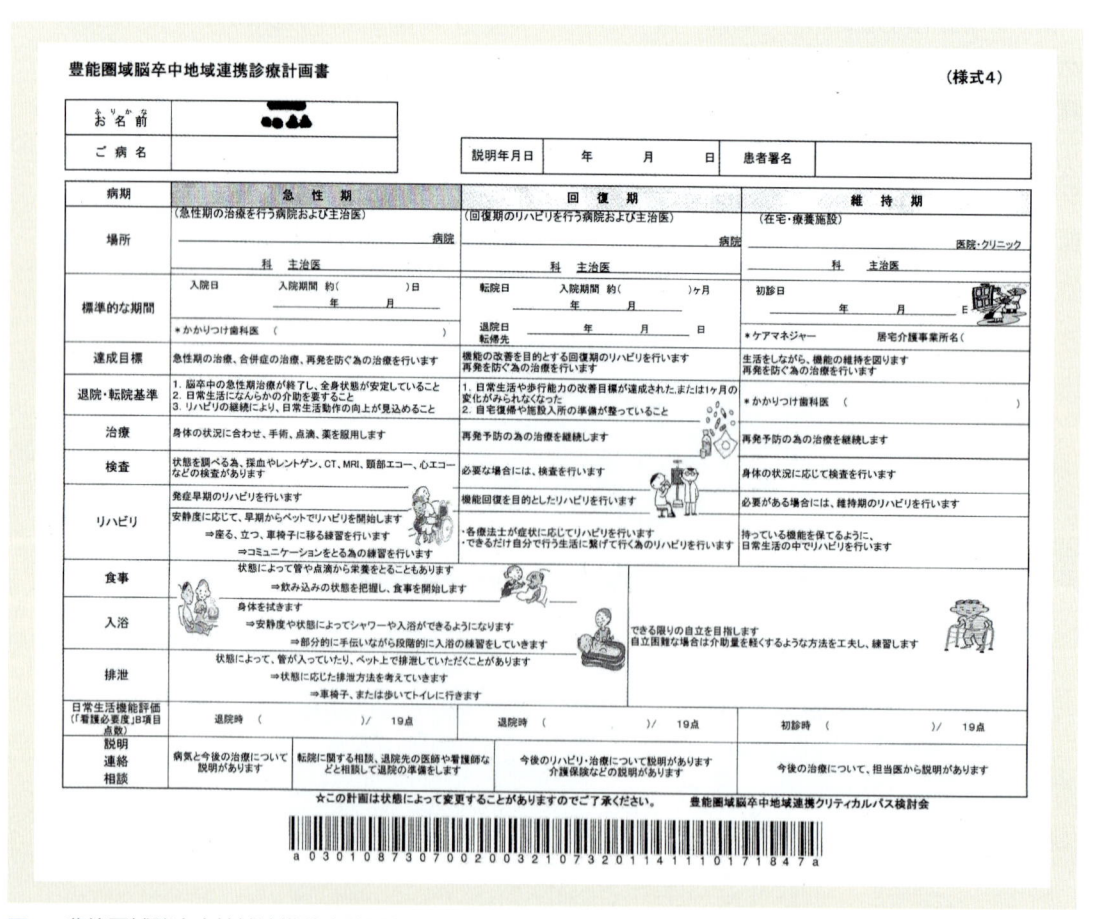

図3 豊能圏域脳卒中地域連携診療計画書

る．また，患者が転院や退院などで療養環境が変わっても，切れ目のない適切な医療・福祉サービスを継続して受けることができるように『脳卒中ノート』(図4)を作成し活用している．この脳卒中ノートは，当センターと近隣施設が連携して活用する医療連携クリティカルパスのツールの一つである．

地域連携とは，それぞれの医療機関の機能を有効利用するために，病院と診療所，あるいは病院同士が連携し，患者に効率的で適切な医療を提供することをいい，退院後の治療・療養の継続をどこで誰が責任をもって行うのかという環境を整えることが，患者・家族の安心につながるのである．

当センターの場合は，入院患者全員に「退院支援スクリーニングシート」を作成し，退院支援介入の必要性の有無をチェックし，早期から医療ソーシャルワーカー（MSW）が介入している．MSWも診療科のカンファレンスに参加し，患者の病状や医師の治療方針の把握に努めている．

退院支援と退院調整

退院支援とは

患者が自分の病気や障害を理解し，退院後も継続の必要な医療や看護を受けながら，どこで療養するのか，どのような生活を送るのかを自己決定するための支援のこと．

退院調整とは

患者の自己決定を実現するために，患者・家族の意向を踏まえて，環境・人・物を社会保障制度や社会資源につなぐなど，マネジメントの過程のこと．

退院計画とは

個々の患者・家族の状況に応じて適切な退院先を確保し，その後の療養生活を安定して送れるように，患者・家族への教育指導や諸サービスの適切な活用を援助するための病院においてシステム化された活動・プログラムのこと．

退院支援の目的

- 患者・家族が安心して退院することができる．
- 患者の治療・介護のスムーズな移行．
- 患者が再発を予防しながら生活ができる．

> **ここが重要！**
> ▶チームで目標を共有し，協働して退院支援することが大切．
> ・退院支援が必要な患者を早期に把握する．
> ・医療チームでゴールを共有する．
> ・病院用の医療管理ではなく，在宅用にアレンジする．

図4 『脳卒中ノート』(抜粋)

目次

- 脳卒中が疑われる症状　　　　　　　　…　3

<脳卒中ノートについて>
- ご本人、ご家族のみなさまへ　　　　　…　4
- ―ご安心ください―　　　　　　　　　…　6

<基本情報>
- ご本人、ご家族の記入の手引き　　　　…　7
- わたしの覚え書き　　　　　　　　　　…　8
- 自宅以外の連絡先　　　　　　　　　　…　9
- 生活環境　　　　　　　　　　　　　　…　10
- 脳卒中以外の病気　　　　　　　　　　…　11
- 既往歴、福祉制度　　　　　　　　　　…　12

<急性期病院>
- 急性期病院のスタッフの方へ　　　　　…急 1
- 急性期病院退院時の情報　　　　　　　…急 2
- 急性期病院退院時検査データ添付ページ …急 5
- 画像診断　　　　　　　　　　　　　　…急 6
- 急性期退院時機能評価(FIM)（A4版）　 …急 8
- 口腔ケアシート（急性期）　　　　　　…急 9
- 退院おめでとうございます　　　　　　…急12
- メモ　　　　　　　　　　　　　　　　…急14

<回復期病院>
- 回復期病院のスタッフの方へ　　　　　…回 1
- 回復期病院退院時の情報　　　　　　　…回 2
- 回復期病院退院時検査データ添付ページ …回 6
- メモ　　　　　　　　　　　　　　　　…回 7
- 回復期退院時機能評価(FIM)(A4版)　 …回 8
- 口腔ケアシート（回復期）　　　　　　…回 9

―1―

- 回復期病院退院時の情報（その他）　　…回15
- 回復期退院時指導事項　　　　　　　　…回16
- 退院おめでとうございます　　　　　　…回17

<かかりつけ医>
- かかりつけ医の先生へ　　　　　　　　…か 1
- 危険因子のコントロール状況　　　　　…か 2
- 血液検査　　　　　　　　　　　　　　…か 8
- 検査データページ　　　　　　　　　　…か10
- ワーファリン服用中の方へ　　　　　　…か12
- ワーファリンコントロール　　　　　　…か13
- リハビリ・入浴の中止基準　　　　　　…か14
- メモ　　　　　　　　　　　　　　　　…か15

<在宅生活>
- 在宅生活支援スタッフのみなさまへ　　…在 1
- 在宅でのADL情報　　　　　　　　　　…在 2
- IADL尺度　　　　　　　　　　　　　 …在 3
- 口腔ケアシート（在宅期）　　　　　　…在10
- 口腔ケア時系列記録　　　　　　　　　…在16
- 介護保険・ケアプラン　　　　　　　　…在18
- 訪問看護・訪問リハビリ　　　　　　　…在20
- 在宅期機能評価(FIM)（A4版）　　　　…在22
- 服薬チェック表　　　　　　　　　　　…在23
- 残薬チェック表　　　　　　　　　　　…在24
- 連絡帳　　　　　　　　　　　　　　　…在25
- 嚥下食レベル区分における物性の特徴　…嚥下食

<参考資料>
- 豊能圏域脳卒中地域連携
　クリティカルパス検討会議委員名簿　　…名簿1

―2―

脳卒中が疑われる症状

- 急に半身の手足に力が入らなくなった。
- 急に半身がしびれてきた。
- 急にろれつが回らなくなった。
- 急にしゃべれなくなった、またはわけの分からない言葉をしゃべるようになった。
- 急に片方の眼が見えなくなった、または視野の半分が見えなくなった。
- 急にめまいがして、歩けなくなった。

以上のような症状が出た場合には、ただちに急性期病院に電話をしてください。

脳梗塞の場合、**発症後2時間以内**に病院に到着することが重要です。

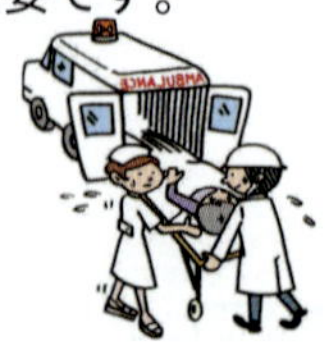

―3―

ご本人、ご家族のみなさまへ(1)
― 住み慣れた地域での新たな生活を目指して ―

1. 「脳卒中ノート」について

　「脳卒中ノート」は、急性期病院入院時からリハビリ期、そして病院を退院してからの在宅かかりつけ医や在宅支援スタッフなどに関わっていただく維持期にわたるまで、患者さまご自身やご家族に持っていただくものです。

- 患者さまの病気の内容や治療経過、検査結果、日常生活動作の変化などを、関わっていただく医師や看護師、リハビリ・介護スタッフなどに記載いただき、療養環境や状況が変わっても、切れ目のない適切な医療・福祉サービスを継続して受けることを助けるためのノートです。
- ご本人にあった社会復帰が円滑に進むために持っていただく大切なものであり、受診のときは必ずお持ちください。
- また、ご本人、ご家族が、記入できる欄を設けてありますので、乳幼児とお母さんの大切な記録の「母子健康手帳」のように、心の拠り所として活用していただけたらと思います。

2. 「脳卒中地域連携パス」とは

- 「脳卒中ノート」が普及することで、保健・医療・福祉等関係機関の連携が進み、それぞれのサービスが切れ目なく、効果的にご本人、ご家族に提供される仕組みのことを「脳卒中地域連携パス」と呼びます。豊能圏域では、「脳卒中地域連携パス」が拡がり、地域医療連携システムが確立することを目指しています。

―4―

退院支援の実際

退院支援が求められる背景にある家族の心情を図5に，退院支援のプロセスを図6に，行われがちな患者・家族本位ではない介入例を表1に示す．

脳卒中患者の場合，突然に発症することが多いため，入院前に社会資源が活用されていない場合が多い．また，入院前に何らかの社会資源を活用していたとしても，病状の変化に伴い，再審査やプランの変更をしなければならないこともある．したがって退院に向けての準備では，患者・家族の背景を把握し，継続できる無理のない支援を取り入れなければならない．

退院や転院に不安を抱く患者・家族には，地域医療連携のメリットを十分に説明し，不安の軽減に努める．

●地域医療連携のメリット

- 一部の医療機関に患者が集中することが避けられ，診療の待ち時間が短縮できる．
- かかりつけ医をもつことで，身近な医師に気軽に相談できる．
- 病状に応じ，適切な医療機関で持続性のある的確な医療が受けられる．

退院支援も退院調整も，看護師だけでは行うことはできない．当センターでは，医師，看護師，理学療法士，言語療法士，MSW，栄養サポートチーム（NST）な

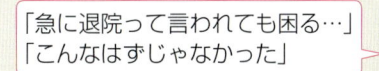

図5 退院支援が求められる背景にある家族の心情

「急に退院って言われても困る…」
「こんなはずじゃなかった」

- こんな医療管理，家でできるの？
- 介護したことがないから自信がない
- 高齢者の2人暮らしだから介護できない
- まだ1人でトイレに行けないのに困る
- 病院から追い出される
- 病気が悪くなったら心配
- 階段が昇れないと困る
- 往診してくれる医師がいない

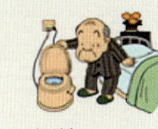

など

図6 退院支援のプロセス

「退院支援のプロセス」を早期から始動する

入院
- 第1段階：退院支援が必要な患者を把握する
- 第2段階：生活の場に変えるためのチームアプローチをする
- 第3段階：地域・社会資源との連携調整

退院

表1 患者・家族本位ではない介入例

- 医師の判断で退院日を決定し，家族は「家では無理です」と主張する
  ⇒そのような状態のまま退院支援・転院調整を開始
- 病院で行っている医療管理方法を退院まで継続し，そのまま指導する
  ⇒1日4回のバイタルサインのチェック，インスリン注射，2時間ごとの体位変換，おむつ交換，1日3回の経管栄養
- 安全面を優先する対応
  ⇒転倒防止のため退院直前まで排泄介助，看護師管理の配薬，食事介助　など

ど多職種協働によるチームで,患者の目標に向かって問題解決をする目標指向型アプローチを行っている.

● 文献
1) 峰松一夫総監,伊藤文代編:新版 国循SCU・NCU看護マニュアル.メディカ出版;2014.
2) 豊能圏域脳卒中地域連携クリニカルパス検討会:脳卒中ノート.
https://www.city.toyonaka.osaka.jp/kenko/kenko_hokeneisei/chiikiiryo_suishin/a00105006001000001.files/E11nousyoccyuunote.pdf

4 脳血管リハビリテーション

リハビリテーション

リハビリテーションとは

　リハビリテーションとは，全人的・全人格的な権利や資格・身分の回復を意味し，単に麻痺の機能回復や筋力強化などの部分的な意味にとどまらず，人間全体としての「人間らしく生きる権利の回復」を意味するものである．

　脳卒中は，血管の破綻や狭窄，閉塞に起因し，その部位および広がりにより複雑多岐な障害像を呈し，その程度はさまざまであるが，多くは何らかの後遺症（障害）を残す．この後遺した障害をもったまま，いかに人間らしく生きていくかがリハビリテーションそのものである．それには，残存した機能を最大限に活用し，また，代償手段としての補装具の使用，住宅改造およびベッドや車椅子の貸与などの社会資源を活用することにより，日常生活動作（ADL）の拡大のみならず生活の質（QOL）の向上が図られる．

リハビリテーション医療

　リハビリテーション医療はチーム医療ともいわれる．それは医師を中心とし，看護師，理学療法士（PT），作業療法士（OT），言語聴覚士（ST），医療ソーシャルワーカー，薬剤師，栄養士など多くのスタッフとのチームワークが不可欠である．それだけに職域を越えて情報提供し，他職種の専門性や能力を信頼し，医療チーム間で密に連携をとりながら，共有かつ統一した方針のもとに最良のリハビリテーション医療の提供をしなければならない（図1）．

　国立循環器病研究センター（以下，当センター）の脳血管内科部門でもリハビリテーションカンファレンスを週1回実施している．方針の決定事項は，現在の患者の能力の把握，ゴール設定，自宅退院か転院（回復期リハビリテーション病院または療養型病院）か，介護サービスの利用の必要性，などである．転院を検討する際は，患者や主たる介護者の住所などを考慮し，スムーズに転院ができるように調整する．

急性期のリハビリテーション

急性期のリハビリテーションの役割

　脳卒中急性期治療の特徴は，①救命救急医療，②後遺症などの機能障害に対

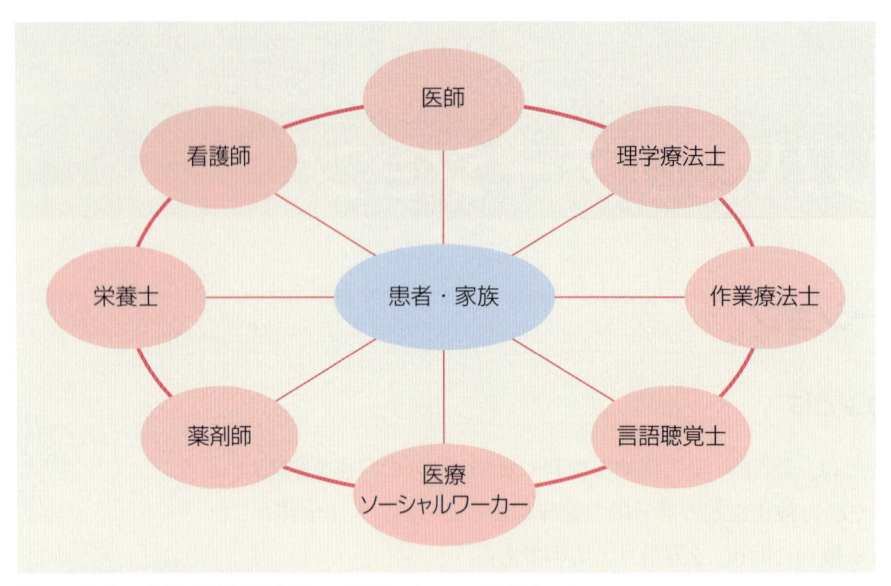

図1 患者・家族を取り巻くリハビリテーション医療チーム

する対策，③肺炎などの合併症や再発の予防と治療，④廃用症候群の予防，が主体である．リハビリテーションは発症後あるいは術後で病態が不安定な状態でも，脳血管疾患の治療と併行して，全身のリスク管理を行いながらベッドサイドで実施する．特に廃用症候群および誤嚥性肺炎などの合併症の予防において重要な役割をもっている．

> **ミニ知識** 『脳卒中治療ガイドライン2015』における急性期リハビリテーションに関する推奨
> 不動・廃用症候群を予防し，早期のADL向上と社会復帰を図るために，十分なリスク管理のもとにできるだけ発症後早期から積極的なリハビリテーションを行うことが強く勧められる（グレードA）．その内容には，早期座位・立位・装具を用いた早期歩行訓練，摂食・嚥下訓練，セルフケア訓練などが含まれる[1]．

障害像の把握（表1, 2）

●脳血管疾患による障害（表1）

脳血管疾患による障害には，器質的な損傷によって直接生じた一次的障害と，

表1 脳血管疾患による障害

一次的障害	・意識障害 ・精神機能障害：知能低下，自発性低下，認知症，性格変化 ・高次脳機能障害：失語，失行，失認 ・運動障害（中枢性麻痺）：運動麻痺（片麻痺，単麻痺，四肢麻痺，交代性麻痺），筋緊張異常，不随意運動，運動失調 ・感覚障害：表在感覚（触覚，痛覚，温度覚）異常，深部感覚異常，異常感覚，中枢性疼痛（視床痛） ・その他：発汗異常，浮腫，熱感
二次的障害	・随伴症状：麻痺肢の関節の拘縮と変形，麻痺肢の廃用性筋萎縮，廃用性骨萎縮，不動による心・肺機能低下 ・合併症：感染症（尿路・呼吸器系），褥瘡，静脈血栓の形成，起立性低血圧，摂食不良による低栄養状態

それに続発・合併する二次的障害とがある．一次的障害は避けられないものであるが，二次的障害は適切な処置により最小限にとどめることが可能であり，発症後早期からのリハビリテーションの介入が必要である．

● **障害の分類**[2]

障害を以下の3つのレベルに分類し，各レベルにおけるゴールを各々に設定し，並行してリハビリテーションを行う．

機能・形態障害

上下肢の麻痺，感覚障害，失語，失認などの神経脱落症状である．医学的な予防・治療などのアプローチが必要であり，急性期のリハビリテーションもこれに含まれる．慢性期にも継続する必要がある．

表2　脳卒中患者の障害像把握のための情報

間接的情報	直接的情報
背景因子 ● 年齢 ● 性別 ● 既存疾患 　・脳卒中　・認知症　・変形性関節症 　・心疾患　・パーキンソン病（症候群） **医学的情報** ● 診断名 　脳梗塞 　　・アテローム血栓性脳梗塞 　　・心原性脳塞栓症 　　・ラクナ梗塞 　　・その他の脳梗塞 　脳出血 ● 基礎疾患 　・高血圧　・心疾患（心房細動） 　・糖尿病　・脂質異常症 ● 画像所見 　・CT　・MRI　・MRA　・脳血管撮影 ● 合併症 　・肺炎　・心房細動　・虚血性心疾患 　・上部消化管出血　・痙攣　など ● 外科的処置の有無 　・血腫除去術　・外減圧術 ● 安静度 ● 現病歴および経過 　・意識状態（精神・心理機能を含む） 　・高次脳機能障害（失語，失認，失行） ● 処方（服薬状況） 　・降圧薬　・抗凝固薬 　・抗うつ薬　・眠剤	**神経徴候・症状の評価** ● 意識状態（精神・心理機能を含む） 　・ジャパン・コーマ・スケール（JCS） 　・グラスゴー・コーマ・スケール（GCS） ● 高次脳機能障害 　・失語　・半側空間無視　・半側身体失認 　・病態失認　・プッシャー（Pusher）現象　・失行 ● 脳神経機能 　・眼球運動機能　・視野　・複視 ● 片麻痺運動機能テスト 　・Brunnstrom recovery stage test 　・上田による片麻痺機能テスト ● 筋緊張 　・腱反射　・クローヌス　・安静時筋緊張 　・姿勢時筋緊張 ● 感覚機能 　・表在覚　・深部覚　・異常感覚（しびれ） 　・中枢性疼痛（視床痛） ● 協調運動（失調） ● 体幹機能 　・吉尾らのNTPステージ（頸，体幹，骨盤の運動機能評価） ● 関節可動域テスト（麻痺側肩関節の痛み，肩関節の亜脱臼の評価を含む） ● 筋力テスト ● 不随意運動 ● 病的反射 **基本的動作の評価** ● 姿勢・動作パターン分析 ● 歩行分析 **ADL評価** ● バーセル（Barthel）指数 ● 機能的自立度評価法（FIM）

能力障害

日常生活の制限やコミュニケーション障害など人間個体レベルでの障害である．杖・装具など補助具の使用やADLなど，「適応」的なアプローチが行われる．機能訓練室での訓練が含まれる．また，訓練は病棟や家庭においても継続する必要がある．

社会的不利

乗り物や公共施設の使用困難，職場復帰への不利など社会的存在レベルでの障害である．家屋の改造，家族指導，職業的・社会的リハビリテーションなど，「環境改善」的なアプローチが必要である．

● 予後予測

重症例であればあるほど急性期医療は救命を主とした生命予後に重点がおかれる．リハビリテーションの見地に立つと，患者の生活レベルを直接に反映する機能・能力予後が重要である．表2の脳卒中患者の障害像把握のための情報をもとに総合的に判断することによって，患者の予後が予測可能となる．

急性期のリハビリテーションの実際

廃用症候群を予防・軽減するには安静臥床を短時間に解除すること，またADLの早期獲得を可能にするためには早期離床を図ること，が重要である．適時に病態や障害などの評価と全身のリスク管理を行いながら，適切な安静臥床期間の設定を行う．

● 安静臥床

重度の意識障害あるいは運動麻痺のある患者には，褥瘡，関節拘縮，筋萎縮などの二次的障害が生じやすいため，早期から良肢位保持（ポジショニング），体位変換，関節可動域（ROM）訓練を施行する必要がある．

良肢位保持 （ポジショニング）	・脳卒中患者に生じやすい拘縮（股関節外転外旋位，尖足位，肘屈曲位）や浮腫の予防などの目的で行われる ・関節拘縮予防に関しては，関節可動域（ROM）訓練がより効果的である
体位変換	・褥瘡の生じやすい仙骨部，踵骨部にクッションを置いて圧を分散させる ・低反発マットレスや高機能エアマットレスなどを使用して褥瘡を予防する

関節可動域（ROM）訓練

- 脳卒中患者は筋緊張の異常などにより，特徴的な異常姿勢をとりやすい．この姿勢の持続により，関節拘縮，変形，浮腫，安静・運動時痛などが生じる．これらを予防・矯正し，正常ROMを維持するために行う

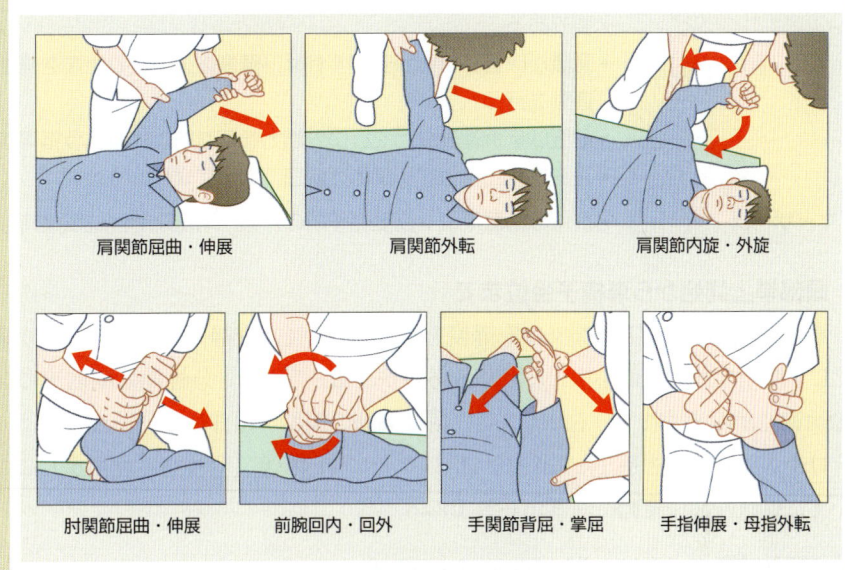

肩関節屈曲・伸展　　肩関節外転　　肩関節内旋・外旋

肘関節屈曲・伸展　　前腕回内・回外　　手関節背屈・掌屈　　手指伸展・母指外転

上肢関節可動域訓練

看護のPOINT
◎初期の弛緩期には肩関節の亜脱臼や損傷を起こしやすいため，肩関節へのROM訓練には注意を要する．

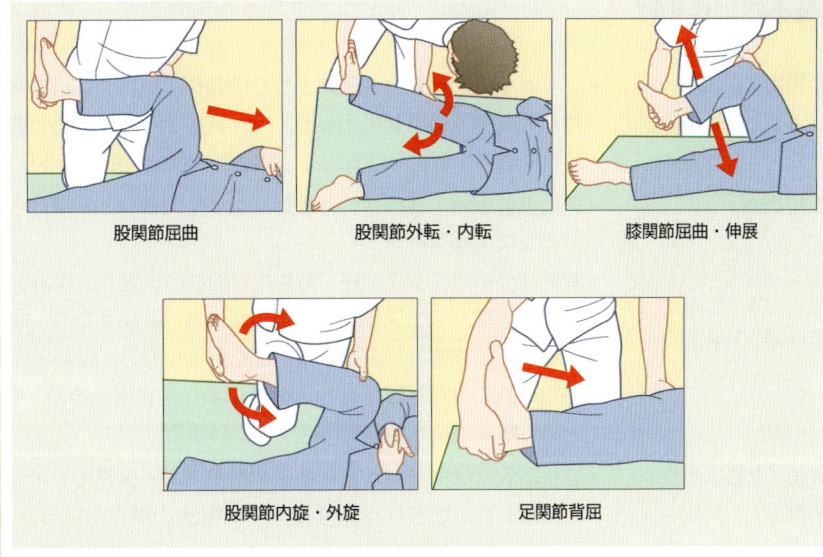

股関節屈曲　　股関節外転・内転　　膝関節屈曲・伸展

股関節内旋・外旋　　足関節背屈

下肢関節可動域訓練

- 疼痛の生じない範囲で，できるだけ全可動域にわたりゆっくりと動かし，各関節5～10回の運動を1日に2度行う

関節可動域（ROM）訓練（つづき）	• 痙性により筋緊張が亢進している場合には，持続的伸張（ストレッチ）訓練がより効果的である • 意識障害のある患者には，麻痺側だけでなく健側の関節可動域の評価と訓練も必要である • 意識が改善し状態が安定すれば，健側の上下肢で患肢を補助し，患者自身で他動運動を行う • 健肢は抵抗運動などを行い，筋力低下を防止するよう指導する • 注意すべき合併症：関節亜脱臼，肩手症候群，骨折
マッサージ	• 局所の循環不全や筋萎縮予防のため，清拭時や体位変換時などを利用して行う

●頭部挙上開始から車椅子坐位まで

病態が安定してくると徐々に安静度を拡大していく．安静期間はできる限り短くし，廃用症候群を最小限にとどめる必要がある．しかし，急性期は脳血流の自動調節能が障害されているため，坐位耐性訓練の開始（頭部挙上）においてはアテローム血栓性脳梗塞（ATBI）やBADタイプの脳梗塞（分枝粥腫型梗塞）については症状や血圧変動に注意が必要である．

回復期のリハビリテーション

坐位耐性訓練をクリアし車椅子坐位が可能となると，立位や歩行などの基本的動作を獲得するための積極的な理学療法が始まる．

基本的動作訓練

起居動作訓練	• ベッド上での寝返りや起き上がりの動作の獲得は，自力坐位の獲得の前段階であり，入院生活の場を考えると，ベッド上での活動範囲の拡大につながる • 片麻痺患者の寝返りは原則として健側へ寝返り後，健側の上肢で支えて起き上がる
坐位訓練	• 自力坐位保持の獲得は，まず静的な坐位バランス訓練から始め，次に動的な坐位バランス訓練を行う • 静的な坐位バランス訓練：背もたれのない状態での保持を目的とした訓練 • 動的な坐位バランス訓練：坐位姿勢に外力を加えたり，また坐位姿勢で自動によるリーチ動作および重心移動などを行うもので，姿勢の保持能力を高める訓練 • 坐位保持の獲得は臥床からの解放により，食事・排泄・整容などADLの拡大が図れ，精神的にも自発性の向上につながる
立位（立ち上がり）訓練	• 立位の安定はベッドから車椅子や便座（ポータブルトイレ）への移乗に直結するものであり，さらなる院内ADLへの拡大の基本となる
移乗訓練	• 原則的に片麻痺のある患者の場合，ベッドから車椅子への移乗時は，車椅子は健側に設置する • 車椅子からベッドに戻るときは，ベッドが健側にくるように設置する

看護のPOINT ◎健側から移動することで，体の回転角度が小さくてすむ．

歩行訓練

平行棒内歩行
- 多くは平行棒内より歩行訓練が開始される．平行棒内では3動作（常時2点支持）歩行を原則とし，健手→患足→健足の順に進む

杖歩行
- 平行棒内歩行が安定すれば，4脚杖そしてT字杖を使用した歩行訓練に移る
- 杖歩行の初期段階では3動作歩行から行い，杖→患足→健足の順に進む

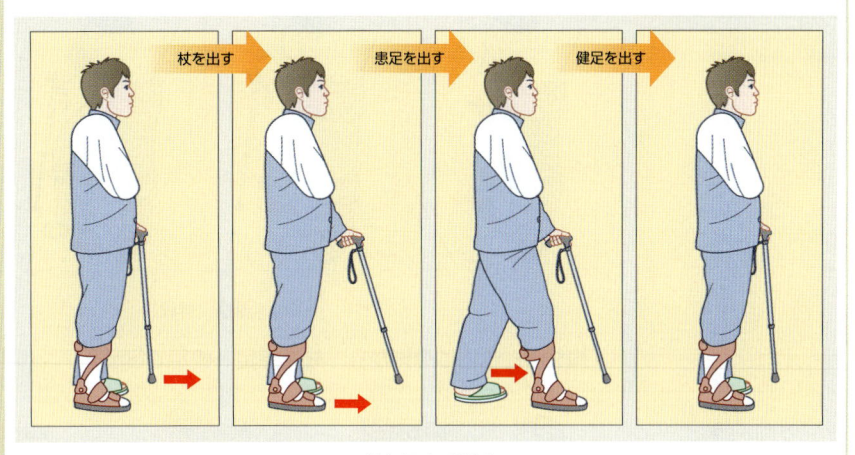

杖歩行（3動作）

- 3動作での杖歩行が安定すると，2動作（2点1点支持）歩行へと進む

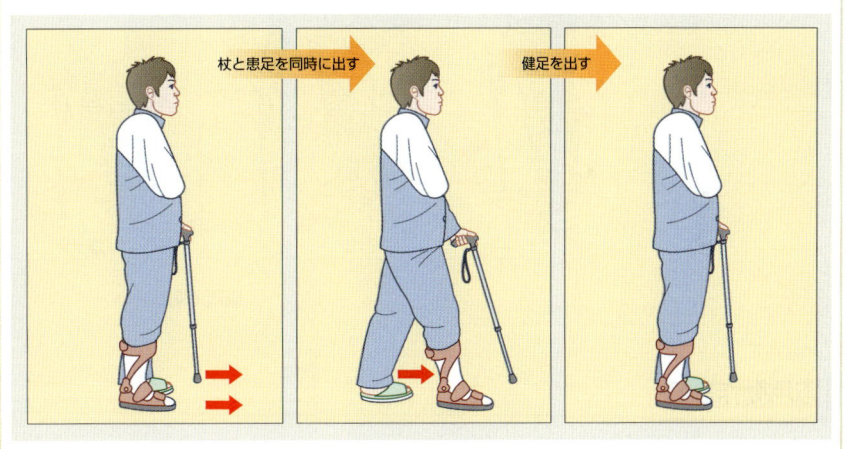

杖歩行（2動作）

- 以後は杖歩行訓練を積極的に行い，歩行距離の延長，歩行速度の向上を図り，併せて階段や屋外などでの応用歩行訓練も行う

歩行訓練
（つづき）

階段昇降

- 階段を昇るときには健側から，杖→健足→患足で行う

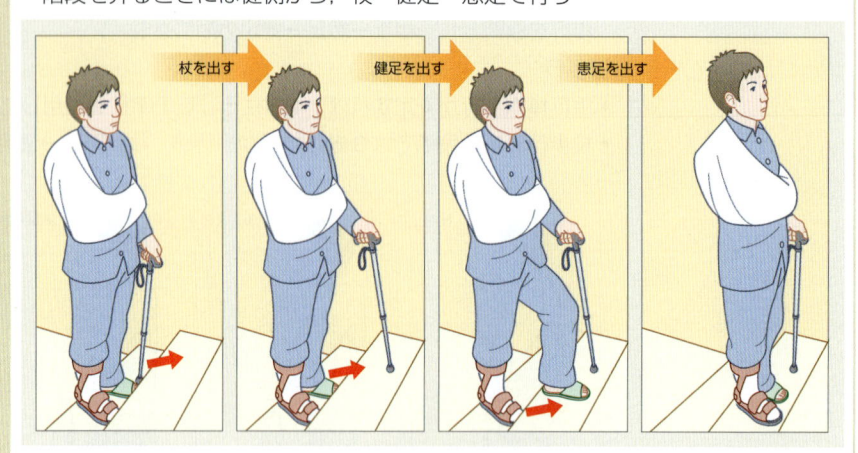

杖を出す　健足を出す　患足を出す

階段（昇段）

- 降りるときには患側から，杖→患足→健足で行う

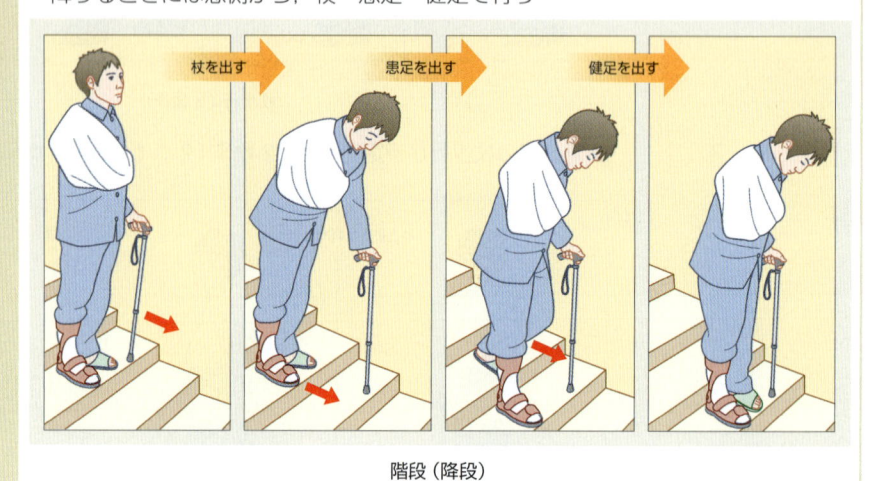

杖を出す　患足を出す　健足を出す

階段（降段）

応用動作訓練

　作業療法では食事，整容，更衣，排泄，入浴などの応用動作能力の獲得を目的に訓練が行われる．そのほかに上肢の機能訓練，手芸や工作などの作業を通して行う訓練，利き手交換訓練，家事や職業上必要とされる能力などに対する訓練も行う．

　これらは病床および病室での日常生活に直結する動作であるため，実際の場面でも生かされるよう配慮しなければならない．ADLの評価を正しく行い，まずは低い目標から始めて，自立に向けて段階的に進めていく．

　麻痺や高次脳機能障害の程度に応じて環境整備，危険防止，看護介入を行う．患者にも自覚をもたせ，自ら危険防止に努められるよう指導を行っていくことが大切である．

食事	・食事は発症後最も早くから訓練すべきADLの課題である ・麻痺の程度に応じて使いやすいスプーン，フォークなど補助具を使用する ・患側手で茶碗などを持つことができない場合は，テーブルの上に安定して固定しておける滑り止めマットや吸盤を用いるとよい ・半側空間無視のある患者に対しては配膳台の位置を変えたり，無視側にマーカーをつけるなどの工夫を行う
整容	・生活にメリハリをつけてリズムを整えることは重要である ・ひげ剃りや歯磨きなどの整容は極力自力で行ってもらう ・利き手が麻痺している場合には，患者の負担に配慮しながら利き手交換訓練を行う
更衣	・食事や整容に比べると難度の高い行為である ・服を着る場合は袖を通すのは患側→健側，脱ぐ場合は健側→患側の順序で行う．ズボン着脱も同様である
排泄	・自立に対するニーズの高い行為である ・トイレ動作には立つ，座る，移動などの動作に加え，ズボンや下着の上げ下げ，後始末など多くの動作が要求される．よって個々の患者の能力に応じて，できない動作のみを補うようにする
入浴	・セルフケアのなかで最もダイナミックな動きを必要とする難しい行為である．洗体については，自力でできる部分はブラシなどを用いて洗い，できない部分は補うようにする ・浴槽内へ入るときは健側から入り，出るときは患側から出る

言語訓練

言語訓練の目的は，さまざまな刺激によって言語の反応を促すことで，神経系を賦活し，失語症の改善を図り，代償手段の訓練によりコミュニケーション方法を確立していくことである．言語障害は種類や程度により患者の症状や理解力も異なるため，それらを見極めたうえで個別的な対応が必要である[1]．

[1]「運動麻痺（構音障害を含む）」の項：p.240参照．

摂食・嚥下訓練

脳卒中患者は嚥下機能をつかさどる神経の障害や意識障害によって摂食・嚥下障害を引き起こす場合がある．嚥下機能を回復するために，支配神経を刺激し，嚥下機能を向上させる訓練を行う必要がある[2]．

[2]「嚥下障害」の項：p.254参照．

回復期のリハビリテーションの実際

●肩関節の保護

亜脱臼は上腕骨を懸垂する肩周囲の筋肉が麻痺したり，関節包が緩んだりして起こる．また，これは弛緩性の麻痺の場合に起こりやすい．

当センターでは，三角巾の使用は運動の妨げとなるため使用していない．重力の影響を受ける坐位・立位時に麻痺側肩関節疼痛や亜脱臼を認める場合に限り，

三角巾やアームスリングを使用し麻痺側肩関節を保護している．重度の感覚障害，半側空間無視，半側身体失認などにより，麻痺側上肢への配慮がなされず上肢を下敷きにして亜脱臼になるおそれがある患者に対してはベッド上臥床時にも三角巾を用いることがある．

● 装具の選択

脳卒中患者の装具は動作獲得能力の向上に影響を及ぼすのみでなく，理学療法を効果的に進行させるための一つの治療法でもある．脳卒中の急性期は運動・感覚機能や筋緊張などの臨床症状が日々変化するため，装具もそれに応じた選定が必要となる．よって，装具は永続的な使用を目的とした処方のみでなく，治療手段として早期から積極的に用い，機能の変化に応じた処方が望まれる．

脳卒中患者に処方される装具の多くは短下肢装具であるが，下肢屈筋痙性の強い場合に長下肢装具が処方されることもある．脳卒中患者に用いられる短下肢装具には症状に応じて金属支柱つきのものから軟性のものまで多くの種類が開発されている．

● リスク管理

リハビリテーションを進めるうえで，血圧変動や心電図変化などのリスクに対する十分な配慮は必須である．血圧は症例ごとの管理が必要であり，安静臥床時の血圧を基準に判断しなければならない．急激な血圧の上昇のみならず下降に対する注意も必要である．心房細動，陳旧性（急性）心筋梗塞などの心疾患の既往のある者に対しては，モニタリング下で心拍数および波形の監視をしなければならない．また，患者からの訴え，顔色，表情，神経徴候などの他覚的所見の変化に対しても細心の注意が必要である．

脳卒中患者は病識の欠如および能力を過信することにより，時に予期せぬ行動をとることが少なくない．その結果，転倒・転落事故を生じることがあるため，行動パターンを把握し，常に観察し，安全に訓練が行える環境を整えることが必要である．

リハビリテーションにおける看護師の役割

急性期

急性期の看護は異常の早期発見のみならず，急性期のリハビリテーション（以下，リハ）による患肢の拘縮や変形，健肢の筋萎縮，褥瘡の予防が中心となる．高齢者では肺炎・膀胱炎などの合併症，ストレスの予防も重要である．

回復期

回復期リハにおける看護師の役割は非常に大きい．患者にとって病棟は治療を受ける場所のみならず，生活の場であり，リハ訓練・指導の実践の場でもある．看護業務は生活援助にとどまらず，患者の生活背景，現在の病状・リハ状況，治

療方針・目標，患者の心理状態を把握し，家族のなかのキーパーソンとの連携を心がける．そして，障害の受け入れ状況なども注意深く観察しながら，リハにおける指導・アドバイス・共感・励まし・精神的サポートを通じて，患者が疾患・障害を受容し，残存機能を最大限に生かし，社会復帰，ADL向上，患者・家族が望むQOLの維持・拡大が図れるよう支援することが重要である．

リハの理解を深める	・患者・家族にリハの意義・有効性を説明する ・障害受容の状況を観察しながら，参加への動機づけを行う
離床を図る	・ベッドの調整：ベッドに座ったときに足底が床にしっかりつくような高さとする．坐位の保持，立ち上がり，車椅子への移乗にもこの高さが必要となる ・ベッドの配置は健側から動作ができるように配置する ・ベッド柵は患者の意識レベル，麻痺の程度，リハの進行状態などに応じて一連柵，二連柵，L字柵などを選択する ・安全にADL拡大が図れるように，ベッド周囲の環境調整も大切である．転倒・転落や外傷予防に努める
できるADLの強化（生活動作能力）	●リハスタッフからの情報をもとに，できるADLを強化する 　排泄 　・ベッドサイドやトイレでの排泄が可能であれば，意識・機能レベルに応じて見守りをし，転倒を防止することが必要である 　歩行 　・歩行訓練も安静度拡大初期は転倒の危険がある．患者と一緒に歩き，転倒を防止すると同時に，安全でよりよい歩行パターンとなるように指導する ●できたことの喜びを共有し，患者の意欲向上を図る ●「するADL」を考える：患者の背景や今後どのような生活に戻るのかを考え，それに向かった援助や指導も大切である
できないADLの介助	・食事，更衣，整容，排泄，入浴などの日常生活の介助が主である 【看護のPOINT】◎時間を要しても介助は最低限に抑える．自立への意欲を損なわないようにすることが大切． ・患者の機能レベルの見極めや評価が重要であり，PTやOTなどのリハスタッフとの情報交換を行う ・専門的知識をもち，離床・移動・歩行・ADL介助や指導にかかわることが望まれる

他職種との連携	・看護師は最も患者の身近にいる存在である．病棟での「できる・している・できないADL」の情報提供を行い，患者の目標に向けたかかわりが大切である ・リハを進めるうえでの問題点などに一早く気づくことも多い．常に問題意識をもちながら患者に接し，医師やコメディカルスタッフとの窓口的な役割を果たす ・リハカンファレンスでPT・ST・OTから報告された「できるADL」と病棟で「しているADL」との差やコミュニケーション上での差が大きいときは，看護師間での評価とかかわりの見直しが必要である
精神的サポート	・看護師は患者・家族の身近な存在であり，患者・家族から最初に悩みや相談をもちかけられる場合が多い．看護師の対応次第ではリハ訓練に対する意欲が左右されるため，精神的サポートは重要である ・障害に対する考え方，受容段階，リハ状況，意欲などを観察・把握しながら，患者・家族の精神的サポートを行う

● 文献
1) 日本脳卒中学会　脳卒中ガイドライン委員会編：脳卒中治療ガイドライン2015．協和企画；2015．p.277．
2) 峰松一夫ほか監，国立循環器病センター看護部編：標準脳血管障害ケアマニュアル．日総研；2003．p.332．

● 参考文献
1) 今井　保：脳卒中片麻痺急性期における装具．理学療法 1998；15：9-13．
2) 峰松一夫編著：脳卒中診療ハンドブック．中外医学社；1998．
3) 尾谷寛隆ほか：脳血管障害に対する理学療法のキーポイント．理学療法 2002；19：821-827．
4) 国立循環器病センター編：循環器疾患の治療指針．第2版．丸善出版；1997．
5) 杉原勝宣ほか：リハビリテーション．総合リハビリテーション 1998；29：23-28．
6) 山口武典監：心原性脳塞栓症．医学書院；2003．
7) 福井圀彦ほか編著：脳卒中最前線―急性期の診断からリハビリテーションまで．第4版．医歯薬出版；2009．
8) 峰松一夫：脳卒中レジデントマニュアル．中外医学社；2010．
9) 菊池晴彦総監，国立循環器病センターNCU看護部編著：国循マニュアルシリーズ　NCU看護マニュアル．メディカ出版；2000．

7章

脳死患者の看護

1 臓器・組織提供と看護

　移植医療は，1997年（平成9年）10月16日「臓器移植法」が施行されたことにより，脳死下での臓器提供が可能になった．その施行には本人の書面による意思表示が必須で，家族の承諾が必要とされた．また，意思表示は民法上の遺言可能年齢に準じて15歳以上を有効としていたため，15歳未満の脳死下臓器提供を行うことはできなかった．

　しかし，2008年のイスタンブール宣言[*1]以降，渡航移植の自粛により移植の道が狭まる可能性などから，2010年7月17日に改正臓器移植法が全面施行された．これにより本人の意思表示が不明な場合は，家族の承諾により臓器が提供できることとなり，さらに15歳未満の脳死下臓器提供も可能となった．

　移植医療にかかわる医療従事者は，移植にかかわる4つの権利（提供する権利，提供しない権利，移植を受ける権利，移植を受けない権利；図1）を尊重し，保障されるよう努める必要がある．

[*1] イスタンブール宣言：「臓器取引と移植ツーリズムに関するイスタンブール宣言」の略称．2008年にイスタンブールで開催された国際会議で採択された宣言．臓器売買・移植ツーリズムの禁止，自国での臓器移植の推進，生体ドナーの保護が提言された．

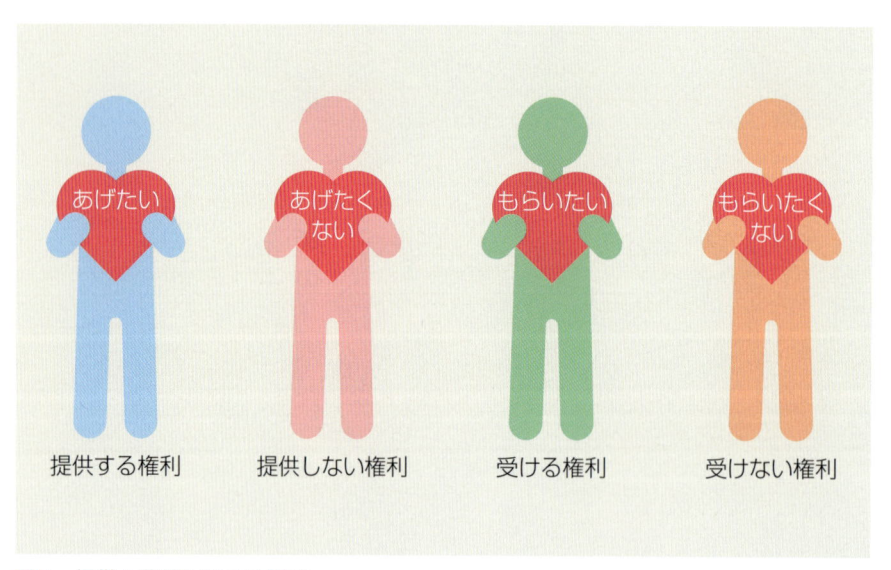

図1　提供と移植に関する権利
（〈公社〉日本臓器移植ネットワークホームページより）

また，「臓器の移植に関する法律」の基本的理念と記した第二条では「死亡したものが生存中に有していた自己の臓器の移植術に使用されるための提供に関する意思は，尊重されなければならない」[1]としている．これを保障するうえで，「提供したい」という意思を尊重するためには時期を誤らず，適切な時期に意思決定の確認を行う必要があり，同時に「提供しない」の意思も尊重されるよう対応することが必要である．

　移植医療は善意による提供がなければ成り立たず，人が亡くなることで成り立つ医療である．そのため，提供される患者とその家族の意思を最も尊重した医療の一つであることを念頭におく必要がある．

　ここでは，移植医療の提供に携わる側から，移植医療に関する知識，看護師の役割，家族への対応について述べる．

臓器・組織提供とは

　臓器・組織提供には，脳死後，心停止後，生体からの提供がある．脳死後の臓器・組織提供では「脳死」を死として受け入れることが必要である．また，臓器・組織提供は，救命医療という最善の医療を尽くしても終末期（看取りの）医療を迎えざるをえない場合の患者の意思，家族の意思を尊重する一つの選択肢になる（図2）．

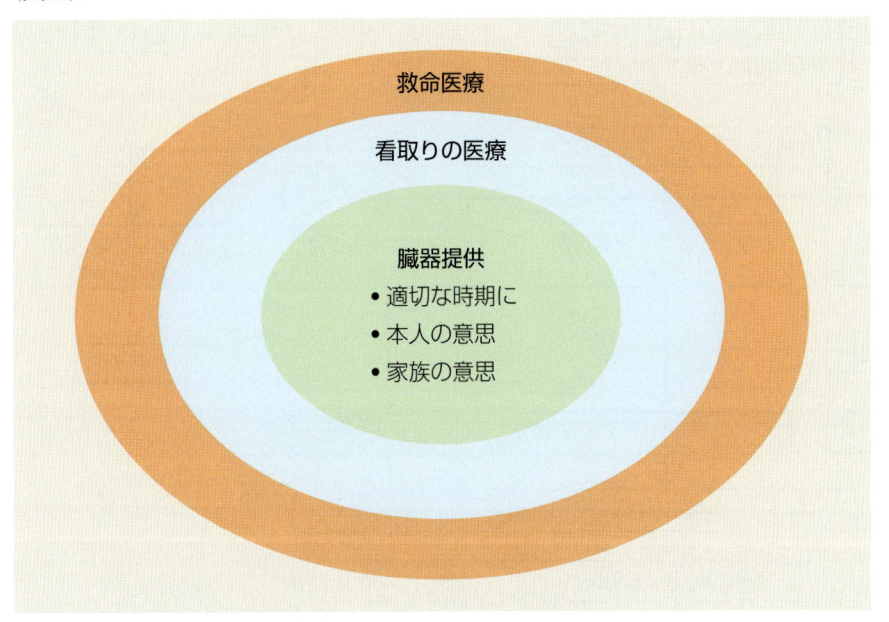

図2　終末期（看取りの）医療の選択肢となる臓器・組織提供

臓器・組織提供の流れ

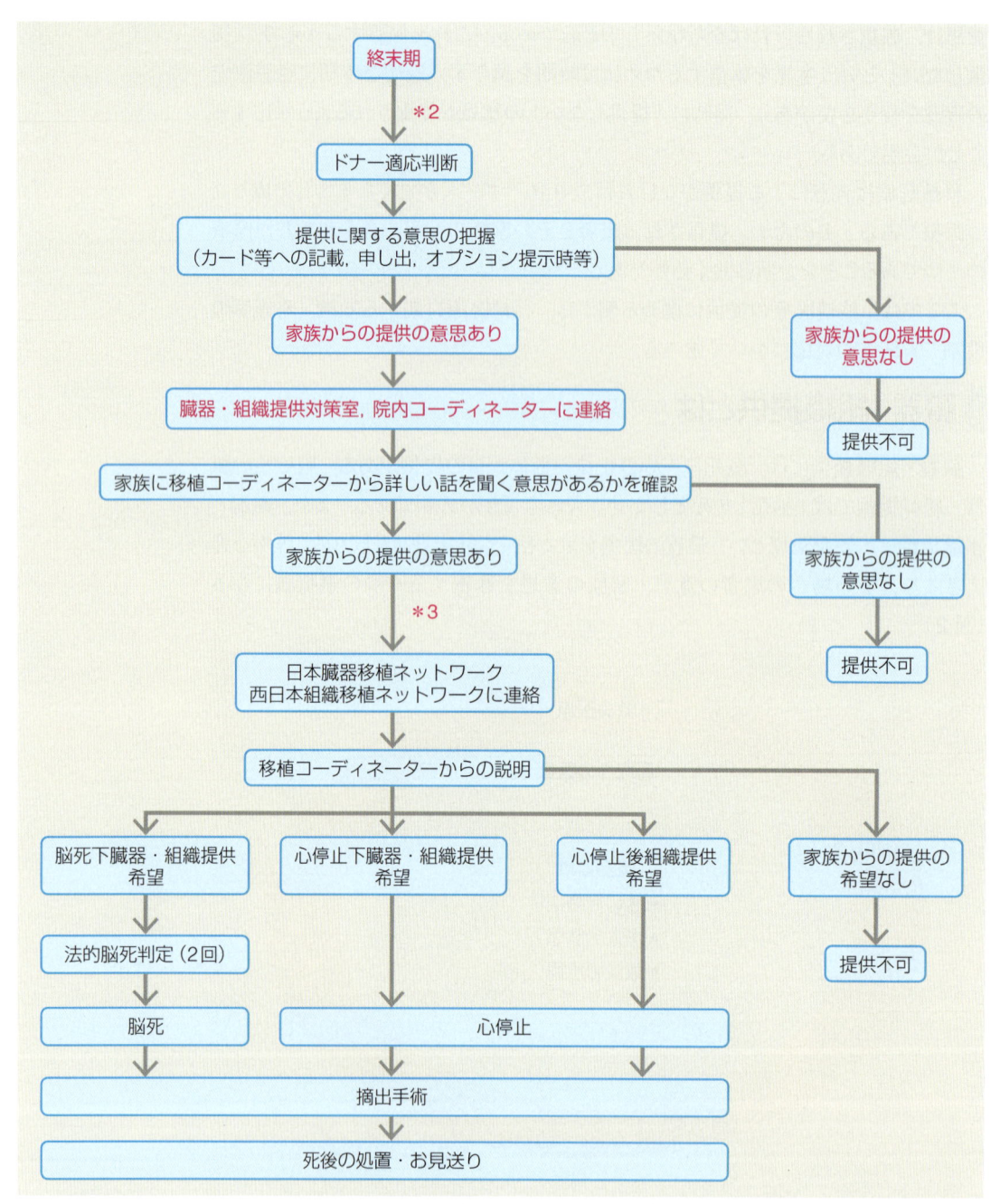

```
終末期
 ↓ *2
ドナー適応判断
 ↓
提供に関する意思の把握
（カード等への記載，申し出，オプション提示時等）
 ├─→ 家族からの提供の意思なし → 提供不可
 ↓
家族からの提供の意思あり
 ↓
臓器・組織提供対策室，院内コーディネーターに連絡
 ↓
家族に移植コーディネーターから詳しい話を聞く意思があるかを確認
 ├─→ 家族からの提供の意思なし → 提供不可
 ↓
家族からの提供の意思あり
 ↓ *3
日本臓器移植ネットワーク
西日本組織移植ネットワークに連絡
 ↓
移植コーディネーターからの説明
 ├─ 脳死下臓器・組織提供希望 → 法的脳死判定（2回） → 脳死
 ├─ 心停止下臓器・組織提供希望 → 心停止
 ├─ 心停止後組織提供希望
 └─ 家族からの提供の希望なし → 提供不可
 ↓
摘出手術
 ↓
死後の処置・お見送り
```

*2 国立循環器病研究センターでは，厚生労働省補助金事業として2005年（平成17年）9月から始まった「診療行為に関連した死亡の調査分析モデル事業」の適応事例かどうかの判断，医師法第21条に基づく異常死の警察届出が必要かどうかの判断を行うために，2006年（平成18年）3月から，副院長らによる重症回診を行っている．重症回診では倫理的問題をはじめ脳死・臓器提供の可能性を検討し，担当医師へ今後の対応を助言するなど，臨床診療の支援に努める．

*3 患者が18歳未満の児童の場合は，臓器・組織提供対策室長が小児虐待対策委員長へ，小児虐待対策委員会の開催を要請する．同委員会で虐待の疑いがないか確認する．

（国立循環器病研究センター：脳死後の臓器提供の施行に関する手順書．平成26年10月 Ver 2.7 より一部加筆）

チーム医療の展開

　主治医，担当医，看護師，院内コーディネーター，移植コーディネーター，臨床検査技師，臨床心理士などさまざまな職種がかかわり，患者家族の意向に沿って同じ方向性で協働する．それには，それぞれの専門職が中立的な立場を保ち，家族が意思決定できるような十分な判断材料を提供すること，決定された家族の意思を尊重することが重要である．

　また，臓器・組織提供にあたっては，決められた手順で確実に進めていくことが求められる．そのため，手順の整備，そのつどの内容確認が必要である（図3）．

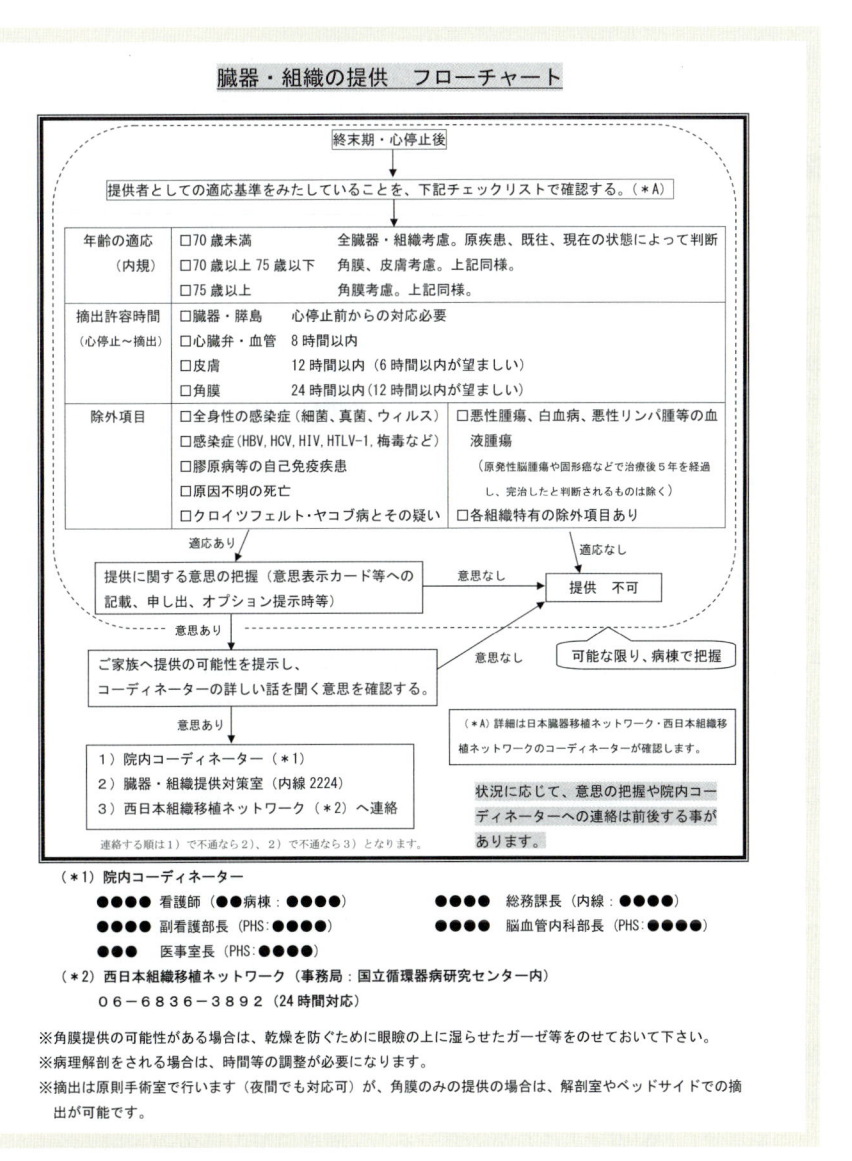

図3　臓器・組織の提供フローチャート
（国立循環器病研究センター臓器・組織提供対策室：医療従事者向け提供マニュアルより）

臓器・組織提供における看護師の役割

　この時期は救命看護ケアから終末期（看取り）看護ケアへの切りかえとなり，看護師には葛藤が生じる．また，患者の状態が最も悪く，心身ともに消耗している家族に対して難しい説明が行われる．家族は患者の状態悪化による悲嘆と臓器・組織提供の意思決定の前で気持ちが揺れ動いている．そのなかで看護師は看護ケアに努めなければならない．

　看護師は，移植医療にかかわる可能性を認識し，脳死，臓器・組織提供について倫理的側面から考え，終末期（看取りの）医療のオプションの一つとして提示することの必要性，提供と移植に関する権利をふまえたうえで，真摯に対応することが必要である．患者家族にとってはつらい時期であるが，可能な限り患者家族の意思決定のもと穏やかに最期のときを迎えられるように配慮し，看護ケアに努める．

意思決定への支援

　家族は，終末期であるとの告知を受け，短時間でさまざまなことを考え，決断しなければならない．その状況下で，臓器・組織提供についてまで考えが及ぶことは困難な場合が多い．したがって患者とその家族の意思に最大限沿うように，個々に応じたケアに努める．

　どの選択肢であっても家族の気持ちは揺れ動くこと，選択する過程で倫理的葛藤を生じることを踏まえる．提供しない意思がある場合は，看護師は患者に合った看護プランに沿ってケアを継続する．また，家族が提供しない選択をしたことによる葛藤が出てくることも考慮したうえで，家族ケアに努める．

　提供したいという意思がある場合は，看護師は患者に合った看護プランに沿ってケアを継続するのと並行して，以下の役割も果たすよう努める．

●家族と移植コーディネーターがよりよい関係がもてるような仲介役となる

　臓器・組織提供に関する詳細な説明は，専門の移植コーディネーターが実施する．臓器・組織提供は本人の意思や家族の総意に基づいて実施されるのが原則であり，看護師が自分の意見を述べたり，押しつけになったりするような行動は避ける．

　家族が提供に関する不安を訴えた場合には，必要に応じて移植コーディネーターに連絡をとり，家族と移植コーディネーターが面談できるよう努める．また，理解できているか，疑問点がないかなどを確認するとともに，心情の変化にも留意し，場合によっては感情を表出できるよう援助する．

●プライバシーを保護する

　プライバシーの保護は，最優先事項である．看護師自身の言動が患者家族，社会に与える影響の大きさを自覚し，配慮することが必要である．同施設での提供と移植の可能性が考えられる場合，プライバシーの保護などの対応は必須である．

　また，プライバシーの保護のみならず，家族の心労へも配慮し，必要に応じて

休息がとれるよう支援する．

● **院内体制と連携する**

　臓器・組織提供時の各部署からの情報収集および各部署への連絡中枢として，国立循環器病研究センターでは臓器・組織提供対策室および院内コーディネーターなどを配置し，対応している．看護師は，それらの部署やスタッフと連携し，情報を共有できるようにし，院内手順を順守している．

　また，入院時の看護基礎情報において臓器提供意思表示カードなどの所持の有無について確認できるような体制をとり，患者の意思を知り尊重する意識が必要である．

● **提供までの流れを把握する**

　看護師は臓器・組織提供の過程で，院内提供体制や院内コーディネーターや移植コーディネーターと協力のうえ，患者・家族の意思を尊重しながら脳死判定および臓器・組織提供に関する患者管理・看護を実施する．具体的には，臨床検査技師と連携し，脳死判定のための検査の迅速・的確な介助，臓器摘出までの呼吸・循環管理，臓器摘出後のご遺体の処置，および全経過を通しての家族への支援である．

● **ドナー管理**

　2回の法的脳死判定により，死亡したものとされたのち，提供される臓器の機能や，全身状態をよりよい状態で維持するために，呼吸・循環などの管理が必要となる（表1）．その際，呼吸・循環動態を安定させるための観察とケアが重要である．

表1　臓器の提供に望ましい検査値

〈成人〉

心拍数	80～100回/分	動脈血酸素分圧（PaO_2）	70～100 mmHg
収縮期血圧	90 mmHg 以上	動脈血二酸化炭素分圧（$PaCO_2$）	30～35 mmHg
平均体血圧	60 mmHg 以上	動脈血酸素飽和度（SaO_2）	95%以上
中心静脈圧	6～10 cmH$_2$O	pH	7.35～7.45
体温	35.5～36.5℃	ヘマトクリット（Hct）	30%以上
尿量	0.5～3.0 mL/kg/時間	血清Na値	130～155 mEq/L
血糖値	120～180 mg/dL	K値	3.8～4.5 mEq/L

〈小児〉

	1歳未満	1～6歳	7～12歳	13歳以上
心拍数	120～140回/分	110～130回/分	90～120回/分	80～100回/分
収縮期血圧	65 mmHg 以上	70 mmHg 以上	80 mmHg 以上	90 mmHg 以上
中心静脈圧	4～10 cmH$_2$O			
体温	36.0～37.0℃			
尿量	0.5～2.0 mL/kg/時間			

▼ 摘出にかかる時間[*4]

- 脳死下臓器提供：約 3 〜 5 時間
- 心停止後腎提供：約 2 時間
- 組織提供
  - 心臓弁，血管：約 1.5 〜 2 時間，摘出許容時間 8 時間以内
  - 皮膚：約 1.5 〜 3 時間，摘出許容時間 12 時間以内（6 時間以内が望ましい）
  - 角膜：約 0.5 〜 1 時間，摘出許容時間 24 時間以内（12 時間以内が望ましい）

[*4] 提供する臓器・組織によって異なるためコーディネーターに確認する．

臓器・組織提供における家族への対応

　家族は患者の温かい体温や拍動している心臓を自覚しながらも死を認識しなければならない一方で，提供の決断をしたことによる葛藤を抱えている．

　家族にとって，大切な家族の一人を失うということは，大きな深い悲しみを伴う危機的出来事である．予期せぬ死に直面した家族は衝撃を受け，パニックに陥る．そのような状況にある家族に対して，看護師は家族が十分に嘆き悲しんで危機を乗り越えることができるように援助し，病的悲嘆に陥らないよう介入することが大切である．そのためには，危機のプロセスを十分に理解し，そのときの家族の心理段階に応じた，適切な援助を提供する必要がある．

▼ 家族援助の看護のポイント

- 家族との信頼関係を樹立する
- 家族の精神的支えとなる
- 家族がケアに参加できる環境をつくる
- 医師と家族の調整など，総合的に援助する

臓器・組織提供前後の家族の心理状態とそれに対する看護ケア

● 臓器・組織摘出前

　家族は，脳死を受け入れて提供を決断したが戸惑いもある．そのような状況で諸手続きや摘出の準備の立ち合いなどを行わなければならないため，心身ともに疲労が蓄積してくる．

▼ 看護ケア

- 臓器摘出直前まで心理の変化を察知し，手術室に入室するまで決断を変更できることを伝える
- 家族の心情の変化を臓器・組織提供にかかわる関係者に情報提供する
- コーディネーターとの情報交換を密にとる
- 家族と患者との時間を確保し，個別性に合わせた看護ケアに努める
- 摘出中の家族への声かけ，質問への対応，待機場所の確保と調整を行う

● 臓器・組織摘出後

　家族は，摘出後は提供に対しての後悔と肯定的心理が共存する．

▼ 看護ケア

- 摘出後の面会場所の準備とゆっくり面会ができる環境を調整する
- エンゼルケアは家族の負担がない程度で一緒にできることを伝える
- 家族が表出される思いなどをゆっくり聴く姿勢で対応する
- 退院までの説明を行い，事務手続きなどについて説明する
- お見送り

● 死別後の経過

家族は，死別による精神的反応や日常生活の変化が起こるなか，幾度となく提供したことがよかったのかという思いが出現し，感情が複雑に絡み合う．

▼ 看護ケア

- 移植コーディネーターの家庭訪問による思いの傾聴，レシピエントからドナー家族への手紙（サンクスレター），ドナーの集い，などの支援
- 看護師はお見送り後の家族への直接的な支援はできないが，一連の過程を振り返り，改善点があればそれに取り組むことが必要である．その後の臓器・組織提供を希望される患者と家族へのよりよい対応につなげる

危機理論に基づく看護援助

ここではフィンク（Fink）の危機理論を用いた各段階の看護ケアを説明する．

● 衝撃の段階

家族は突然の出来事で心身に打撃を受けている状態で，強烈な不安・パニック・無力状態を示し，思考が混乱して理解や判断ができなくなる．また，激しい頭痛・胸の苦しさ・悪心などの急性の身体症状を呈したりする時期でもある．

このような家族に対して，感情を表出でき，心の底から悲しむことのできる環境を整え，傾聴に努める必要がある．

▼ 看護ケア

- ● 人間関係の構築
  - 一般的なオリエンテーションを行う
  - 信頼関係を成立させる言語的・非言語的コミュニケーションをとる
  - 明確な情報を提供し，行動指針を明示する
  - 心理的苦痛への共感的態度，安心感や思いやりのある態度で静かに見守る
- ● 身体的な支持をする
  - 必要に応じて身体を支える椅子などを準備する
  - 身体に接触することによって支持する
  - 控え室での休養を促す
- ● 家族員の誘導や代行をする
  - 面会時には患者のところまで案内する
  - 患者と相互関係がもてるように近くまで誘導したり，患者の身体に接触できる機会をもてるようにする

●防御的退行の段階

家族は，患者の状態を現実的に受け止めることができない状態にある．種々の防衛機制（逃避，抑制，合理化，怒り，無力感，回顧，抑うつなど）を無意識に行うことにより，自我を守ろうとしている段階である．

このような家族に対して，患者の変化を認識させるような無理強いは避ける．また，家族の感情を否定したり，励ましたりしないで，家族の感情や悲しみを共有する．

▼看護ケア

- 経時的に情報を提供しながらも無理に認識させるはたらきかけは避け，ありのままの感情を受け入れる
- 患者と接する機会をもてるよう介入し，家族に寄り添う
- 患者の容姿の変化を最小限にとどめ，清潔に努める
- 家族員が表出する防衛の手段を見分け，それぞれが有効に発揮されるように見守る

●承認の段階

患者の状態を少しずつ受容し，現実的な対応をみせ始める段階である．このような家族に対して，患者の状態や見通しなどを家族が納得できるようにかかわり，家族ができることをアドバイスし，患者へのケアに参加できるように配慮する．

▼看護ケア

- 家族のできることを助言し，模範を示してケアへの参加を支援する
- 発生する問題に耳を傾け，解決が見出せるよう，可能な範囲で適切な受け答えをする
- 必要時，移植コーディネーターによるインフォームドコンセントができるよう調整を行い，同席する
- 臓器提供に対して家族の総意による意思決定ができるように，中立的な立場で介入する

●適応の段階

やがて訪れる死別の状況や臓器・組織提供の現実に対応する段階である．このような家族に対して，避けられない死別に伴う不安や，残された問題について解決できるように援助する．

◉文献
1) 臓器の移植に関する法律　改正：平成21年7月17日（法律第83号）．

◉参考文献
1) 国立循環器病研究センター臓器・組織提供対策室：医療従事者向け提供マニュアル．
2) 国立循環器病研究センター：脳死後の臓器提供の施行に関する手順書．平成26年10月 Ver 2.7.
3) 国立循環器病研究センター臓器・組織提供対策室：心停止後の臓器・組織提供進行表．
4) 国立循環器病研究センター：医療安全管理指針マニュアル．
5) （公社）日本臓器移植ネットワーク西日本支部：心臓が停止した死後の腎臓提供に関する提供施設マニュアル．
6) 峰松一夫総監，伊藤文代編：新版 国循SCU・NCU看護マニュアル．メディカ出版；2014. p.325-338.
7) 臓器提供時のドナー評価・管理・摘出手術時の呼吸循環マニュアル．第2版．平成23, 24年度厚生労働省科学研究補助金事業「脳死並びに心停止ドナーにおけるマージナルドナーの有効利用に関する研究」．
8) 日本臨床救急医学会移植医療における救急医療のあり方に関する検討委員会編：臓器提供時の家族対応のあり方．へるす出版；2011.

付録

英略語一覧

略語	英語	日本語
A ABC	airway, breathing, circulation	気道，呼吸，循環
ACA	anterior cerebral artery	前大脳動脈
ACLS	advanced cardiovascular life support	二次救命処置
ACS	acute coronary syndrome	急性冠症候群
ACT	activated clotting time	活性化凝固時間
ADA	adenosine deaminase	アデノシンデアミナーゼ
ADH	antidiuretic hormone	抗利尿ホルモン
ADL	activities of daily living	日常生活動作
AED	automated external defibrillator	自動体外式除細動器
AICA	anterior inferior cerebellar artery	前下小脳動脈
Alb	albumin	アルブミン
ALS	advanced life support	二次救命処置
APTT	activated partial thromboplastin time	活性化部分トロンボプラスチン時間
ASA	American Stroke Association	米国脳卒中協会
ASD	atrial septal defect	心房中隔欠損（症）
ASPECTS	Alberta Stroke Program Early CT Score	
ATBI	atherothrombotic brain infarction	アテローム血栓性脳梗塞
AVM	arteriovenous malformation	脳動静脈奇形
A-V block	atrioventricular block	房室ブロック
A-V shunt	arterio-venous shunt	動静脈シャント（動脈脈短絡）
B BA	basilar artery	脳底動脈
BAD	branch atheromatous disease	分枝粥腫病
BBB	blood-brain barrier	血液脳関門
BE	base excess	過剰塩基
BIS	bispectral index	バイスペクトラルインデックス
BLS	basic life support	一次救命処置
BMI	body mass index	体格指数
BOT	balloon occlusion test	バルーン閉塞試験
BS	blood sugar	血糖
BUN	blood urea nitrogen	血液尿素窒素
C CAG	cerebral angiography	脳血管造影
CAG	coronary angiography	冠動脈造影
CAS	carotid artery stenting	頸動脈ステント留置術
CAT	Clinical Assessment for Attention	標準注意検査法
CBF	cerebral blood flow	脳血流量
CBV	cerebral blood volume	脳血液量
CCr	creatinine clearance	クレアチニンクリアランス
CDC	Centers for Disease Control and Prevention	米国疾病管理予防センター
CEA	carotid endarterectomy	頸動脈内膜剝離術
Cl	chloride	クロール
$CMRO_2$	cerebral metabolic rate of oxygen	脳酸素代謝率
CO-Hb	carbon monoxide-hemoglobin	一酸化炭素ヘモグロビン
COPD	chronic obstructive pulmonary disease	慢性閉塞性肺疾患
CPK	creatine phosphokinase	クレアチンホスホキナーゼ
CPP	cerebral perfusion pressure	脳灌流圧

英略語一覧

略語	英語	日本語
CPR	cardiopulmonary resuscitation	心肺蘇生法
Cre	creatinine	クレアチニン
CRP	C-reactive protein	C反応性蛋白
CRT-D	cardiac resynchronization therapy with defibrillator	両心室ペーシング機能付き植込み型除細動器
CSF	cerebrospinal fluid	脳脊髄液
CT	computed tomography	コンピュータ断層撮影
CTA	CT angiography	CT血管造影
CTR	cardiothoracic ratio	心胸郭比
CVP	central venous pressure	中心静脈圧
D DIC	disseminated intravascular coagulation	播種性血管内凝固症候群
DSA	digital subtraction angiography	デジタル・サブトラクション血管造影法
dural-AVF	dural arteriovenous fistula	硬膜動静脈瘻
DVT	deep vein thrombosis	深部静脈血栓(症)
DWI	diffusion weighted image	拡散強調画像
E ECS	Emergency Coma Scale	エマージェンシー・コーマ・スケール
EEG	electroencephalogram	脳波
EPA	eicosapentaenoic acid	エイコサペンタエン酸
ER	emergency room	救急処置室
F FIM	functional independence measure	機能的自立度評価法
FIO_2	fraction of inspired oxygen	吸入気酸素濃度
FLAIR	fluid attenuated inversion recovery	
FNF test	nose finger nose test	指−鼻−指試験
FT	food test	フードテスト
G GCS	Glasgow Coma Scale	グラスゴー・コーマ・スケール
Glu	glucose	ブドウ糖
H Hb	hemoglobin	ヘモグロビン
HDA	high density area	高吸収域
HDL-c	high density lipoprotein cholesterol	HDLコレステロール
HIT	heparin-induced thrombocytopenia	ヘパリン起因性血小板減少症
HITS	high intensity transient signals	微小栓子シグナル
HIV	human immunodeficiency virus	ヒト免疫不全ウイルス
I IC	internal carotid artery	内頸動脈
ICD	implantable cardioverter defibrillator	植込み型除細動器
ICH	intracerebral hemorrhage	脳内出血
ICP	intracranial pressure	頭蓋内圧
IMT	intima media thickness	内膜中膜複合体厚
INR	international normalized ratio	国際標準化比
ISLS	immediate stroke life support	神経蘇生
IVH	intraventricular hemorrhage	脳室内出血
J JCS	Japan Coma Scale	ジャパン・コーマ・スケール
JSS-D	Japan Stroke Scale(Depression Scale)	日本脳卒中学会・脳卒中うつスケール
JSS-DE	Japan Stroke Scale（Depression-Emotional Disturbance Scale）	日本脳卒中学会・脳卒中感情障害（うつ・情動障害）スケール同時評価
JSS-E	Japan Stroke Scale（Emotional Disturbance Scale）	日本脳卒中学会・脳卒中情動障害スケール

略語	英語	日本語
L LDA	low density area	低吸収域
LDL-c	low density lipoprotein cholesterol	LDLコレステロール
L-Pシャント	lumbo-peritoneal shunt	腰椎−腹腔シャント
M MCA	middle cerebral artery	中大脳動脈
MES	microembolic signals	微小栓子シグナル
MMT	manual muscle testing	徒手筋力テスト
mPSV	maximum peak systolic velocity	最大最高収縮期血流速度
MRA	magnetic resonance angiography	磁気共鳴血管撮影
MRI	magnetic resonance imaging	磁気共鳴断層撮影
MSW	medical social worker	医療ソーシャルワーカー
MV	minute volume	分時換気量
MWST	modified water swallow test	改訂水飲みテスト
N NH_3	ammonia	アンモニア
NIHSS	National Institute of Health Stroke Scale	
NINDS	National Institute of Neurological Disorders and Stroke	
NOAC	novel oral anticoagulant	新規経口抗凝固薬
NPH	normal pressure hydrocephalus	正常圧水頭症
NPPB	normal perfusion pressure breakthrough	正常灌流圧突破
NST	nutrition support team	栄養サポートチーム
NVAF	non-valvular atrial fibrillation	非弁膜症性心房細動
O OA	occipital artery	後頭動脈
OCR	oculocephalic reflex	頭位変換眼球反射
OEF	oxygen extraction fraction	脳酸素摂取率
OT	occupational therapist	作業療法士
P $PaCO_2$	partial pressure of carbon dioxide	動脈血二酸化炭素分圧
PaO_2	partial pressure of oxygen	動脈血酸素分圧
PAVF	pulmonary arteriovenous fistula	肺動静脈瘻
PCA	posterior cerebral artery	後大脳動脈
PCR	polymerase chain reaction	ポリメラーゼ連鎖反応
PET	positron emission tomography	ポジトロン断層法
PFO	patent foramen ovale	卵円孔開存
PICA	posterior inferior cerebellar artery	後下小脳動脈
PIP	peak inspiratory pressure	最大気道内圧
PLT	platelet	血小板(数)
PPRF	paramedian pontine reticular formation	傍正中橋網様体
PT	physical therapist	理学療法士
PTA	percutaneous transluminal angioplasty	経皮的血管形成術
PT-INR	prothrombin time-international normalized ratio	プロトロンビン時間国際標準比
PVL	periventricular lucency	脳室周囲低吸収域
Q QOL	quality of life	生活の質

英略語一覧

略語	英語	日本語
R		
RASS	Richmond Agitation-Sedation Scale	リッチモンド興奮・鎮静スケール
RBMT	Rivermead Behavioural Memory Test	リバーミード行動記憶検査
rCBF	regional cerebral blood flow	局所脳血流量
rCBV	regional cerebral blood volume	局所脳血液量
rCMRO$_2$	regional cerebral metabolic rate of oxygen	局所脳酸素代謝率
rCVR	regional cerebrovascular reactivity	局所脳血管反応性
RI	radioisotope	ラジオアイソトープ(放射性同位元素)
rOEF	regional oxygen extraction fraction	局所脳酸素摂取率
ROM	range of motion	関節可動域
RR	respiratry rate	呼吸数
RSST	repetitive saliva swallowing test	反復唾液嚥下テスト
rt-PA	recombinant tissue plasminogen activator	遺伝子組換え組織プラスミノゲンアクチベータ
S		
SAH	subarachnoid hemorrhage	くも膜下出血
SaO$_2$	saturation of arterial oxygen	動脈血酸素飽和度
SCA	superior cerebellar artery	上小脳動脈
SCU	stroke care unit	脳卒中ケアユニット
SIADH	syndrome of inappropriate secretion of antidiuretic hormone	抗利尿ホルモン不適合分泌症候群
SLE	systemic lupus erythematosus	全身性エリテマトーデス
SLTA	Standard Language Test of Aphasia	標準失語症検査
SPECT	single photon emission computed tomography	単一光子放射断層撮影
SpO$_2$	percutaneous oxygen saturation	経皮的(動脈血)酸素飽和度
ST	speech language-hearing therapist	言語聴覚士
STA	superficial temporal artery	浅側頭動脈
T		
T$_3$	triiodothyronine	トリヨードサイロニン
TAE	transarterial embolization	経動脈的塞栓術
TC-CFI	transcranial color flow imaging	経頭蓋カラードプラー法
TCD	transcranial doppler ultrasonography	経頭蓋超音波ドプラー法
TEE	transesophageal echocardiography	経食道心エコー
TG	triglyceride	トリグリセリド
TIA	transient ischemic attack	一過性脳虚血発作
TMT	trail making test	トレイルメイキングテスト
TOAST(分類)	The trial of Org 10172 in Acute Stroke Treatment	
TP	total protein	総蛋白
TSH	thyroid stimulating hormone	甲状腺刺激ホルモン
TTE	transthoracic echocardiography	経胸壁心エコー
TV	tidal volume	1回換気量
TVE	transvenous embolization	経静脈的塞栓術
U		
UCAS Japan	Unruptured Cerebral Aneurysm Study in Japan	日本未破裂脳動脈瘤悉皆調査
V		
VA	vertebral artery	椎骨動脈
VAG	vertebral angiography	椎骨動脈造影
V-A shunt	ventriculo-atrial shunt	脳室-心房シャント

321

略語	英語	日本語
VF	videofluorography	嚥下造影
V-P shunt	ventriculo-peritoneal shunt	脳室−腹腔シャント
W		
WAB	Western Aphasia Battery	WAB 失語症検査
WBC	white blood cell	白血球(数)
WFNS	World Federation of Neurosurgical Societies	世界脳神経外科連合
WMS-R	Wechsler Memory Scale-Revised	ウェクスラー記憶検査改訂版
X		
Xe	xenon	キセノン
他		
3D-CTA	three-dimensional CT angiography	三次元 CT血管造影

索引

和文索引

あ

アシドーシス 272
アセタゾラミド負荷検査 26
アテローム血栓性TIA 49
アテローム血栓性脳梗塞 59
アルテプラーゼ 132
アレンテスト 164
安静療法 52

い

意識障害 31, 208
　──患者の観察と対応 213
　──の経過 214
意識水準 209
意識内容 209
意識レベルの評価 31
移乗訓練 300
異常肢位 36
移植医療 308
移植コーディネーター 312
移植を受けない権利 308
移植を受ける権利 308
イスタンブール宣言 308
一次性意識障害 210
一次的障害 296
一過性脳虚血発作 48
咽頭期 248

う

ウィリス動脈輪 6
ウェルニッケ失語 260
ウェルニッケ中枢 12
腕落下試験 35
運動 283
運動失調 12
　──の評価 37
運動性言語野 12
運動麻痺 228
　──の評価 35, 236
　──の分類 231
運動野 11

え

嚥下訓練 254
嚥下障害 247
　──の評価 250
嚥下造影 252
延髄 4

お

応用動作訓練 302

か

下位運動ニューロン 230
外頸動脈 5
外減圧術 224
外傷性脳動脈瘤 99
外水頭症 125
階段昇降 302
改訂水飲みテスト 252
外転神経 8
開頭血腫除去術 79, 172
開頭術 157
回復期のリハビリテーション 300
海綿静脈洞 112
　──症候群 98
解離性脳動脈瘤 98
過灌流症候群 149, 183
覚醒度 209
過呼吸賦活法 28
下肢関節可動域訓練 299
下肢静脈エコー 24
仮性球麻痺 250
画像検査 16
家族看護 286
家族心理 286
下腿落下試験 36
肩関節の保護 303
滑車神経 8
感覚性言語野 12
感覚野 11
眼球運動の障害 33

眼球の位置 33
患者教育・指導 280
患者搬入時の確認項目 31
眼症状の評価 33
眼振 12
肝性昏睡 210
間接嚥下訓練 254
関節可動域訓練 299
感染性脳動脈瘤 99
感染予防 285
間代性痙攣 271
冠動脈症候群 183
観念運動失行 261
観念失行 261
ガンマナイフ治療 107, 115, 200
顔面神経 8, 235

き

奇異性脳塞栓症 22, 62
記憶障害 262
起居動作訓練 300
危機理論に基づく看護援助 315
喫煙 281
嗅神経 8
急性期再開通療法 143
急性期のリハビリテーション 295
急性呼吸不全 210
急性心不全 211
急性水頭症 87
球麻痺 250
橋 4
　──出血 77
　──中心髄鞘崩壊症 92
協調運動 12
強直間代性痙攣 272
強直性痙攣 271
巨大脳動脈瘤 98
禁煙 284
　──指導のポイント 284
筋緊張 12
　──低下 12

323

く

口とがらし反射　230
クッシング現象　219
くも膜下出血　84
グラスゴー・コーマ・スケール　32
クリッピング術　100, 162

け

経胸壁心エコー　23
経口腔頸部血管超音波　22
警告頭痛　86
経静脈的塞栓術　115
経食道心エコー　23
経頭蓋カラードプラー法　22
経頭蓋ドプラー　22
痙性（痙直性）運動麻痺　236
頸動脈ステント留置術　147
頸動脈造影　19
経動脈的塞栓術　115
頸動脈内膜剝離術　179
頸部エコー　20
痙攣　270
　　──重積　272
血圧管理　73
血圧モニタリング　136
血液希釈　88
血管運動中枢　13
血管内塞栓術　150
　　──による合併症　151
　　──の手順　152
血行再建術　188
血腫除去術　170
血腫除去の適応　171
血漿増量薬　62
血栓回収療法　144
血栓溶解薬　62
ケルニッヒ徴候　198
減塩　282
　　──のポイント　282
言語機能の評価　39
言語訓練　303
言語中枢　12
減量のポイント　283

こ

コイルコンパクション　152
コイル塞栓術　100
降圧療法　79
更衣　303
構音障害　39, 228, 233

　　──の評価　236
抗凝固薬　62
抗凝固療法　52
口腔期　248
高血圧　281
　　──性脳出血　171, 210
抗血小板薬　62
交叉性片麻痺　232
高次脳機能障害　259
交通性水頭症　125
抗てんかん薬　274
後頭下開頭術　166
後頭下正中開頭　158
後頭葉　2
抗脳浮腫薬　62
抗浮腫療法　79
鉤ヘルニア　221
硬膜外ドレーン　176
硬膜下ドレーン　175
硬膜静脈洞　7
硬膜動静脈瘻　111, 153
抗利尿ホルモン分泌異常症候群　92
誤嚥性肺炎　296
コーティング術　100, 163
呼吸性変動　24
呼吸中枢　13

さ

坐位訓練　300
再出血　86
　　──予防　90
三叉神経　8

し

シェーファー反射　230
視覚性失認　262
視覚野　11
脂質異常症　281
　　──治療薬　63
四肢麻痺　231
視床　3
　　──出血　77
視神経　8, 242
姿勢反射　12
肢節運動失行　261
失語（失語症）　39, 259
失行　259
　　──の代表的な病巣　261
失認　259
自動調節能　14
死別後の経過　315

視野障害　34, 242
　　──の種類　242
ジャパン・コーマ・スケール　32
シャント感染　198
シャント機能不全　198
シャント術　195
シャントチューブのトラブル　197
循環血液量増加　88
準備期　247
上位運動ニューロン　230
障害受容　238
消化に関する中枢　13
上行性テント切痕ヘルニア　221
上喉頭神経　181
上肢関節可動域訓練　299
小児水頭症　125
小脳　4, 12
　　──出血　77
　　──扁桃ヘルニア　223
静脈洞　112
　　──の位置　112
食事　303
　　──状況の評価　252
食道期　248
除脳硬直　36
除皮質硬直　36
自律神経中枢　13
シルビウス裂　2
人為的高血圧　88
神経学的重症度分類　171
神経学的評価　136
神経救急蘇生　42
神経蘇生のユニバーサルアルゴリズム　42
神経損傷による合併症　181
心原性TIA　50
心原性脳塞栓症　59
　　──の基礎心疾患　71
心臓中枢　13
腎不全　210
心房細動　281

す

随意運動　12
髄液の基準値　30
髄液の正常値　15
髄液排除試験　126
錐体外路障害　233
錐体交叉　228
錐体路　228
水頭症　124
水分摂取　285

索引

睡眠賦活法　28
頭蓋内圧が亢進する原因　219
頭蓋内圧亢進　218
　　──症状　219
ステント留置術の手順　147
スパイナルドレーン　175

せ

生活習慣病　280
正常圧水頭症　87, 125
整容　303
舌咽神経　8
舌下神経　8, 181
節酒　283
摂食・嚥下訓練　303
摂食・嚥下の5期　247
先行期　247
全失語　260
穿刺部血腫　149
線条体　3
穿通枝　6, 76
前頭開頭　158
前頭側頭開頭　158, 166
前頭葉　2
線分二等分検査　35

そ

臓器・組織提供　308
　　──の流れ　310
臓器移植法　308
臓器の移植に関する法律　309
早期リハビリテーション　263
装具の選択　304
総頸動脈　5
創部の管理　169
塞栓物質の種類　150
塞栓防止器材の種類　147
側頭葉　2

た

第5指徴候　35
体位変換　298
退院計画　291
退院支援　291
　　──のプロセス　293
　　──の目的　291
退院調整　291
体格指数　283
大後頭孔ヘルニア　223
対光反射　33
対座試験　34

対座法　243
大耳介神経　181
帯状回ヘルニア　221
大脳　2
　　──鎌下ヘルニア　221
　　──基底核　3
　　──のはたらき　11
大脳皮質　3
　　──の機能局在　11
脱水予防　285
単麻痺　231

ち

地域医療連携　293
地域完結型医療　289
チーム医療　311
着衣失行　261
チャドック反射　230
注意障害　262
中心溝　2
中心性ヘルニア　221
中枢性塩類喪失症候群　92, 159
中枢性障害　230
中枢性麻痺　230
中枢性めまい　44
中脳　4
超音波検査　20
聴覚野　11
直接嚥下訓練　254

つ

椎骨動脈造影　19
椎骨脳底動脈系　6
対麻痺　231
杖歩行　301

て

定位脳放射線治療　200
定期受診　285
提供しない権利　308
提供する権利　308
低酸素症　272
低ナトリウム血症　91
低脳圧症状　198
適正体重　283
テント切痕ヘルニア　221
　　──の経過　222

と

動眼神経　8

盗血現象　105
瞳孔の大きさ　33
瞳孔不同　33
頭頂後頭溝　2
頭頂葉　2
糖尿病　281
　　──性昏睡　210
頭部外傷　210
ドナー管理　313
トラッピング術　100, 162
トリプルH療法　88
ドレーンの挿入部位　176
ドレナージ術　174
トレムナー反射　230

な

内頸動脈系　5
内耳神経　8
内水頭症　125
ナイダス　105
内包の障害　232

に

二次性意識障害　210
二次的障害　297
日常生活上の注意点　284
入浴　284, 303
尿糖測定用試験紙　159
尿崩症　159
認識機能　209

の

脳アミロイドアンギオパチー　76
脳幹　4, 13
　　──部の障害　232
　　──網様体　13
脳灌流圧　14
脳虚血予防　190
脳血管疾患による障害　296
脳血管障害と摂食・嚥下障害　250
脳血管造影　19
脳血管抵抗　14
脳血管内治療　139
　　──の適応　143
脳血管リハビリテーション　295
脳血管攣縮　87, 91
脳血流　14
　　──自動調節能　14
脳血流量　14

――の保持機構　14
脳梗塞　16, 58
　　――リスクの評価　57
脳死　309
脳室　9
　　――ドレーン　175
　　――ドレナージ術　79
脳室-右心房シャント術　196
脳室-腹腔シャント術　196
脳出血　17, 75
　　――予防　189
脳循環　13
脳神経　8
　　――核　4
　　――の種類とはたらき　8
脳脊髄液　9, 15
　　――循環　15
　　――タップテスト　126
脳脊髄膜　9
脳槽灌流療法　88, 92
脳槽ドレーン　175
脳卒中ケアユニット　132
脳卒中初期診療アルゴリズム　43
脳卒中ノート　291
脳卒中のリスクファクター　280
脳卒中連携パス　290
脳動静脈奇形　104, 152, 200
脳動脈瘤　95, 151
　　――と神経の位置関係　98
　　――の形状　96
　　――の好発部位　97
脳内小動脈　76
脳の静脈系　7
脳の動脈系　5
脳波　28
脳ヘルニア　220
　　――徴候　171
　　――の種類　221
脳保護薬　62

は

排泄　303
排尿中枢　13
バイパス術　100, 187
ハイフローバイパス　164
排便コントロール　284
廃用症候群　296
バクテリアルトランスロケーション　82
発汗中枢　13
バビンスキー反射　230
バルーン閉塞試験　99, 164
バルビツレート療法　88, 93, 223
バレー試験　35
破裂率　96
半球間裂アプローチ　166
半側空間無視　259, 262, 268
　　――の評価　35
反復唾液嚥下テスト　252

ひ

被殻出血　76
皮下ドレーン　175
光刺激賦活法　28
非交通性水頭症　125
膝踵試験　38
皮質延髄路　229
皮質下出血　78
皮質脊髄路　228
肥満指標　283
病院完結型医療　289
病的反射　230

ふ

フィジカルアセスメント　31
フードテスト　252
副神経　8
服薬指導　285
ブルジンスキー徴候　198
ブローカ失語　260
ブローカ中枢　12

へ

平衡機能　12
平行棒内歩行　301
片麻痺　231

ほ

歩行訓練　301
ポジショニング　298
ホフマン反射　230

ま

マイヤーソン徴候　230
末梢性障害　230
末梢性麻痺　230
末梢性めまい　44

み

未破裂脳動脈瘤　96
ミンガッツィーニ試験　36

め

迷走神経　8, 181

も

目標設定　280
もやもや病　118
モンロー孔　9

や

薬物中毒　210

ゆ

有酸素運動　283
指-鼻-指試験　37

よ

腰椎-腹腔シャント術　196
腰椎穿刺　29

ら

ラクナTIA　50
ラクナ梗塞　59
ラクナ症候群　68
落陽現象　125
ラッピング術　163

り

リスク管理　304
リスクファクターの管理　51
立位訓練　300
リハビリテーション　295
良肢位保持　298

れ

レンズ核　3

ろ

ローフローバイパス　164

欧文索引

A

ABCD² スコア　57
ADLにかかわる運動麻痺　237
Area stenosis法　180
ASPECTS　143
AVM　104, 152, 200
　　──の構造　105

B

BAD　59
BMI　283
Borden分類　114
　　──別の治療方法　114
BOT　164

C

CAG　19
CAS　147
CEA　179
CSFタップテスト　126
CT　16
CTA　18
CT定位的血腫吸引術　172

D

dural-AVF　111

E

early CT signs　16
ECST法　180
EEG　28

F

FT　252

G

GCS　32

H

Hunt and Hess分類　86
Hunt and Kosnik分類　86

I

ISLS　42

J

JCS　32

L

limb‐shaking　49

M

MESの検索　22
MRA　18
MRI　18
MWST　252

N

NASCET法　180
NG　171
NIHSS　39
NOAC　52
NPH　125
NPPB　109

P

PET　26

R

RI検査　25
ROM訓練　299
RSST　252
rt-PA静注療法　132
　　──のチェックリスト　133

S

SAH　84
SCU　132
SIADH　92
SPECT　25
Spetzler‐Martin分類　106

T

TAE　115
TC-CFI　22
TCD　22
TEE　23
TIA　48
TTE　23
TVE　115

V

VAG　19
VF　252

W

WFNS分類　86

中山書店の出版物に関する情報は，
小社サポートページを御覧ください．
http://www.nakayamashoten.co.jp/
bookss/define/support/support.html

脳卒中看護ケアマニュアル

2015年12月12日　初版第1刷発行ⓒ　〔検印省略〕

編　集	伊藤文代（いとうふみよ）
医学監修	峰松一夫（みねまつかずお）
発行者	平田　直
発行所	株式会社　中山書店
	〒112-0006　東京都文京区小日向4-2-6
	電話　03-3813-1100（代表）
	振替　00130-5-196565
	http://www.nakayamashoten.co.jp/

装丁・デザイン	臼井弘志（公和図書デザイン室）
DTP	株式会社　明昌堂
印刷・製本	株式会社　シナノ

Published by Nakayama Shoten Co., Ltd. Printed in Japan
ISBN 978-4-521-74296-0

落丁・乱丁の場合はお取り替え致します

・本書の複製権・上映権・譲渡権・公衆送信権（送信可能化権を含む）は株式会社中山書店が保有します．

・ JCOPY ＜(社)出版者著作権管理機構委託出版物＞
本書の無断複写は著作権法上での例外を除き禁じられています．複写される場合は，そのつど事前に，(社)出版者著作権管理機構（電話 03-3513-6969，FAX 03-3513-6979，e-mail : info@jcopy.or.jp）の許諾を得てください．

本書をスキャン・デジタルデータ化するなどの複製を無許諾で行う行為は，著作権法上での限られた例外（「私的使用のための複製」など）を除き著作権法違反となります．なお，大学・病院・企業などにおいて，内部的に業務上使用する目的で上記の行為を行うことは，私的使用には該当せず違法です．また私的使用のためであっても，代行業者等の第三者に依頼して使用する本人以外の者が上記の行為を行うことは違法です．